中国医学临床百家·病例精解

神经病学诊疗
病例精粹（一）

主编　吉训明　宋海庆

U0135282

科学技术文献出版社
SCIENTIFIC AND TECHNICAL DOCUMENTATION PRESS
·北京·

图书在版编目（CIP）数据

神经病学诊疗病例精粹. 一 / 吉训明，宋海庆主编. —北京：科学技术文献出版社，2024.6
ISBN 978-7-5235-1035-3

Ⅰ.①神… Ⅱ.①吉… ②宋… Ⅲ.①脑血管疾病—病案 Ⅳ.① R743

中国国家版本馆 CIP 数据核字（2023）第 229964 号

神经病学诊疗病例精粹（一）

策划编辑：付秋玲　责任编辑：付秋玲　李　洋　责任校对：张吲哚　责任出版：张志平

出　版　者	科学技术文献出版社
地　　　址	北京市复兴路15号　邮编 100038
编　务　部	（010）58882938，58882087（传真）
发　行　部	（010）58882868，58882870（传真）
邮　购　部	（010）58882873
官 方 网 址	www.stdp.com.cn
发　行　者	科学技术文献出版社发行　全国各地新华书店经销
印　刷　者	北京虎彩文化传播有限公司
版　　　次	2024 年 6 月第 1 版　2024 年 6 月第 1 次印刷
开　　　本	787×1092　1/16
字　　　数	253千
印　　　张	23.5
书　　　号	ISBN 978-7-5235-1035-3
定　　　价	158.00元

版权所有　违法必究

购买本社图书，凡字迹不清、缺页、倒页、脱页者，本社发行部负责调换

神经病学诊疗病例精粹（一）
编委会

主　编：吉训明　宋海庆

副主编：覃百灵　高岱佺　廖振南　杨君素　李　通　顾超雄　李传辉

编　审：郭秀海　樊东升

编　委：方秀业　杨宇英　宋爱霞　刘星亮　范　磊　常　青　娄　展
　　　　王欢欢　胡佩银　李　建　鹿跟涛　潘倩倩　徐　玲　杜红全
　　　　赵相标　石军峰　朱新臣　凌　云　肖小华　吴　广　杨越峰
　　　　赵　妍　银　臻　范百亚　李　宏　贺亚龙　刘　涛　李晨曦
　　　　高海茸　石　倩　朱向阳　周　永　董政协　沈海林　邢　灿
　　　　汪　晗　顾津瑜　李新玲　刘　佳　范惠娟　施　媛　黄保岗
　　　　钱　芳　禤彩霞　秦培英　黄　涯　杨政霖　高云轻　王少华
　　　　侯宇婷　荣良群　魏秀娥　刘海艳　翟羽佳　张　俊　杨　华
　　　　肖利杰　刘震乾　陈　默　黄斐然　钱新宇　朱　婕　冯文良
　　　　胡永强　刘桂林　牟　磊　薛叶潇　常立国　谢　凯　邵祥忠
　　　　许小伟　吴　伟　井润婷　车峰远　韩红星　涂江龙　郭　华
　　　　李　明　姜缪文　李　深　兰　晶　张雪蕾　赵元元　杨金水
　　　　寇文辉　阙娴婷　仲婷婷　薛　茜　张振显　陆崇伟　卢华文
　　　　陈晓萍　王子军　韦　圆　岳秉宏　魏春华　刘　斌　戴　杰
　　　　巴瑞琼　苏达京

序

　　神经系统疾病有着多样化和复杂化的特点，主要表现为症状的异质性和隐蔽性。神经系统疾病临床诊断困难，疑难病例多，这成为了神经病学专业医师的职业困惑。虽然当前许多尖端的科技手段被广泛应用于临床，大大提高了医师的临床诊疗水平，但这并不意味着医师可以完全依赖各种仪器和设备来完成诊疗患者的工作，传统的临床分析思维仍然是医师们不可或缺的基本技能。因此，经过慎重挑选，本书将临床实践中有价值的病例总结成册，为神经病学医师提供有益的参考与借鉴。

　　经过一年多的整理和编辑，《神经病学诊疗病例精粹（一）》一稿终于草拟完成。本书收集了 42 例神经内科的临床真实病例，由数十位一线临床医师提供，几乎涵盖了脑血管病、周围神经疾病、脱髓鞘疾病、运动障碍性疾病、神经变性病、神经免疫疾病、神经系统肿瘤、神经遗传病、先天发育异常、中毒、营养及代谢障碍等方面的病例。尤其珍贵的是每个病例都得到了首都医科大学宣武医院相关专业的专家点评，既严谨又有学术的价值，起到了普及医学知识的作用，也从不同角度提高了对病例的思考深度与探索广度。

　　感谢为本书出版付出辛勤劳动的各位同仁，我非常欣喜地看到，本书在临床病例的基础上丰富了相关理论知识，更为可贵的是以临床病例为导向，深入具体诊治细节，有效地提高了本书的实用性。

　　行稳致远、求精创新。

　　相信本书对神经科医师和其他各科临床医师都将有所启发。未来，我将在脑卒中症状的早期识别，患者的康复，慢病的管理和防控，区域医疗中心的同质化救治，前移急性脑卒中溶栓窗等方面进行研究与探索，也会有一些新的图书出版。

让我们一起携手，牢记新使命，开辟新思路，为人民群众的健康事业做出积极的贡献。

此为序。

前　言

对于神经科医师而言，"闻道"和"得道"是两回事。

神经病学是医学领域中一门复杂而重要的学科，它涉及人类大脑和神经系统的功能、疾病及相应的治疗方法，即使在医学技术高速发展的今天，临床医师仍然难以对很多疾病和罕见病进行精准诊断和治疗。

实践证明，青年神经科医师的成长，离不开大量的病例总结和经验积累。编写《神经病学诊疗病例精粹（一）》，有助于青年临床医师借鉴大量的诊疗经验，开阔临床思维，提高诊治水平，让神经科患者获得更优质的治疗和护理。

首都医科大学宣武医院是以神经科学和老年医学为重点的三级甲等综合医院，是我国神经科学初创基地和人才培育的摇篮之一，承载着国家神经疾病医学中心、中国国际神经科学研究所、国家老年疾病临床医学研究中心的研究工作。

自 2020 年以来，首都医科大学宣武医院神经内科与全国 20 余家医院对接，建立了"互联网＋国家心脑血管病联防共治中心"，通过开展多方位合作，提升了各医院的临床诊治水平、科研实力及影响力。

本书收录了近 3 年由首都医科大学宣武医院指导的 9 家医院的 42 例真实、典型、疑难病例，主要涉及脑血管病、周围神经疾病、脱髓鞘疾病、运动障碍性疾病、神经变性病、神经免疫疾病、神经系统肿瘤、神经遗传病、先天发育异常、中毒、营养及代谢障碍等方面的病例。每个病例均从病例摘要、病例分析、病例点评 3 部分进行阐述，通过对每一个病例的诊疗过程描述，结合该疾病的临床研究进展，综合文献讨论，以便读者能更准确地了解该疾病的发展和诊疗方法，为提高医师的神经系统疾病临床诊疗水平提供参考。同时，每个病例从发病机制、临床表现、辅助检查、鉴别诊断、治疗等方面进行详细阐述，并总结病例的特点及临床要点，使得一个个生动的"神经病学故事"浅显易懂，更有利于深刻记忆，方便各级神经科临床医师参考借鉴，从而进一步提高临床诊疗水平。

此外，本书针对每个病例也提供了讨论和反思，以便读者深入思考和探讨这些病例所涉及的问题，鼓励读者在阅读这些病例的同时，积极思考和提出问题，主动地学习和实践神经病学知识，提升临床技能，这也是医师们成长的关键所在。

我们衷心希望这本《神经病学诊疗病例精粹（一）》能对医学专业人士有所帮助，也相信这本《神经病学诊疗病例精粹（一）》能够提供有价值的见解，帮助医师更好地理解和处理神经系统疾病问题。

本书的编写是在首都医科大学宣武医院神经内科专家的精心指导下完成，感谢编写团队的支持。在编写过程中，虽然经过精心梳理和多次修改，但也难免存在不足，期待广大同仁对我们的不当和疏漏提出批评和指正。

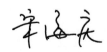

目 录

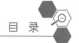

第一章
脑血管疾病

病例 1　超时间窗急性脑梗死血管内治疗

📋 病历摘要

基本信息

患者，男，55 岁，工人，因"右侧肢体无力 3 天，加重 10 小时"于 2021 年 4 月 4 日 17：50 入院。

现病史： 患者 3 天前晨起后出现右侧肢体无力，右上肢可举过头顶，右手精细动作笨拙，右下肢可独立行走，言语表达清楚，未诊治。10 小时前右侧肢体无力较前加重，右上肢不能抬举至胸部，右手不能持物，右下肢行走拖拽，言语不能，可正确理解他人语意，口角左偏，无饮水呛咳，无意识不清、四肢抽搐，无大小便失禁等。急来我院就诊，门诊以"脑梗死待查"收入院。病后精神欠佳，食纳欠佳，夜间休息可，二便如常。

既往史：有自身免疫性脑炎病史 6 月余，目前口服"吗替麦考酚酯分散片 0.5 g，2 次/天；左乙拉西坦片 0.5 g，2 次/天；醋酸泼尼松片 35 mg，1 次/天；氯化钾缓释片 0.5 g，1 次/天"等维持治疗。否认高血压、糖尿病、心脏病等疾病。

家族史：无特殊。

个人史：无特殊。

体格检查

一般查体：体温 36.4 ℃，脉搏 76 次/分，呼吸 18 次/分，血压 130/80 mmHg。

神经系统查体：右利手，神志清楚，失语，右侧鼻唇沟浅，伸舌居中，口角左偏。右上肢肌力 2 +级，右下肢肌力 4 级，左侧肢体肌力 5 级，双侧膝腱反射、跟腱反射（＋＋），双侧 Babinski 征（－）。双侧针刺觉正常。美国国立卫生研究院卒中量表（NIHSS）评分 9 分（面瘫 2 分，失语 3 分，右上肢肌力 3 分，右下肢肌力 1 分），格拉斯哥昏迷量表（GCS）11 分，改良 Rankin 量表（mRS）评分 3 分，洼田饮水试验 1 级，日常生活活动量表（ADL）评分 45 分。

辅助检查

实验室检查：血常规、肝功能、肾功能、电解质、血糖、血脂、血播（乙型肝炎病毒表面抗原、丙型肝炎病毒抗体、梅毒螺旋体抗体、艾滋病抗体）、心肌酶、脑钠肽、同型半胱氨酸均未见明显异常。

其他检查：心电图提示如下。①窦性心律，64 次/分；②心电轴左偏；③心电图不正常：左前分支阻滞，显著顺钟向转位。

影像学检查：

头颅磁共振成像（magnetic resonance imaging，MRI）＋磁共振动脉造影（magnetic resonance angiography，MRA）＋磁共振弥散加权成像（diffusion-weighted imaging，DWI）（图 1-1，图 1-2）：左侧额、颞、顶叶散在急性脑梗死灶。双侧海马及海马旁回形态饱满、信号异常。颅脑 MRA（图 1-3）可见左侧大脑中动脉 M1、M2 交界处狭窄。

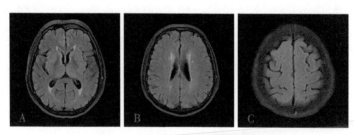

图 1-1　MRI T_2-FLAIR 序列

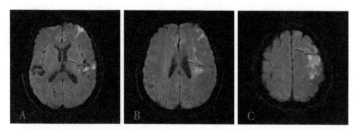

图 1-2　MRI DWI 序列可见左侧额、颞、顶叶散在急性脑梗死灶

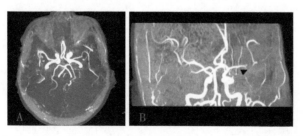

图 1-3　MRA 可见左侧大脑中动脉 M1、M2 交界处不连续

诊断

急性脑梗死（左侧额、颞、顶叶）。

定位诊断：结合患者运动性失语考虑优势半球额下回后部语言中枢受累；患者右侧中枢性面瘫及右侧中枢性偏瘫，提示左侧皮质脑干束和皮质脊髓束受累。结合头颅 MRI，定位于左侧半球额、颞、顶叶。责任血管为左侧大脑中动脉。

定性诊断：急性脑梗死。

DWI 可见左侧额、颞、顶叶散在急性脑梗死灶，而 FLAIR 可见左侧侧脑室旁少量点状高信号，存在影像学错配，考虑存在缺血半暗带，结合 MRA，考虑左侧大脑中动脉 M1、M2 交界处为责任病变，与家属沟通、征得其同意后，急诊行血管内治疗。

治疗

入院后急诊行全脑数字减影血管造影（digital subtraction angiography，DSA）＋左侧大脑中动脉取栓术，术中见左侧大脑中动脉上干起始处急性闭塞（图 1-4），取出约 5 mm 的血栓，造影见左侧大脑中动脉上干完全再通（图 1-5），术后头颅电子计算机断层扫描（computed tomograph，CT）提示造影剂外渗（图 1-6）。

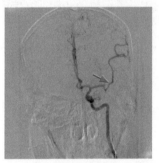

图 1-4　术前 DSA 可见左侧大脑中动脉上干缺失

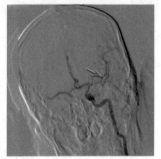

图 1-5　术后 DSA 可见左侧大脑中动脉上干血流恢复

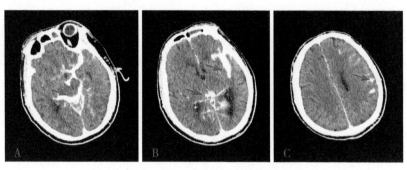

可见脑干、脑池及左侧大脑半球高密度影，考虑造影剂外渗。

图 1-6　术后复查头颅 CT

术后治疗：

治疗性用药：静脉滴注杏芎氯化钠注射液改善循环、降低缺血组织的缺血和再灌注损伤，丁苯酞氯化钠注射液抑制自由基、改善脑能量代谢和缺血脑区的微循环、抑制神经细胞凋亡。

预防性用药：阿司匹林肠溶片 150 mg，1 次/天，抗血小板聚集；阿托伐他汀钙片 40 mg，1 次/天，稳定斑块、抗动脉硬化。

治疗效果：

2021 年 4 月 5 日（术后第 2 天），NIHSS 评分 8 分（面瘫 2 分，失语 3 分，右上肢肌力 2 分，右下肢肌力 1 分），GCS 11 分。

2021 年 4 月 6 日（术后第 3 天），右上肢可抬举过肩，右手持物紧，右下肢行走拖拽，不语，可以正确理解他人语意。查体发现失语，右侧鼻唇沟较对侧浅，口角左偏，伸舌居中，右上肢肌力 4 级，右下肢肌力 4+ 级，左侧肢体肌力 5 级，双侧膝腱反射、跟腱反射（++），双侧 Babinski 征（－）。双侧针刺觉正常。NIHSS 评分 7 分（面瘫 2 分，失语 3 分，右上肢肌力 1 分，右下肢肌力 1 分）。

余辅助检查结果：

2021 年 4 月 6 日病理检查结果回报："颅内血管"符合血栓。

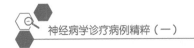

2021 年 4 月 12 日磁敏感加权成像（sensitivity weighted imaging，SWI）：左侧额叶及外侧裂池内出血。

2021 年 4 月 12 日右心声学造影：未见明显异常。

2021 年 4 月 12 日心脏超声：心包积液（少量）；左心室收缩功能正常，舒张期顺应性减低；彩色血流，三尖瓣少量反流。

出院情况：

出院时右上肢可举过头顶，右手持物稳、精细动作笨拙，右下肢可独立行走，可说出简单的字，言语含糊，无肢体麻木感。查体：言语含糊，右侧鼻唇沟浅，口角左偏，右上肢肌力 5- 级，右下肢肌力 5 级，左侧肢体肌力 5 级，双侧膝腱反射、跟腱反射（＋＋），双侧 Babinski 征（－）。双侧针刺觉正常。NIHSS 评分 4 分（面瘫 2 分，失语 2 分），mRS 评分 2 分，ADL 评分 100 分。

随访

1 个月随访：右上肢可举过头顶，右手持物稳、精细动作笨拙，右下肢可独立行走，可说出简单的词语，不能连词成句，无肢体麻木感。查体：言语不流利，右侧鼻唇沟略浅，右上肢肌力 5- 级，右下肢肌力 5- 级，左侧肢体肌力 5 级，双侧腱反射（＋＋），双侧 Babinski 征（－）。双侧针刺觉正常。NIHSS 评分 2 分（面瘫 1 分，失语 1 分），mRS 评分 1 分，ADL 评分 100 分。

3 个月随访：右上肢可举过头顶，右手持物稳、精细动作笨拙，右下肢行走无明显拖拽，言语表达流利，无口眼歪斜。查体：言语流利，双侧鼻唇沟对称，右上肢肌力 5- 级，右下肢肌力 5 级，左侧肢体肌力 5 级，双侧膝反射、跟腱反射、肱二头肌反射、肱三头肌反射（＋＋），双侧 Babinski 征（－）。双侧针刺觉正常。

NIHSS 评分 0 分，mRS 评分 0 分，ADL 评分 100 分。

6 个月随访：症状及体征同前，继续脑血管病二级预防。

病例分析

　　对于急性脑梗死患者最有效的治疗方法是在尽可能短的时间内恢复梗死区的血流灌注，包括时间窗内的静脉溶栓和血管内治疗。血管内治疗已成为国内外急性前循环大血管闭塞 6 小时内的缺血性脑卒中的一线治疗。而以机械取栓为主的血管内介入治疗具有可适当延长时间窗、提高闭塞血管的再通率等优势。2017 年 DAWN 研究和 DEFUSE3 研究结果表明采用影像指导的血管内治疗可以将治疗时间窗延长 16 ～ 24 小时。2018 年美国 AHA ∕ ASA 指南明确指出将缺血性脑卒中的救治时间延长为 24 小时，并指出血管内治疗效果好于内科药物治疗。对于超时间窗的急性脑梗死患者，根据 DWI 与 FLAIR 的不匹配性可发现仍可挽救的脑组织及缺血半暗带，故而临床上可通过多模式影像来指导延长血管内治疗的时间窗。

病例点评

　　对于超时间窗的急性脑梗死患者应该积极地进行影像学评估，符合指南标准的患者能够通过机械取栓受益。目前，应用血管内取栓治疗经影像学筛选的超 6 小时时间窗急性大血管闭塞性缺血性脑卒中的临床研究报道较少。本例患者明确诊断为脑梗死，发病 3 天，加重 10 小时，加重时间尚在 24 小时内，术前

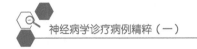
行 FLAIR 与 DWI 结果不匹配，评估有较大缺血半暗带，存在组织窗，故积极采取血管内治疗干预，取得了良好的临床结局。因此，对于超时间窗的进展性脑卒中患者应积极进行影像学及全面血管评估，若存在缺血半暗带，积极行血管内治疗，可能会给患者带来良好的预后。

参考文献

[1] 张菁华. Solitaire AB 型支架机械取栓治疗超时间窗急性缺血性脑卒中患者 10 例 [J]. 中国处方药，2019，17（8）：160-161.

[2] 李作鹏，李振宇，杨大鸿，等. 机械取栓治疗大血管闭塞性急性缺血性脑卒中的预后影响因素分析 [J]. 中西医结合心脑血管病杂志，2019，17（12）：1900-1902.

[3] 申春云，高俊杰，蔡林江，等. 机械取栓为主的动脉内多模式方法治疗急性大动脉闭塞性脑梗死的效果分析 [J]. 中国医药科学，2019，9（18）：46-49.

[4] 中华医学会神经病学分会，中华医学会神经病学分会脑血管病学组，中华医学会神经病学分会神经血管介入协作组. 中国急性缺血性脑卒中早期血管内介入诊疗指南 2018[J]. 中华神经科杂志，2018，51（9）：683-691.

（高海茸　李　宏　范百亚）

病例 2 静脉溶栓桥接介入取栓治疗基底动脉尖综合征

病历摘要

基本信息

患者，男，74 岁，农民，以"突发右侧肢体无力伴言语含糊5 小时"于 2021 年 4 月 26 日 22：10 入院。

现病史：5 小时前患者干活时突然出现右侧肢体无力，右上肢可高举过头，右手持物不稳，右下肢可独立行走，略拖拽，伴言语含糊，可理解他人讲话，无找词困难，无肢体麻木，无饮水呛咳及吞咽困难，无视物成双，无口角歪斜，无眩晕，无恶心、呕吐，无头痛，无大小便失禁及意识障碍，未在意。约 30 分钟后上述症状加重，右上肢可勉强抬举过肩，右下肢不能独自站立，伴右侧肢体麻木，于当地医院就诊完善头颅 CT、头颅 MRI＋DWI，诊断为"脑梗死"，口服"阿司匹林肠溶片 100 mg、阿托伐他汀钙片 20 mg"后来我院就诊。

既往史：否认高血压、糖尿病、冠心病、高脂血症病史，余无特殊。

个人史：患者出生并生长在原籍。吸烟 50 余年，约 20 支/天，偶有饮酒，量不详，余无特殊。

家族史：否认家族中有心脑血管疾病病史。

体格检查

一般查体：体温 36.0 ℃，脉搏 62 次/分，呼吸 18 次/分，血压 180/88 mmHg，体重 45 kg。发育正常，营养良好。心、肺、腹查体未见明显异常。

神经系统查体：右利手，神志清楚，构音障碍。双侧瞳孔等大等圆，直径为 3.0mm，右上肢肌力 3+级，右下肢肌力 4 级，左侧肢体肌力 5 级，右侧肢体肌张力较对侧偏低，右侧肢体腱反射（+），左侧肢体腱反射（++），右侧 Babinski 征可疑阳性。右侧肢体痛觉较对侧减退。右侧指鼻试验、跟-膝-胫试验不能配合，左侧稳准。NIHSS 评分 5 分（构音障碍 1 分，感觉 1 分，右上肢肌力 2 分，右下肢肌力 1 分）。

辅助检查

实验室检查：D-二聚体 1170 ng/mL；血常规、脑利尿钠肽（brain natriuretic peptide，BNP）、肾功能、电解质、心肌酶、肝功能、血脂未见异常。

影像学检查：头颅 CT 未见出血（图 2-1）。头颅 MRI+DWI 示左侧丘脑、枕叶高信号影（图 2-2）。

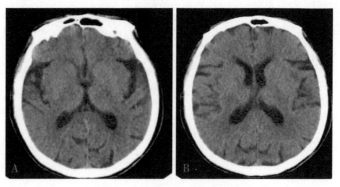

图 2-1 头颅 CT 未见出血

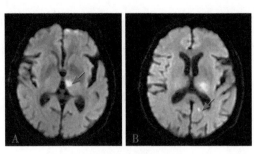

图 2-2　头颅 DWI 序列示左侧丘脑、枕叶高信号影

初步诊断

急性多发脑梗死（左侧丘脑、枕叶）。

定位诊断：右侧中枢性偏瘫提示左侧皮质脊髓束受累；右侧肢体麻木提示左侧脊髓丘脑束受累；构音障碍考虑左侧皮质脑干束受累，结合头颅 DWI 定位于左侧丘脑、枕叶。责任血管为左侧大脑后动脉。

定性诊断：急性脑梗死。诊断依据为老年男性患者，急性起病，既往有吸烟、饮酒等脑血管病危险因素，有局灶性神经功能缺损表现，头颅 DWI 可见高信号病灶。

治疗

初步治疗方案：①静脉注射乌拉地尔 12.5 mg 控制血压；②给予 rt-PA 27 mg 静脉溶栓；③口服阿托伐他汀钙片 40 mg 抗动脉硬化；④静脉滴注银杏二萜内酯葡胺 25 mg 降低毛细血管通透性，丁苯酞 25 mg 改善侧支循环。

治疗效果：溶栓结束时 NIHSS 评分 3 分（构音障碍 1 分、右上肢肌力 1 分、右下肢肌力 1 分）。

病情演变：2021 年 4 月 27 日 7：30（静脉溶栓后约 8 小时）晨起自觉右侧肢体无力较前加重，右上肢不能抬举过肩，

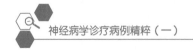

右手不能持物，急查头颅 CT，在检查途中，患者突然出现意识丧失，呼之不应，无四肢抽搐，无大小便失禁。查体：血压146/93 mmHg，血氧饱和度（SpO_2）96%，意识呈浅昏迷，左侧瞳孔直径约为 2.0 mm，对光反射欠灵敏，右侧瞳孔直径约为 3.0 mm，对光反射灵敏，右侧 Babinski 征（+），余查体不能配合。NIHSS 评分 35 分（意识水平 3 分、两项提问 2 分、两项指令 2 分、面瘫 3 分、失语 3 分、构音障碍 2 分、左上肢肌力 4 分、右上肢肌力 4 分、右下肢肌力 4 分、左下肢肌力 4 分、感觉 2 分、忽视 2 分）。急查头颅 CT：左侧背侧丘脑稍低密度影（图 2-3）；头颅 MRI+DWI+MRA：大脑后动脉供血区多发急性脑梗死，椎基底动脉显影差，双侧大脑后动脉闭塞（图 2-4）。

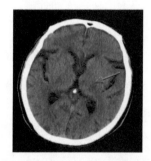

图 2-3　左侧背侧丘脑稍低密度影

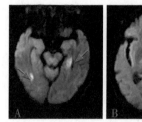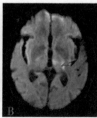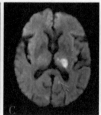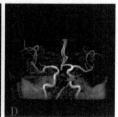

头颅 DWI 序列示大脑后动脉供血区多发高信号影；头颅 MRA 序列示椎基底动脉显影差，双侧大脑后动脉闭塞。

图 2-4　头颅 MRI+DWI+MRA

后续治疗方案：考虑患者患有基底动脉尖综合征，且为进展

NOTES

性脑卒中，结合后循环脑卒中发病在 24 小时内可行血管内治疗，遂急诊行血管内治疗。全脑血管造影显示：左侧椎动脉未显影；右侧椎动脉开口处重度狭窄（约 95%）（图 2-5）；基底动脉中上段以远闭塞（图 2-6）。给予右侧椎动脉开口处球囊扩张治疗后转为轻度狭窄（约 30%）（图 2-7），基底动脉抽吸取栓后中上段以远再通（图 2-8）。

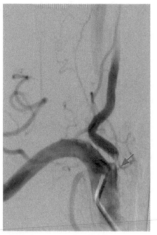
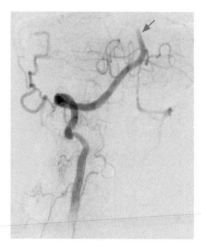

图 2-5　右侧椎动脉开口
处重度狭窄（约 95%）

图 2-6　基底动脉中上段以远闭塞

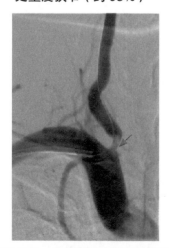
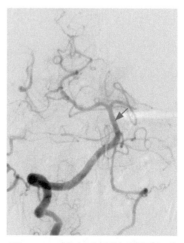

图 2-7　右侧椎动脉开口处球囊
扩张治疗后轻度狭窄（约 30%）

图 2-8　基底动脉抽吸取栓后
中上段以远再通

术后治疗方案：口服阿托伐他汀钙片 60 mg 抗动脉硬化；静脉滴注银杏二萜内酯葡胺 25 mg 降低毛细血管通透性；静脉滴注替罗非班注射液抗血小板聚集（持续 48 小时后调整为口服阿司匹林肠溶片 100 mg ＋硫酸氢氯吡格雷片 75 mg）；静脉滴注丁苯酞 25 mg 改善侧支循环。

术后情况：患者右侧肢体可抬离床面，左侧肢体活动如常，言语不清。查体：神志清楚，构音障碍，右上肢肌力 3 级，右下肢肌力 3 级，左侧肢体肌力 5 级，右侧 Babinski 征（＋）。右侧肢体痛觉较对侧减退。NIHSS 评分 8 分（构音障碍 1 分，右上肢肌力 3 分，右下肢肌力 3 分，感觉 1 分）。

出院时情况：患者右上肢可抬举过肩，右手持物稳，右下肢可独立行走。查体：神志清楚，言语流利，右上肢肌力 4 级，右下肢肌力 5- 级，左侧肢体肌力 5 级，右侧 Babinski 征（＋）。右侧肢体痛觉较对侧减退。NIHSS 评分 2 分（右上肢肌力 1 分，感觉 1 分）。

随访

出院 1 个月时 NIHSS 评分 1 分（感觉 1 分），出院 3 个月时 NIHSS 评分 1 分（感觉 1 分），出院 6 个月时 NIHSS 评分 0 分。

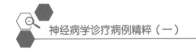 **病例分析**

基底动脉尖综合征（top of the basilar syndrome，TOBS）是一种特殊类型的缺血性脑血管疾病。TOBS 是由各种病因所致的以基底动脉顶端为中心、直径在 2 cm 内的双侧大脑后动脉、双侧小脑上动脉和基底动脉顶端交叉部位的血液循环障碍而引起的一组临

床综合征。TOBS 的临床表现复杂多样，病情危重，且预后差，致残率、死亡率高，早期诊断和治疗非常重要。

TOBS 的治疗与一般缺血性脑卒中的治疗大致相同，但值得注意的是，本病比一般缺血性脑卒中更为凶险，往往预后不良，死亡率和致残率高于一般缺血性脑卒中。有国外文献报道本病的严重致残率为 23%，死亡率为 42%。国内研究显示，发生 TOBS 时，与支架取栓相比，首选抽吸取栓可能具有更高的血管再通率和更低的不良事件发生率。

本例患者表现为典型的 TOBS，TOAST 分型为大动脉粥样硬化型，在静脉溶栓治疗 8 小时后突然出现意识障碍，经积极动脉取栓治疗后预后良好。

📋 病例点评

本病例临床指导意义重大，首先提示对于缺血性脑卒中患者应在入院后及时评估血管情况；其次静脉溶栓仍是治疗急性缺血性脑卒中最有效的方法；最后在基底动脉闭塞时，若发病时间在 24 小时以内，可积极进行血管内介入治疗。

参考文献

[1] 钱海舟，张洪 . 基底动脉尖综合征研究进展 [J]. 中华实用诊断与治疗杂志，2014，28（10）：941-944.

[2] 中华医学会神经病学分会，中华医学会神经病学分会脑血管病学组 . 中国急性缺血性脑卒中诊治指南 2018[J]. 中华神经科杂志，2018，51（9）：666-682.

[3] 林铎，邢鹏飞，林煌斌，等 . 急性基底动脉尖闭塞首选取栓策略对血管再通效果

的影响 [J]. 中国脑血管病杂志，2022，19（5）：323-330.

[4] 中华医学会神经病学分会，中华医学会神经病学分会脑血管病学组，中华医学会神经病学分会神经血管介入协作组 . 中国急性缺血性脑卒中早期血管内介入诊疗指南 2018[J]. 中华神经科杂志，2018，51（9）：683-691.

（石　倩　李　宏　范百亚）

病例 3 颈动脉夹层导致脑梗死

病历摘要

基本信息

患者，女，39 岁，主因"发现左侧肢体无力 6.5 小时"入院。

现病史：患者于 6.5 小时前睡醒后，发现左侧肢体无力，活动不能，言语正常，无头痛、头晕，无恶心、呕吐，于 11：00 就诊于当地医院，行头颅 CT 排除出血。急转我院急诊科，复查头颅 CT，可见右侧大脑中动脉高密度征，遂以"急性脑梗死"收入院。

既往史：否认高血压、糖尿病、冠心病病史，否认结核、肝炎等传染病病史。否认外伤史及输血史；否认精神病病史；否认药物过敏史。

个人史：无吸烟、饮酒嗜好。

家族史：家族中无结核等传染病病史，无糖尿病、高血压、癫痫等遗传病病史。

体格检查

一般查体：体温 36.3 ℃，脉搏 61 次/分，呼吸 24 次/分，血压 107/75 mmHg（左），108/74 mmHg（右）。

神经系统查体：神清，言语流利，对答切题，双侧瞳孔等大正圆，双眼球向右凝视，左侧中枢性面舌瘫，咽反射、软腭反射正常，左侧肢体肌力 0 级，右侧肢体肌力 5 级。双侧肌张力正常，

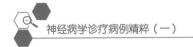
无肌萎缩，四肢腱反射对称，双侧上、中、下腹壁反射正常，感觉及共济运动查体欠配合，颈无抵抗，Kernig 征（-），Brudzinski 征（-），左侧病理征（+），右侧病理征（-）。NIHSS 评分 12 分（左侧上下肢体各 4 分，凝视 2 分，面瘫 2 分）。

辅助检查

实验室检查：血常规、急诊肝肾功能、心肌酶、凝血 4 项、感染 4 项均正常。

影像学检查：

术前头颅 CT：未见出血，可见右侧大脑中动脉高密度征（图 3-1）。

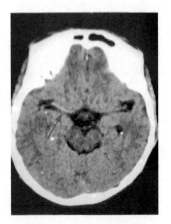

图 3-1　术前头颅 CT

术前头颅 MRI+MRA：右侧放射冠 - 基底节区新发梗死灶；右侧大脑中动脉 M1 段以远闭塞；右侧颈内动脉未显影；前交通、双侧后交通开放（图 3-2）。

其他检查：心电图示窦性心律，正常心电图。

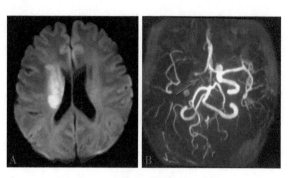

图 3-2 术前头颅 MRI ＋MRA

诊断

急性脑梗死（右侧放射冠、基底节区）；右侧颈内动脉闭塞。

定位诊断：患者左侧中枢性面舌瘫及左侧中枢性偏瘫，提示右侧皮质脑干束及皮质脊髓束受累；双眼球向右凝视，提示右侧侧视中枢受累。结合头颅 MRI，定位于右侧放射冠 - 基底节区，责任血管为右侧颈内动脉。

定性诊断：急性脑梗死；右侧颈内动脉闭塞。

鉴别诊断

其他原因引起的脑梗死：起病年龄较大，常伴有血管危险因素，多以局灶性神经功能缺损症状体征为主要表现，头颈痛少见。可有家族史，主要为一侧搏动性头痛周期性反复发作，可伴恶心、呕吐、出汗、畏光等症状，常有诱因，少有神经功能缺损症状或体征，如有则多与头痛相关。

治疗

病情评估：①患者目前左侧完全偏瘫伴凝视，责任血管为右侧颈内动脉。②头颅 MRI 提示小核心梗死区，存在可挽救的缺血半暗带。③头颅 MRA 示右侧大脑中动脉闭塞、右侧颈内动脉闭塞。

④与家属沟通后得到家属的同意，选择行急诊血管内治疗。

手术过程见图 3-3。

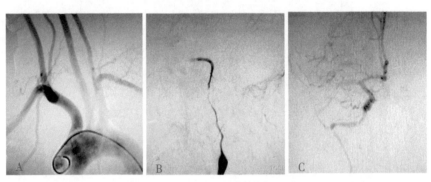

A. 主动脉弓　　　B. 右侧颈动脉（右侧颈内动脉　　C. 右侧大脑中动脉
　　　　　　　　　　　全程纤细提示夹层）　　　　　M1 闭塞

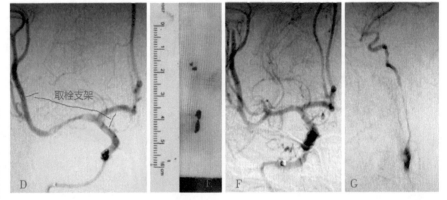

D. 取栓支架释放　　E. 取出的血栓　　F. 右侧大脑中动脉开通　G. 右侧颈内动脉
　　　　　　　　　　　　　　　　　　　　　　　　　　　　　　血流维持稳定

图 3-3　手术过程

患者为右侧颈内动脉 C1～C2 段夹层，因目前前交通动脉、右侧后交通动脉均开放，大脑中动脉未见狭窄及急性闭塞征象，右侧颈内动脉造影提示血管再通为 mTICI 2 b 级，故通过 5 F 颅内支撑导管局部注射 0.25 mg 替罗非班，给药后观察 10 分钟再次造影，未见造影剂外渗及滞留，影像同给药前，结束手术。

术后给予硫酸氢氯吡格雷片 75 mg，1 次 / 天，口服；低分子肝素钙 5000 U，2 次 / 天，皮下注射；阿托伐他汀钙片 40 mg，1 次 / 天，口服；甘露醇 125 mL，3 次 / 天，静脉输注。

术后复查 CT 提示未见出血，DWI 示右侧基底节区及顶叶新鲜梗死灶（图 3-4）。

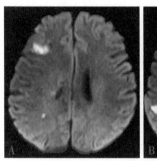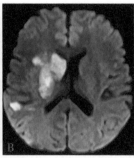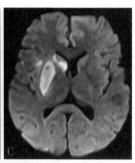

图 3-4　术后 DWI

术后颈动脉超声提示双侧颈动脉硬化；右侧颈内动脉起始段内壁节段性增厚（考虑壁内血肿可能，夹层不除外）；右侧颈内动脉起始段节段性狭窄；双椎动脉超声未见明显异常。术后 CT 血管成像（computerized tomography angiography，CTA）见图 3-5。

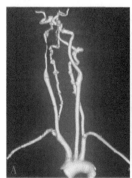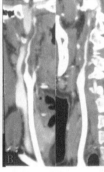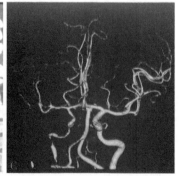

图 3-5　术后 CTA 见右侧颈内动脉全程纤细，右侧大脑中动脉通畅

术后查体： 意识清，言语流利，颅神经查体未见异常，四肢肌力 5 级，双侧肌张力正常，四肢腱反射对称正常，双侧上、

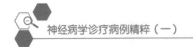

中、下腹壁反射正常，感觉及共济运动正常，颈无抵抗，Kernig 征（－），Brudzinski 征（－），左侧病理征（＋）。NIHSS 评分 0 分。

出院后给予达比加群酯胶囊 110 mg，2 次 / 天，口服。

随访

术后 2 个月复查颈部血管彩超提示右侧颈动脉未见明显异常，复查 CTA 提示右侧颈内动脉未见明显狭窄（图 3-6）。

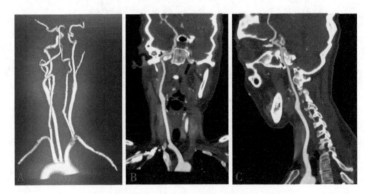

图 3-6　术后 2 个月 CTA

病例分析

缺血性脑卒中是一种常见的神经系统急症，也是导致患者死亡和残疾的主要原因。虽然，颈动脉夹层是一种少见的脑卒中病因，占所有脑卒中患者的 2.5%，但它是中青年人缺血性脑卒中的主要原因，几乎达到此类人群的 25%。颈动脉夹层导致的脑梗死发病急，其机制主要是壁间血肿逐渐扩大引起动脉管腔严重狭窄导致血流动力学不足，并伴有栓子脱落，而侧支循环尚未建立，使局部脑组织低灌注。药物治疗难以改善神经功能的恶化情况，最终可能会出现狭窄加重或脑卒中复发。血管内支架置入术被认为是颈动脉夹层患者传统药物治疗的替代方法，可通过支架解除管腔狭窄，并覆盖动脉内膜撕裂部分，防止血栓形成。及时给予再灌注治疗，可以挽救缺血性脑卒中发生后介于梗死核心和正常血流供应组织之间的缺血半暗带。既往颈动脉夹层导致的缺血性脑卒中推荐使用抗凝或抗血小板聚集药物治疗，在发病 4.5 小时内使用静脉溶栓治疗也是安全有效的。一些研究显示血管内治疗可以有效解除狭窄，尤其是当患者同时有栓塞和明显的低灌注时，但其远期预后及安全性尚不清楚。

🩺 病例点评

本例患者属于典型的颈动脉夹层后出现的急性缺血性脑卒中。颈动脉夹层的年发生率约为 10.4％，颈动脉夹层患者中有 20％的颅内血管闭塞患者同时存在重度颈内动脉狭窄甚至完全闭塞。这些闭塞类型的患者对 rt-PA 静脉溶栓的效果欠佳，血管再通率较低（31％）。闭塞血管快速再通是获得良好临床结局的最重要措施，但大多数合并大脑中动脉闭塞的患者血管再通效果差，预后不良。本例患者手术效果较好，原因在于患者本身的血管代偿好，且手术时间较短，未给予本例患者一期支架置入，术中选择正确，加之患者年轻，前向血流维持良好。本例患者应进一步观察，必要时可给予二期支架置入。

术后给予患者常规抗血小板聚集、抗凝治疗，效果良好。抗凝或抗血小板聚集治疗是颈动脉夹层常用治疗方法，两种治疗方案均能有效降低颈动脉夹层脑卒中复发的风险，其不良事件的发生差异无统计学意义，但两种治疗持续时间及具体药物目前尚缺

NOTES

乏随机对照试验数据支持。临床医师应根据血管夹层不同表现采用合理的个体化治疗方案。

参考文献

[1] MARKUS H S,LEVI C,KING A,et al.Antiplatelet therapy vs anticoagulation therapy in cervical artery dissection:the cervical artery dissection in stroke study(CADISS) randomized clinical trial final results[J]. JAMA Neurol, 2019, 76 (6) : 657-664.

[2] ENGELTER S T,TRAENKA C,LYRER P.Dissection of cervical and cerebral arteries[J]. Curr Neurol Neurosci Rep, 2017, 17 (8): 59.

[3] VOV,DITTRICH R,GREWE S,et al.The outer arterial wall layers are primarily affected in spontaneous cervical artery dissection[J].Neurology, 2011, 76(17): 1463-1471.

[4] LEKOUBOU A,CHO T H,NIGHOGHOSSIAN N,et al.Combined intravenous recombinant-tissular plasminogen activator and endovascular treatment of spont-aneous occlusive internal carotid dissection with tandem intracranial artery occlusion[J].Eur Neurol, 2010, 63 (4): 211-214.

[5] MOON K,ALBUQUERQUE F C,COLE T,et al.Stroke prevention by endovascular treatment of carotid and vertebral artery dissections[J]. J Neurointerv Surg, 2017, 9 (10): 952-957.

[6] ROBERTSON J J,KOYFMAN A.Cervical artery dissections:areview[J].J Emerg Med, 2016, 51 (5): 508-518.

[7] PENG J,LIU Z,LUO C, et al.Treatment of cervical artery dissection: anti-thrombotics, thrombolysis, and endovascular therapy[J]. Biomed ResInt, 2017, 10 (11): 307-310.

（寇文辉　宋爱霞　常　青　王欢欢　杨宇英　薛　茜）

病例4 颈动脉狭窄性脑梗死

病历摘要

基本信息

患者，女，66岁，农民，因"右侧肢体无力11天，加重伴言语不清4小时"来诊。

现病史： 患者家属诉11天前患者无明显诱因出现右侧肢体无力，持物尚可，独立行走，无言语不清，无头痛、头晕、恶心、呕吐，无黑矇、视物模糊，无饮水呛咳、吞咽困难，无肢体抽搐、意识障碍、大小便失禁等，行头颅CT提示腔隙性脑梗死，在社区医院治疗，具体诊治不详。入院4小时前患者无明显诱因出现右侧肢体无力加重，右手抬举困难，不能行走，伴言语不清，无头痛、头晕、恶心、呕吐等，遂来就诊，查头颅MRI提示新发脑梗死。患者病后精神、食欲、睡眠欠佳，大小便正常，近期体重无减轻。

既往史： 有高血压病史10余年，最高收缩压超过180 mmHg，给予口服药物治疗，收缩压波动在160～180 mmHg。否认冠心病、糖尿病等病史。无药物、食物过敏史。无外伤、手术史。预防接种史不详。否认疫区居住史。

个人史、婚育史、家族史： 无特殊。

体格检查

一般查体： 体温36.6 ℃，脉搏70次/分，呼吸20次/分，血压220/84 mmHg，发育正常，营养良好。心、肺、腹查体基本正常。

神经系统查体：神志清楚，运动性失语，时间、人物和地点定向力基本正常，查体合作。双瞳孔等大等圆，对光反射灵敏，眼球运动充分，未见眼球震颤。额纹对称，右侧中枢性面舌瘫，咽反射正常，右侧肢体肌张力下降，右上肢肌力 3 级，右下肢肌力 4 级，左侧肢体肌张力、肌力正常，无不自主运动，四肢及躯体针刺觉存在，两侧对称。左侧指鼻试验及跟 – 膝 – 胫试验准确，右侧指鼻试验及跟 – 膝 – 胫试验不能配合检查，四肢腱反射正常，右侧 Babinski 征（＋），颈软，Kernig 征（－）。NIHSS 评分 5 分（面瘫 1 分，右上肢运动 2 分，右下肢运动 1 分，言语 1 分）。发病前 mRS 评分 0 分，发病后 mRS 评分 3 分。GCS 15 分。

辅助检查

实验室检查：血、尿、便常规均在正常范围。血液生化、肝功能、肾功能均在正常范围。血脂 6 项：总胆固醇 5.51 mmol/L，甘油三酯 2.00 mmol/L，低密度脂蛋白 3.60 mmol/L。

其他检查：心电图未见异常。

影像学检查：

入院前 11 天头颅 CT 示左侧半卵圆中心腔隙性缺血灶（图 4-1）。

入院当天头颅 MRI＋DWI＋MRA：①左侧基底节区、放射冠区、额叶急性期脑梗死；②脑动脉硬化，左侧大脑中动脉 M2 段重度狭窄，局部闭塞（图 4-2）。

颈动脉彩超：左侧颈内动脉起始部前壁至颈内动脉分叉部强回声不规则斑块，大小约 17.7 mm × 5.1 mm，管腔狭窄，狭窄管径 0.9 mm，血流 V_{max} 316 cm/s。

头颅灌注成像（perfusion weighted imaging，PWI）：左侧基底节区 – 放射冠区 – 半卵圆中心 – 额颞顶枕叶低灌注（I2期），左侧额叶及放射冠区可见核心梗死区，未见缺血半暗带（图4-3）。

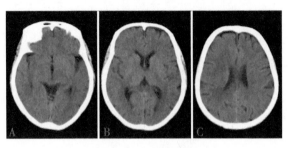

图4-1 头颅CT

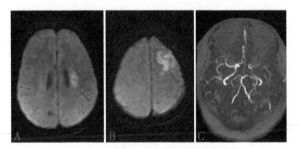

图4-2 头颅MRI+DWI+MRA

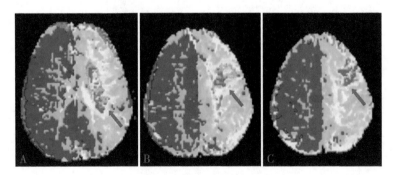

图4-3 头颅PWI

颈动脉CTA：左侧颈总动脉管壁广泛非钙化斑块形成，末端管腔重度狭窄，狭窄程度为70%～80%，左侧颈内动脉管壁广泛钙化、非钙化、混合斑块形成，管腔不均匀狭窄，最狭窄处位于

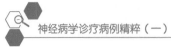

NOTES

C1 段，可见线状对比剂通过，狭窄程度为 95%～99%。

颈动脉高分辨 MRI：①管腔，左颈动脉分叉部管腔呈偏心性重度狭窄；左颈内动脉起始段管腔呈向心性重度狭窄。②动脉管壁斑块部位，左颈动脉分叉部管壁呈偏心性增厚，粥样斑块形成；左颈内动脉起始段管壁呈向心性增厚，粥样斑块形成。③斑块大小，左颈动脉分叉部斑块最大厚度约为 4.9 mm，长度约为 9.2 mm；左颈内动脉起始段斑块最大厚度约为 4.5 mm，长度约为 9.0 mm。④斑块成分特征，斑块内可见钙化斑块（各序列均呈低信号，T1CE 未见强化）、脂质核（TOF 呈等信号，T1 呈等/高信号，PD 呈等/低信号，T1CE 未见强化）及少许疏松间质（各序列均呈高信号，T1CE 未见强化）。⑤斑块表面状态，斑块形态不规则，表面纤维帽不连续，可见多处中断，以左颈动脉分叉部斑块为著（图 4-4）。

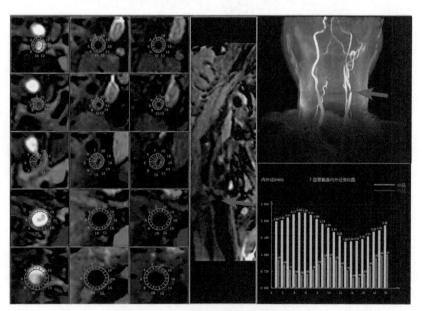

图 4-4　左侧颈动脉高分辨 MRI

DSA 可见脑动脉粥样硬化：①左颈总动脉末端狭窄约 80%（图

5-4A）；②左颈内动脉分叉起始段狭窄约99%（图5-4B）；③右颈外动脉起始段狭窄约90%（图5-4C）；④左椎动脉开口狭窄约90%（图5-4D）；⑤右椎动脉起始部闭塞（图5-4E）；⑥基底动脉狭窄约40%（图5-4F）；⑦右颈内动脉海绵窦段动脉瘤，大小约为4.0mm×2.5mm（图4-5G）。

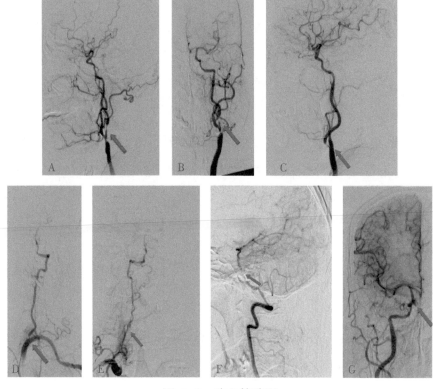

图4-5　脑血管造影

诊断

①脑梗死（急性期）；②脑动脉粥样硬化，左侧颈内动脉起始段狭窄约99%，左侧颈总动脉末端狭窄约80%，左侧颈外动脉起始部狭窄约50%，右侧颈外动脉起始部狭窄约90%，右

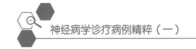

侧大脑前动脉 A3 段狭窄约 75%，左侧椎动脉开口狭窄约 90%，右侧椎动脉起始部闭塞；③右颈内动脉海绵窦段动脉瘤（约 4 mm×2.5 mm）；④高血压病 3 级（极高危组）；⑤高脂血症。

定位诊断：左侧大脑中动脉供血区。

定性诊断：缺血性脑血管疾病，TOAST 分型为大动脉粥样硬化型。

鉴别诊断

脑栓塞：常见于颈内动脉系统，有明确的栓子来源，比如有心源性栓子、脂肪栓塞、空气栓塞。脑栓塞的病情来势汹汹，一般数分钟即可达到病情高峰。

颈动脉夹层：以中青年多见，通常缺乏常见的心脑血管病危险因素，常有颈部创伤因素，表现为脑或视网膜缺血性症状，常在颈部疼痛数分钟或数周后出现，但一般不超过 1 个月。

治疗

住院诊疗经过：入院后予抗血小板聚集（阿司匹林 100 mg，1 次/天；氯吡格雷 75 mg，1 次/天）、强化降脂及稳定斑块（阿托伐他汀 40 mg）、促进侧支循环开放代偿（丁苯酞氯化钠 100 mL，2 次/天）、清除自由基（依达拉奉右莰醇 15 mL，2 次/天）、改善血液循环、控制血压、床旁康复治疗。

术前讨论：①针对责任血管（左侧颈动脉重度狭窄），可选择颈动脉支架血管成形术（carotid artery stmting，CAS）或颈动脉内膜剥脱术（carotid endarterectomy，CEA）。考虑患者为左侧颈动脉串联病变，以钙化斑块为主，介入手术难度较大，风险较高，术后再次狭窄可能性较大，且患者年龄为 66 岁，一般情况好，可耐受全身麻醉手术风险，患者及家属接受外科手术治疗，故推荐CEA。②治疗时机：根据《中国脑卒中防治指导规范（2021 年版）》的"中国颈动脉内膜切除术指导规范""中国颈动脉狭窄介入诊疗指导规范"的推荐意见，排除大面积脑梗死或梗死后出血及其他严重危及生命的合并症，建议 2 周左右进行干预。③针对其他严重病变血管（椎动脉狭窄）治疗方案：非责任病变血管，暂药物治疗，积极控制危险因素，择期手术。④针对动脉瘤处理：动脉瘤大小约为 4 mm × 2.5 mm，非责任病变血管，控制血压，择期手术。⑤血压管理：术前，患者多处血管重度狭窄，合并右颈内动脉海绵窦段动脉瘤，建议收缩压控制在 150～160 mmHg；术后，血管内膜切除后为预防过度灌注损伤，收缩压应控制在 110～120 mmHg，随后根据患者情况予针对性处理，如有后循环缺血症状，适当将收缩压控制在 140 mmHg 左右。

病情变化： 患者手术前一天右侧肢体无力明显加重，右上肢肌力由 3 级下降至 1 级，右下肢肌力由 4 级下降至 2 级，NIHSS评分由 5 分增加至 9 分。追查原因，患者血压波动较大（图 4-6），考虑在血管重度狭窄情况下血压过低导致颅内灌注不足，5 月 9日复查头颅 DWI 示急性脑梗死面积较 4 月 26 日头颅 DWI 所示急性脑梗死面积明显增大（图 4-7）。

处理： 充分与患者家属沟通后，在插管全身麻醉下行 CEA治疗，术中予脑氧饱和度监测及脑血管多普勒超声（transcranial doppler，TCD）监测脑血流动力学变化，术中严格调控血压，预防术中脑缺血、过度灌注等情况发生，确保了患者的手术安全性。术后病理结果（图 4-8）与术前检查相符合。

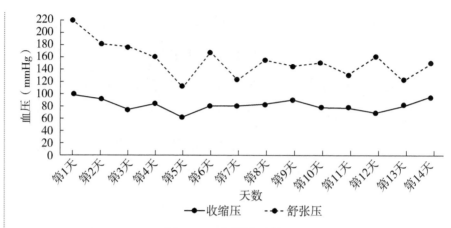

图 4-6　血压波动情况

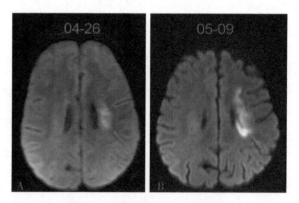

图 4-7　两次头颅 DWI 对比

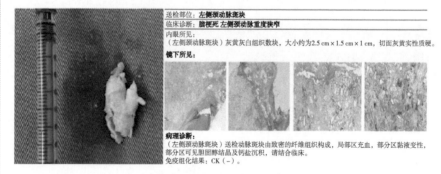

图 4-8　颈动脉斑块病理

随访

术后复查头颅 CT 及颈部 CTA 未见过度灌注损伤，血管狭窄明显改善，血流通畅（图 4-9）。术后 1 周，患者神志清醒，言语清晰，记忆力、定向力、理解力、计算力检查正常，双眼运动正常，无凝视、眼震，两侧瞳孔等大等圆，直径为 2.5 mm，对光反射灵敏，双侧视盘无水肿，双侧额纹对称，右侧鼻唇沟变浅，示齿口角向左歪斜，伸舌右偏，咽反射正常，余颅神经检查未见异常。四肢肌张力正常，左侧肢体肌力 5 级，右上肢肌力 2 级，右下肢肌力 3 级，双侧痛触觉粗测正常，双侧肢体腱反射（+），右侧 Babinski 征（+），颈无抵抗，Kernig 征（−），Brudzinski 征（−）。NIHSS 评分 6 分（面瘫 1 分，右上肢 3 分，右下肢 2 分）。术后 1 个月，患者神志清醒，言语清晰，右侧鼻唇沟变浅，伸舌稍右偏，四肢肌张力正常，左侧肢体肌力 5 级，右侧肢体肌力 4 级，右侧 Babinski 征（+），脑膜刺激征（−）。NIHSS 评分 4 分（面瘫 1 分，右上肢 1 分，右下肢 1 分）。

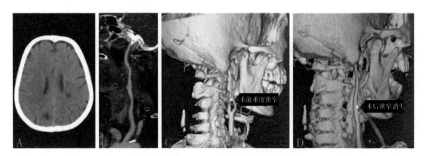

图 4-9　术后头颅 CT，术前及术后颈部 CTA 对比

📋 病例分析

颈动脉狭窄多由颈动脉粥样硬化造成硬化斑块堆积于血管壁

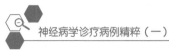

NOTES

上，管腔逐渐变窄，阻碍血流通过而形成。颈动脉是颅脑的主要供血动脉，一旦发生狭窄就会导致神经组织缺血、缺氧，损害神经功能，若未及时疏通，易诱发缺血性脑卒中，甚至导致患者死亡。本例患者年龄为66岁，存在高血压、血脂异常，这些皆为脑梗死高危风险因素，病程逐渐进展并加重，影像检查及病理结果明确，为颈动脉粥样硬化导致颈动脉狭窄，相应脑组织低灌注缺血导致急性脑梗死，且合并多血管重度狭窄及动脉瘤，经CEA治疗后患者症状明显改善。

病例点评

本例患者术前出现病情加重，考虑与血压控制不平稳相关。颈动脉狭窄合并高血压患者的血压维持在较高水平［（140～160）/（90～100）mmHg］，短期内可减少缺血性脑卒中的发生，但长期随访并无获益。对于颈动脉狭窄合并高血压患者，主张缓慢降压，使其脑血管逐渐建立代偿机制，避免缺血性脑卒中的发生。我国《重症动脉瘤性蛛网膜下腔出血管理专家共识(2015)》指出：尚不明确降低动脉瘤破裂出血的最佳血压水平，动脉瘤处理前可将收缩压控制在140～160 mmHg（强推荐）。故本例患者术前缓慢降压，血压控制在（140～160）/（90～100）mmHg较合适。

参考文献

[1] 国家卫生计生脑卒中防治工程委员会.中国脑卒中防治指导规范（2021年版）[EB/OL].(2021-08-27)[2023-09-17].http://www.nhc.gov.cn/yzygj/s3593/202108/50c4071a86df4bfd9666e9ac2aaac605/files/674273fa2ec049cc97ff89102c472155.pdf.

[2] 中华医学会神经病学分会，中华医学会神经病学分会脑血管病学组，中华医学会神经病学分会神经血管介入协作组 . 中国蛛网膜下腔出血诊治指南 2019[J]. 中华神经科杂志 2019，52（12）：1006-1021.

[3] 杨维超 . 颈动脉内膜剥脱术与颈动脉支架置入术治疗颈动脉狭窄患者的效果比较 [J]. 中国民康医学，2022，34（13）：138-140.

[4] 徐跃峤，王宁，胡锦，等 . 重症动脉瘤性蛛网膜下腔出血管理专家共识（2015）[J]. 中国脑血管病杂志，2015，12（4）：215-224.

[5] 白志峰，高天，汪晶，等 . 高血压与颅内动脉瘤关系及血压管理 [J]. 临床荟萃，2016,31（4）：456-457+461.

（杨政霖）

病例5 卵圆孔未闭相关的脑梗死

病历摘要

患者，青年男性，22岁，主因"突发右侧肢体不自主运动5天"来我院就诊。

现病史：患者于入院前5天无明显诱因突发右侧肢体不自主运动，呈舞蹈样，伴右侧面部抽动及双眼挤眉弄眼，不能自行控制，影响走路、学习及日常生活，可正常交流，无双眼上翻及牙关紧闭，无口吐白沫，无摔倒，无言语障碍，无头痛、头晕，无意识障碍。患者发病以来无发热、头痛、恶心、呕吐等症状，无二便失禁。

既往史：患者既往体健，2周前自觉"感冒"，表现为咳嗽流涕，无头痛及发热，否认有结核病、肝炎等传染病病史。无药物、食物过敏史。无外伤、手术史。预防接种史不详。否认疫区居住史。

个人史：患者出生于原籍，久居当地。

家族史：父母及1姐体健。家族中无类似病史，无癫痫、脑血管病及心脏病病史。

体格检查

一般查体：体温36.5 ℃，脉搏83次/分，呼吸20次/分，血压110/90 mmHg，发育正常，营养良好。心、肺、腹查体基本正常。

神经系统查体：神志清楚，言语流利，高级皮层功能未见异常，颅神经查体未见异常，四肢肌力 5 级，肌张力正常，右侧颜面部肌肉、右侧肢体可见不自主抽动及双眼挤眉弄眼，双侧腱反射（＋＋），感觉与共济运动正常，左侧 Babinski 征（－），左侧 Chaddock 征（－），右侧 Babinski 征（＋），右侧 Chaddock 征（＋）。颈软，无抵抗。

辅助检查

实验室检查：血、尿、便常规检验均在正常范围。血液生化及凝血功能化验均在正常范围。自身免疫性抗体谱均为阴性。腰椎穿刺脑脊液初压 140 mmH$_2$O；脑脊液常规：红细胞计数为 0，白细胞计数为 299×10^6/L，单核细胞计数 209×10^6/L，多核细胞计数 90×10^6/L；生化：葡萄糖 3.72 mmol/L，蛋白质 486 mg/L，CSF-IgA 6.19 mg/L，CSF-IgM 3.88 mg/L，CSF-IgG 94.30 mg/L；脑脊液标本自身免疫性脑炎 14 项抗体检测均为阴性。血清和脑脊液标本检测单纯疱疹病毒 1 型、单纯疱疹病毒 2 型、巨细胞病毒、风疹病毒、弓形虫抗体检测均阴性。

影像学检查：

头颅 MRI（2021 年 9 月 27 日）：①左侧颞叶、基底节区、侧脑室旁、额叶皮层下急性梗死灶。②左侧颞叶局部脑沟异常高信号。

激活生理盐水发泡试验阳性（潜在型：Ⅱ级），提示存在右向左分流。

右心声学造影阳性（RLS Ⅱ级），提示卵圆孔未闭（图 5-1）。

头颅 MRI 平扫+MRA+磁共振静脉造影（MRV）（2021 年 10

月 9 日）：左侧大脑半球少量异常信号，考虑小梗死，部分较陈旧，矢状位 T_1W_1 示双侧尾状核体斑片状稍高信号（图 5-2），左侧颈内动脉眼段及交通段血流信号较对侧稍细且减低，左侧大脑中动脉 M1 段血流信号粗细不一，分支显著减少，左侧大脑前动脉水平段血流信号较对侧细小，右侧椎动脉血流信号较对侧稍细。左侧横窦乙状窦血流信号较对侧略细，直窦血流信号粗细不一。

动态脑电图（2021 年 9 月 27 日）：睡眠时可见多组棘波放电。复查脑电图（2021 年 10 月 2 日）：未见异常。

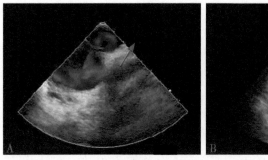
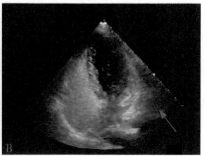

A：超声心动图提示卵圆孔未闭；B：右心声学造影提示右心显影后即刻左心腔内见微气泡进入（红色箭头为卵圆孔未闭定位）。

图 5-1　患者卵圆孔未闭超声和右心声学造影影像

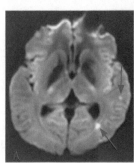
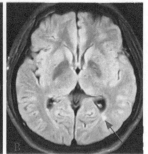

图 5-2　头颅 MRI 平扫（DWI 及 FLAIR）显示左侧大脑半球多发新鲜梗死灶

诊断

卵圆孔未闭相关的脑梗死。

依据：患者突然起病，头颅 MRI 提示散在、多发梗死灶，结合生理盐水激发试验及右心声学造影明确诊断为卵圆孔未闭相关的脑梗死。

鉴别诊断

非酮症高血糖偏侧舞蹈症：偏侧舞蹈症是一组因基底核受损而引起的对侧肢体运动障碍，非酮症性高血糖是偏侧舞蹈症的罕见病因。发病机制尚不明确，通常见于患有 2 型糖尿病的老年人，尤其是亚洲女性患者。典型三联征包括急性起病的偏侧舞蹈症或投掷症，症状肢体对侧纹状体 T_1WI 高信号及 CT 平扫高密度影，血糖正常后症状消失。本病例的支持点为偏侧肢体不自主运动，而且突然出现。不支持点为患者既往无糖尿病及血糖波动病史，血糖正常，发病年龄也不是此病高发年龄。

小舞蹈症：是风湿热在神经系统的常见表现。多见于 5 ～ 15 岁人群，男女之比约为 1 ∶ 3，无季节、种族差异。病前常有上呼吸道炎、咽喉炎等 A 组 B 族溶血性链球菌感染史。大多数为亚急性起病，少数可急性起病。其临床特征为舞蹈样动作、肌张力降低、肌力减退和（或）精神症状。可以是全身性，也可以是一侧较重，主要累及面部和肢体远端。表现为挤眉弄眼、噘嘴、吐舌、扮鬼脸，上肢各关节交替伸屈、内收，下肢颠簸步态，精神紧张时加重，睡觉时则消失。本病例的支持点为突然起病，一侧肢体不自主运动。不支持点为病前无感染史，发病年龄不符。

治疗

诊疗经过：入院前给予丙戊酸钠缓释片 0.5 g，2 次/天，口服，症状无改善，入院后给予丁苯酞氯化钠注射液 100 mL，

2 次 / 天，达比加群酯胶囊 110 mg，2 次 / 天，口服。入院后第 4 天右侧肢体不自主活动消失，面部抽搐及挤眉弄眼症状消失。

病例分析

患者为突发起病，头颅 MRI 提示散在、多发梗死灶，TOAST 分型诊断为心源性脑栓塞。心源性栓子的中高风险来源有心房颤动、瓣膜病、房间隔缺损、卵圆孔未闭等，结合患者目前的检查结果排除心房颤动、瓣膜病。结合生理盐水激发试验及右心声学造影明确诊断为卵圆孔未闭相关的脑梗死。卵圆孔是胎儿发育所必需的一个生命通道，出生后大多数人原发隔和继发隔相互贴近、粘连、融合，逐渐形成永久性房间隔，若 3 岁以上未完全融合，则将遗留裂缝通道，称为卵圆孔未闭（patent foramen ovale，PFO）。PFO 的发病率为 25% ～ 30%，在脑卒中患者中大约 25% 为隐源性脑卒中（cryptogenic stroke，CS），多数为 PFO，青年人中可达到 50%。一般情况下，PFO 可通过经胸心脏彩超发泡试验发现。TCD 是用于检测脑血流量的床旁无创操作检查，可作为一种潜在的检测心房右向左分流的影像工具。一项前瞻性 Meta 分析结果表明，与传统经胸心脏彩超相比，TCD 检测具有较高的敏感性和诊断精确性，但特异性较低。目前，经食道心脏彩超（transesophageal echocardiography，TEE）发泡试验被认为是诊断 PFO 的金标准。

本例患者表现为右侧肢体不自主运动伴右侧面部肌肉抽动，进一步查头颅 MRI 提示左侧大脑半球多发异常信号，分布于左颞叶、基底节区、侧脑室旁、额叶皮层下，大血管未见明显狭窄，为青年脑卒中，无脑血管高危因素，无家族史，进一步查发泡试验、TEE，结果均提示PFO。有关PFO引起脑卒中的研究指出该病在青年人中可达到50%。本例患者可诊断为PFO引起的脑卒中。

CS合并PFO的患者，已被建议将反常性栓塞风险量表（risk of paradoxical embolism，RoPE）作为一种评估PFO归因分数特异性的方法，用以说明PFO是脑卒中相关原因的可能性，而不是单纯的一个偶然发现。研究结果表明，RoPE评分估计的归因分数与介入封堵或药物治疗的相对风险降低值（the relative risk reduction，RRR）呈高度相关。RoPE评分可以识别出可能是致病性而不是偶然发生的PFO隐源性脑卒中患者。

病例点评

脑卒中是中国人口致死、致残的首要原因，其中1/3的脑卒中患者病因不明确。PFO在不明原因脑卒中患者中发生率高，是不明原因脑卒中的重要危险因素，其主要发病机制为反常栓塞。PFO可引起多种神经系统疾病，有研究显示PFO在偏头痛组、癫痫组、晕厥组、眩晕组、短暂性脑缺血发作（transient ischemic attack，TIA）组患者的阳性率依次为46.2%、40.6%、35.8%、33.8%、22.9%。

参考文献

[1] HAGEN P T, SCHOLZ D G, EDWARDS W D.Incidence and size of patent foramen ovale during the first 10 decades of life:an autopsy study of 965 normal hearts[J]. Mayo Clinic Proc, 1984, 59(1): 17–20.

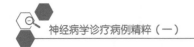
NOTES

[2] ROGER V L,GO A S, LLOYD-JONES D M, et al.Heart disease and stroke statistics -2012 update: a report from the American Heart Association.Circulation, 2012, 125 (1) : e2-e220.

[3] 徐亮，周畅，李洁．中青年卵圆孔未闭持续性右向左分流与隐源性脑卒中的相关性分析 [J]. 中国循环杂志，2020，35（2）：171-174.

[4] 张玉顺，蒋世良，朱鲜阳，卵圆孔未闭相关卒中预防中国专家指南 [J]. 心脏杂志，2021，32（1）：1-10.

[5] HANDKE M, HARLOFF A,OLSCHEWSKI M,et al.Patent foramen ovale and cryptogenic stroke in older patients[J]. The New England Journal of Medicine, 2007, 357 (22): 2262-2268.

[6] 帕克．实用小儿心脏病学 [M]. 桂永浩，译．北京：人民军医出版社，2008：302-303.

[7] 胡大一，刘建平．先天性心脏病介入诊治实践 [M]. 上海：同济大学出版社，2008：282-288.

（杨金水　宋爱霞　常　青　王欢欢　杨宇英　薛　茜）

病例 6　肺动静脉瘘致脑梗死

病历摘要

基本信息

患者，男，37岁，农民，因"发现左侧肢体无力、言语不清8小时"入院。

现病史：8小时前患者醒后发现左侧肢体无力、言语不清，左手持物不牢，行走不稳，伴头晕、恶心，视物无旋转，头晕与体位改变无关，无呕吐、耳聋、耳鸣、四肢抽搐、大小便失禁等，肢体无力渐进性加重。发病以来，患者精神状态正常，饮食良好，大小便正常，体力下降，体重无变化。

既往史：平素身体良好；否认高血压、糖尿病、心脏病等慢病史。

个人史：吸烟10余年，平均20支/天，未戒烟；饮酒10余年，偶有饮酒，具体量不详，未戒酒。

婚育史：30岁结婚，配偶健康状况一般。夫妻关系和睦。有1子。

家族史：父亲已故，故因不详，母亲健在，1哥患有高血压，1妹及1子身体健康。无遗传倾向疾病。

体格检查

一般查体：体温36.5℃，脉搏72次/分，呼吸18次/分，血压120/80 mmHg，甲床发绀、杵状指（图6-1），右下肺可闻及

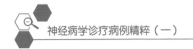
血管杂音，吸气时杂音强，呼气时减弱，心、腹查体未见明显异常，双下肢无水肿。

神经系统查体：神志清，构音障碍，双侧瞳孔等大等圆，直径为 3.0 mm，对光反射灵敏，左侧鼻唇沟浅，伸舌左偏，饮水无呛咳，吞咽正常，四肢肌张力均正常，右侧上、下肢肌力 5 级，左侧上肢肌力 3 级，左下肢肌力 4 级，双侧病理征未引出，四肢共济运动正常，双侧感觉检查正常。颈软，Brudzinski 征（－），Kernig 征（－）。NIHSS 评分 6 分（面瘫 2 分，左上肢 2 分，左下肢 1 分，构音障碍 1 分）；mRS 评分 3 分。

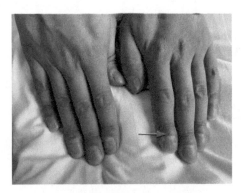

图 6-1　甲床发绀、杵状指

辅助检查

实验室检查：血常规示白细胞计数 7.04×10^9/L，红细胞平均体积 100.8 fL，血红蛋白 181 g/L，血小板计数 233×10^9/L，红细胞分布宽度 50.6 %。血气分析示二氧化碳分压 32 mmHg，氧分压 53 mmHg，二氧化碳总量 22.2 mmol/L，实际碳酸氢盐 21.2 mmol/L，氧饱和度 88%。凝血功能测定示纤维蛋白原 1.624 g/L。血脂、血糖、同型半胱氨酸、肝功能、肾功能、D- 二聚体、乙肝 5 项、免疫 3 项、尿便常规均正常。

其他检查：常规十二导联心电图示窦性心律，正常范围心电图。

影像学检查：

颅脑 MRI+DWI：脑桥急性梗死（图 6-2）。

颅脑 MRA：椎基底动脉迂曲（图 6-3）。

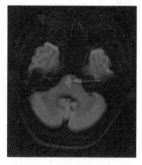

图 6-2　颅脑 MRI+DWI

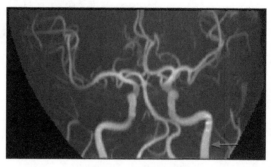

图 6-3　颅脑 MRA

颈部血管超声示双侧颈部动脉内膜增厚，双侧颈部静脉未见明显异常。心脏超声示三尖瓣少量反流。

发泡试验（图 6-4）：生理盐水发泡试验阳性（固有型，大量分流），双侧大脑中动脉可见微栓子信号（由左、右心房微栓子子所致），存在右向左分流。右心声学造影阳性。

胸部 CT 平扫：左肺多发肺大疱；右肺上叶纤维灶；右肺下叶动脉及静脉异常，考虑血管畸形可能（图 6-5）。

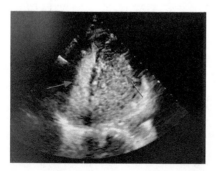

图 6-4　发泡试验：左、右心房微栓子

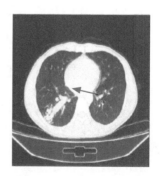

图 6-5　胸部 CT 平扫

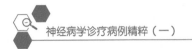

肺部 CTA：右下肺肺动静脉瘘（图 6-6）。

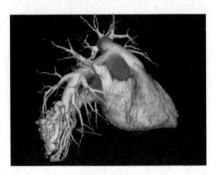

图 6-6　肺部 CTA

诊断

急性脑梗死（椎基底动脉系统），TOAST 分型为其他明确病因型；肺动静脉瘘（右下肺）。

定位诊断：①行走不稳，伴有头晕、恶心，定位于前庭小脑系统；②左侧肢体无力，定位于右侧锥体束；③构音不清、左侧鼻唇沟浅、伸舌左偏，定位于右侧皮质延髓束。综合定位于右侧脑桥及其联系纤维（责任血管为椎基底动脉系统）。

定性诊断：缺血性脑血管病。①静态卒中样起病；②无颅高压征及意识障碍；③有神经系统缺损症状及体征；④影像学证实。

鉴别诊断

大动脉粥样硬化性脑梗死：老年患者多见，有心血管疾病及传统危险因素（如吸烟、肥胖、高胆固醇血症、糖尿病等）；可见典型部位大血管病变（如颈动脉、椎基底动脉、大脑中动脉）。本例患者血脂、血糖正常，影像检查未见大血管病变。

心源性脑栓塞：多有心脏病病史，由心房颤动和其他心律失常引起多见，影像学提示不同脑动脉供血区内多发性梗死。本例患者无相关症状，心电图未见心律失常。

遗传性脑小血管疾病：发病年龄为 20～70 岁，有先兆偏头痛、精神症状、进行性认知障碍，颅脑 MRI 平扫可见颞前极或外囊部位白质高信号，多腔隙形成。本例患者症状不符合。

中枢神经系统血管炎（central nervous system vasculitis, CNSV）：分为原发性和继发性，在继发性 CNSV 中，系统性红斑狼疮、抗磷脂抗体综合征及多发性大动脉炎与青年缺血性脑卒中密切相关。原发性 CNSV 发病率较低，缺乏典型临床表现和实验室指标，且活检取材困难，难以诊断。本例患者无相关疾病表现且实验室指标未见明显异常，暂不考虑该病。

治疗

患者入院后脑梗死诊断明确，给予抗血小板聚集（阿司匹林肠溶片 100 mg，口服，1 次 / 天，氯吡格雷片 75 mg，口服，1 次 / 天）、降血脂（阿托伐他汀钙片 40 mg，口服，每晚 1 次）、抗氧化应激（普罗布考片 0.5 g，口服，2 次 / 天）、改善微循环（丁苯酞氯化钠注射液 100 mL，静脉滴注，2 次 / 天）、康复锻炼及对症治疗，症状好转后出院。

随访

出院 1 个月后再次来院，肢体肌力、面瘫、言语不清较住院时明显好转，进一步行经皮肺动脉栓塞术治疗肺动静脉瘘，术后 1 个月复查肺部 CTA，提示右下肺动静脉瘘较前明显改善（图 6-7）。

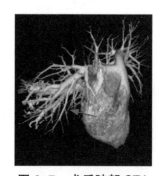

图 6-7 术后肺部 CTA

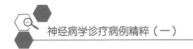

病例分析

青年脑卒中指 18～50 岁的青年人发生卒中，包括缺血性脑卒中、出血性脑卒中等。世界范围内每年有超过 200 万的青年人发生缺血性脑卒中，且近年来发病率呈上升趋势。青年脑卒中的常见病因：①大血管病变，早发动脉粥样硬化、非动脉粥样硬化血管病、炎性血管病等；②小血管病变，遗传性脑小血管疾病、散发性脑小血管疾病、炎性小血管疾病；③心源性栓塞，心房颤动和其他心律失常、心脏肿瘤、心脏瓣膜病、心肌病、感染性心内膜炎、PFO 或房间隔缺损等；④高凝，遗传性易栓症、获得性高凝；⑤其他原因，遗传代谢病、自身免疫病、隐源性脑卒中等。

本例患者胸部 CT 及肺部 CTA 明确有肺动静脉瘘病因存在，故考虑为肺动静脉瘘所致脑梗死。肺动静脉瘘（pulmonary arteriovenous fistula，PAVF）是典型的先天性发育异常疾病，患者形成瘘道或瘤样病变，使得肺动脉血液未经毛细血管滤过而直接进入肺静脉，提供了右向左分流（right-to-left shunt，RLS）的异常通道。该病为一种少见的血管畸形，发病率约为（2～3）/10 万，多数为先天性，左下肺为好发部位。

PAVF 的临床症状多样，分流导致的缺氧症状和中枢神经系统并发症较为常见，如脑脓肿、TIA、脑梗死、偏头痛等，并可为首发表现。其中 TIA 和脑梗死的发生率为 10%～19%。目前认为，RLS 引起的反常性栓塞（paradoxical embolism，PE）是导致脑梗死的主要机制，其栓子可能来源于静脉系统，如下肢深静脉等。也有报道称 PAVF 局部因血流淤滞导致原位血栓形成、脱落，因而 PAVF 发生 PE 的风险要远高于同样考虑 PE 机制的 PFO。文献报道称，PFO 患者脑卒中的发生率为 0.1%，PAVF 患者发生和再发脑梗死的风险较 PFO 更高，前后循环均可累及。

在超声及影像学方面，增强经颅多普勒超声（contrast-enhanced transcranial doppler，cTCD）是目前筛查 RLS 敏感度和特异度最高的方法。PAVF 患者 cTCD 出现气栓信号的时间有显著特点，包括早期分流、持续性分流、大量分流（Ⅲ～Ⅳ级分流）及无差别分流（平静呼吸和 Valsalva 动作的分流量无差别）。当这些特点同时出现时要高度警惕 PAVF 的可能性。研究发现，心内分流者往往在右心出现气泡后 3～4 个心动周期内才在左心出现气泡，而在 4 个心动周期之后出现左心气泡影则提示肺内分流（以 PAVF 为主）。对于在增强经食道超声心动图（contrast transesophageal echocardiography，cTEE）检查时出现这种延迟性左心房气泡影的患者，需要进一步行肺部 CT 扫描。肺部 CT 平扫可以显示较大的畸形血管结构。CT 增强扫描是公认的诊断、筛查 PAVF 的主要检查方法，其可发现较小病灶。CT 增强扫描不仅可显示扩张的血管瘤囊本身，还可分辨出供血动脉和引流静脉，避免遗漏。在显示外周 PAVF 病灶方面，CT 增强扫描更优于血管造影。肺动脉造影是绝大多数学者公认的诊断 PAVF 的"金标准"，可直接提供病灶及其相关血管的部位、数量、大小、供血动脉及引流静脉等信息。

在治疗方面，PAVF 发生 PE 的风险和供血动脉直径相关。有研究结果表明，供血动脉直径 ≥ 3 mm 的 PAVF 发生 PE 的风险较大，因此无论有无症状都应接受治疗，可以行经导管栓塞（transcatheter embolization，TCE）或手术切除。对于单纯型的 PAVF，微创 TCE 已经得到广泛应用，成功率高，并发症少，是首选的治疗手段。对于复杂型、弥漫型或巨大的 PAVF，手术切除病变的肺叶或肺段，能有效提高治疗成功率和降低复发率。技术成熟的胸腔镜手术可以减轻手术创伤。

病例点评

本例患者以脑梗死起病被发现，追问病史，有间断痰中带血丝病史数年（具体不详），运动后有气短不适。入院后完善检查，生理盐水发泡试验阳性（固有型大量分流），双侧大脑中动脉可见微栓子信号，存在右向左分流，右心声学造影阳性，胸部 CT 平扫、肺部 CTA 证实存在 PAVF，本患者出院 1 个月后行经皮肺动脉栓塞术，术后 1 个月曾复查肺动脉 CTA 显示右下 PAVF 较前明显改善。后期仍需要密切随访患者，观察是否存在脑梗死复发。

参考文献

[1] EKKER M S, BOOT E M, SINGHAL A B, et al. Epidemiology, aetiology, and management of ischaemic stroke in young adults[J]. The Lancet Neurology, 2018, 17(9): 790–801.

[2] HOLZER R J, CUA C L. Pulmonary arteriovenous malformations and risk of stroke[J]. Cardiol Clin, 2016, 34(2): 241–246.

[3] CARTIN–CEBA R, SWANSON K L, KROWKA M J. Pulmonary arteriovenous malformations[J]. Chest, 2013, 144(3): 1033–1044.

[4] COTTIN V, DUPUIS–GIROD S, LESCA G, et al. Pulmonary vascular manifestations of hereditary hemorrhagic telangiectasia (rendu–osler disease)[J]. Respiration, 2007, 74(4): 361–378.

[5] 张玉顺, 何璐. 反常栓塞与不明原因脑卒中研究的当前问题 [J]. 心脏杂志, 2013, 25（1）: 1-5.

[6] 杨锦珊, 陈梨花, 饶照增, 等. 肺动静脉瘘相关性脑梗死的临床特点 [J]. 中华神经科杂志, 2021, 54（5）: 455-462.

[7] GUPTA S, FAUGHNAN M E, BAYOUMI A M. Embolization for pulmonary arteriovenous malformation in hereditary hemorrhagic telangiectasia: a decision analysis[J]. Chest,2009,136(3):849-858.

[8] CAPPA R, DU J, CARRERA J F, et al. Ischemic stroke secondary to paradoxical embolism through a pulmonary arteriovenous malformation: case report and review of the literature[J]. J Stroke Cerebrovasc Dis, 2018, 27(7): e125-e127.

（银　臻　朱新臣）

病例 7　急性心肌梗死合并脑梗死的青年脑卒中

病历摘要

基本信息

患者，男，24 岁，因"背痛 5 小时 6 分钟，突发言语不能、右侧肢体无力 2 小时 26 分钟"入院。

现病史：患者同事代诉患者 11：20 诉背痛，自行到急诊科就诊。12：24 行心电图检查提示窦性心律、完全性右束支传导阻滞，随后背痛逐渐缓解，要求重返工作岗位。15：35 患者同事发现其瘫倒在地，右侧膝关节及小腿前侧有皮肤破损，问之不能回答，右侧肢体无力，上肢不能抬举，右下肢不能站立，患者同事打车再次将其送到急诊科，心电图提示 V1～V6 导联 ST 段弓背抬高，考虑脑卒中，启动卒中绿色通道。立即留取血样送检，随后医护人员陪同至 CT 室行头颅平扫＋CTA＋CT 灌注成像（CT perfusion imaging，CTP）检查，提示无明显大血管病变。病程中无意识丧失、肢体抽搐，无二便失禁，无言行异常，无头晕、头痛、发热、鼻塞、咳嗽，无呼吸困难，无饮水呛咳及吞咽困难，无视物模糊及重影等症状。拟"脑血管病"收入院。因患者家属不在，患者是否有溶栓禁忌证具体不详，同事拨通家属电话询问并确认患者近期内无明显静脉溶栓禁忌证，并再次确认发病时间为 14：00。17：56 签署静脉溶栓同意书后，在 CT 室开始进行

rt-PA 静脉溶栓治疗。溶栓前 NIHSS 评分 20 分（嗜睡 1 分，意识水平 2 分，指令 2 分，面瘫 2 分，右侧肢体 8 分，语言 3 分，构音 2 分）。静脉溶栓结束 NIHSS 评分无变化，未见口腔、皮肤黏膜出血。患者发病以来饮食欠佳、未入睡、大小便未解，精神状态差，生活不能自理。

既往史： 高血压病史 1 年，最高血压 180/90 mmHg，从未服用降压药物。否认糖尿病、高血脂，否认病毒性肝炎、肺结核、伤寒、疟疾等传染病病史。否认心脏病、脑血管疾病，否认精神病史、地方病史、职业病史。否认外伤史，无手术史，无输血史，否认药物、食物过敏史，预防接种史不详。

个人史： 文化程度高中，工人，居住情况较好，无疫区、疫情、疫水接触史，无化学物质、放射物质、有毒物质接触史，无冶游史、吸毒史。吸烟 6 年，每天吸烟 20 支左右，未戒烟；无饮酒史。

婚育史： 未婚。

家族史： 父母健在，1 哥哥有肿瘤病史，无家族类似遗传病病史。

体格检查

一般查体： 体温 36.2 ℃，脉搏 99 次/分，呼吸 20 次/分，血压 159/87 mmHg，发育正力型，营养良好，急性面容，表情淡漠，被动体位，嗜睡，检查欠合作。皮肤黏膜无异常，未触及明显肿大的淋巴结，头颅无畸形，肺部未闻及干湿啰音，心脏听诊未闻及病理性杂音，腹平软，无压痛、反跳痛，脊柱、四肢未见明显异常。

神经系统查体：嗜睡，查体欠合作，对答不能，构音不良，混合性失语，双侧瞳孔等大等圆，直径为 3.0 mm，对光反射存在，眼球活动可，右侧鼻唇沟稍浅，伸舌居中，口角歪向左侧，颈软，右侧肢体肌力 1 级，左侧肢体肌力 5 级，肌张力正常，右侧 Chaddock 征（＋），脑膜刺激征（－），感觉及共济运动不能配合。NIHSS 评分 20 分（嗜睡 1 分，意识水平 2 分，指令 2 分，面瘫 2 分，右侧肢体 8 分，语言 3 分，构音 2 分），GCS 10 分，卒中风险评分量表（ESSEN）评分 1 分，发病前 mRS 评分 0 分，发病后 4 分，洼田试验 1 级，静脉血栓栓塞症（VTE）评分 1 分。

辅助检查

实验室检查：血糖、肾功能、同型半胱氨酸、血气分析、电解质、BNP 未见明显异常。急诊肝功能、肾功能、电解质均正常。急诊肌酸激酶同工酶 11.1 ng/mL，肌红蛋白 ＞ 500 ng/mL，心肌肌钙蛋白 I 0.42 μg/L。

入院后血常规示白细胞计数 13.6 × 10^9/L，中性粒细胞绝对值 11.13 × 10^9/L；肝功能示丙氨酸氨基转移酶 69 U/L，天门冬氨酸氨基转移酶 504 U/L；血脂示胆固醇 6.23 mmol/L，低密度脂蛋白胆固醇 4.53 mmol/L；心肌酶学示肌酸激酶 5121 U/L，肌酸激酶同工酶 262 U/L，肌红蛋白 201.2 ng/mL；感染学指标示 C 反应蛋白 20.4 mg/L；凝血功能示超敏 D- 二聚体 1.285 mg/L；HIV、梅毒、乙肝、丙肝检测正常。

其他检查：2021 年 6 月 8 日第一次急诊科心电图示窦性心律，完全性右束支传导阻滞。第二次急诊心电图示 V1 ～ V6 ST 段弓背抬高，窦性心律不齐，完全性右束支传导阻滞，心电轴重度右偏。

影像学检查：

急诊头颅 CT 平扫、CTA+CTP：①左侧颞顶叶灌注减低，请结合临床。②头颅 CT 平扫、CTA 未见明显异常（图 7-1）。

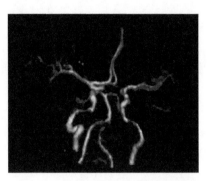

图 7-1　头颅 CTA 未见明显异常

胸主动脉 CTA+ 心脏冠状动脉 CTA+ 肺部增强 CT：胸主动脉未见明显异常；前降支近端重度狭窄；头臂干栓塞（图 7-2）。

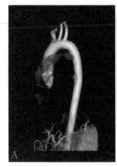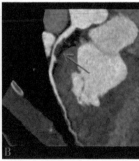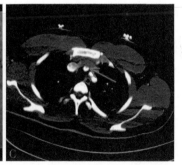

A. 胸主动脉 CTA：胸主动脉未见明显异常；B. 心脏冠状动脉 CTA 示前降支重度狭窄；C. 肺部增强 CT 示头臂干栓塞。

图 7-2　胸主动脉 CTA+ 心脏冠状动脉 CTA+ 肺部增强 CT

入院后影像学检查：溶栓后 24 小时完善头颅 MRI 平扫 +DWI 示左侧多发灶性急性期脑梗死（图 7-3）。

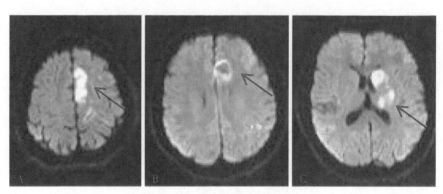

A.左顶叶高信号，急性脑梗死；B.左侧额叶混杂信号；C.左侧基底节区高信号。

图 7-3　溶栓后 24 小时头颅 DWI

颈部血管彩超、腹部彩超、双下肢血管彩超、第一次心脏彩超未见明显异常。

入院后第 10 天复查心脏 B 超提示：①左心房内径增大；②左心室壁增厚，室间隔与左心室前臂的心尖段、左心室尖部运动减弱，左心室尖部附壁血栓形成可能；③二尖瓣轻度关闭不全；④左心室舒张功能降低。

诊断

急性脑梗死 - 心源性脑栓塞型。

定位诊断：患者以背痛起病，定位可能在心脏或主动脉夹层或脊柱或背部肌肉。混合性失语，定位在左侧外侧裂附近病变；右侧肢体瘫痪，提示左侧皮质脊髓束病变。右侧中枢性面瘫，提示左侧面神经核以上皮质脑干束病变；右侧病理征阳性，提示锥体束病变。故综合定位于左侧大脑半球。

定性诊断：患者急性脑卒中样起病，突发失语、右侧肢体无力、右侧中枢性面瘫症状，查体存在神经系统阳性定位体征，结合头颅 CT 无出血，故诊断为急性缺血性脑血管明确，患者溶栓后复查头颅 MRI 提示部分病灶合并出血转化，多发病灶分布多支血管供应区，因此可能病因为脑栓塞。患者为青年男性，颅内血管检查未见明显狭窄或闭塞，虽然本例患者为头臂干栓塞，但脑梗死发生在左侧大脑半球，因此诊断为早发型动脉粥样硬化型脑梗死的依据不足；患者入院后完善心脏彩超、TCD、动态心电图、动态血压检查（未行发泡实验，因急性脑梗死为其禁忌证）未发现明显异常，但是住院第 10 天再次复查患者心脏彩超，发现左心室心尖部附壁血栓形成，因此，确定 TOAST 病因分型为心源性脑栓塞。

最终诊断：①急性脑梗死 – 心源性脑栓塞；②头臂干动脉栓塞；③冠心病，急性前壁心肌梗死，窦性心动过速，Killip I 级；④高脂血症；⑤肝功能异常；⑥肺炎；⑦右侧肢体偏瘫；⑧混合性失语。

治疗

入院第 1 天使用 rt–PA 静脉溶栓，溶栓前 NIHSS 评分 20 分，GCS 10 分，mRS 评分 4 分；溶栓后 2 小时 NIHSS 评分 16 分，GCS 12 分,mRS 评分 4 分。入院第 2 天 NIHSS 评分 12 分,GCS 13 分,mRS 评分 3 分。

住院期间予调节血脂、稳定斑块、改善侧支循环开放、清除氧自由基、床旁康复等对症支持治疗。出院后第 15 天 NIHSS 评分 3 分，GCS 15 分，mRS 评分 2 分。出院后 3 个月电话随访 NIHSS 评分 1 分，GCS 15 分，mRS 评分 1 分。

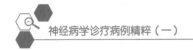

病例分析

急性心肌梗死（acute myocardial infarction，AMI）和急性脑梗死（acute infarction，ACI）可互为并发症。它们具有引起血管病变的相同危险因素，从而导致两者相继或同时发病。根据发生的先后，可将其分为 AMI 后缺血性脑卒中和缺血性脑卒中后 AMI。本病例为 AMI 后短时间内并发 ACI。

大多数关于 AMI 患者住院期间脑卒中发生率的研究报道表明，首次脑卒中发生率为 0.8%～2.3%，分别有 1.4% 和 2.0% 接受溶栓治疗的患者发生急性脑血管事件，其中缺血性脑卒中约占 75%，TIA 约占 15%，出血性脑卒中占 10%。

AMI 后缺血性脑卒中的发病机制是多因素的，其中心肌梗死后早期左心室血栓形成被认为是心肌梗死相关缺血性脑卒中的主要原因。缺血事件本身会引起全身促凝反应，促进血栓形成和栓塞。左心室区域室壁运动障碍，可导致 AMI 时炎症改变和高凝状态。具有高血压、糖尿病、高血脂等危险因素的患者可继发血管动脉粥样硬化；其次，心肌梗死后，患者心肌血流速度和心肌收缩力均有下降，脑部得不到充足的血供，进而导致 ACI 的发生；AMI 本身可以通过栓塞导致缺血性脑卒中，由于心肌梗死患者可出现心律失常，使血栓发生脱落，造成脑栓塞；此外，心肌梗死可能诱发更广泛和严重的动脉粥样硬化疾病，伴有全身炎症改变和神经心脏轴功能的改变。反过来，这可能与缺血性中风风险有关，也可能与非心脏机制有关，如来自主动脉弓或颈动脉或颅内动脉的血栓栓塞，或小穿支动脉血栓形成。以上因素的存在，导致患者发生 AMI 并发 ACI。

使用静脉溶栓药物尽快再通责任血管可迅速增加细胞的血液供应，挽救濒死心肌和脑细胞，从而减小梗死面积，减少心律失常和室壁瘤的发生，进而保证脑血流的供应，减少脑卒中的发生。《中国急性缺血性脑卒中诊治指南 2010》指出，对于因心肌梗死行经皮冠状动脉介入术（percutaneous coronary intervention，PCI）7 天后并发 ACI 的患者，急性脑梗死症状出现 3 小时内，如无其他禁忌证均可行静脉溶栓治疗，且首选 rt-PA；如果 3 小时 ≤ 发病时间 ≤ 6 小时，经过严格的筛选可采用尿激酶静脉溶栓。根据 AMI 静脉溶栓适应证及禁忌证，对于脑卒中后 AMI 的患者，只要脑卒中发生超过 6 个月，经头颅 CT 证实无颅内出血，且低密度 < 1/3 大脑主动脉供血区、意识清楚、AMI 发病 < 12 小时，如无明显静脉溶栓禁忌，均可积极行溶栓治疗；对于 ST 段抬高型心肌梗死（ST-segment elevation myocardial infarction，STEMI）发生已达 12 小时，但胸痛或 ST 段抬高未见明显缓解，24 小时内仍可考虑溶栓。2018 年美国心脏协会和美国卒中协会建议 ACI 合并 AMI 时，PCI、静脉溶栓治疗是合理的（c 级证据，IIa 推荐）。

本病例患者为青年脑卒中，以 AMI 合并脑梗死入院，且处于 3 小时内，属于 rt-PA 静脉溶栓的时间窗，无溶栓绝对禁忌证，征得患方知情同意后给予 rt-PA 静脉溶栓治疗。根据《中国急性缺血性卒中早期血管内介入诊疗指南 2018》，患者急性前循环卒中发病在 3 小时内，NIHSS 评分 20 分，院前一站式头颅 CTA＋CTP 提示无大血管闭塞，无血管介入治疗指征；同时患者入院前 6 小时内可疑出现急性冠状动脉综合征，就诊时检查结果提示 STEMI。考虑患者为青年男性，病情危重且脑梗死致残明显，患方愿意承担风险要求进行静脉溶栓，虽溶栓后出现额叶少量出血转化，但最终本例患者病情逐渐好转，重返工作岗位。

临床上，若同时出现脑梗死和心肌梗死，称为心脑梗死（cardio-cerebral infarction，CCI），该病是临床上一种少见的医疗急症，发病率为 0.0009%。诊断困难和报告不足可能是其低发病率的原因。由于时间紧迫，加上狭窄的时间窗和复杂的病理生理学机制，所以 CCI 很难立即诊断和治疗。ACI 和 AMI 两者具有相似的危险因素，同时发生是可能的。这对医师提出了巨大的挑战，其必须决定首先治疗哪一种疾病，且该决定可能会影响另一种疾病的治疗，因为这两种疾病的治疗方式不同。例如，用抗血小板聚集和抗凝治疗 AMI 可能会增加静脉溶栓相关出血转化的风险，溶栓也可增加心脏破裂和其他心脏并发症的风险。

病例点评

目前国内外只有少数针对急性冠状动脉综合征合并 ACI 患者危险因素的回顾性研究，且其研究结果存在很大的争议，尚未发现大规模的临床试验探讨其治疗方案，临床医师在接诊这部分患者时急需可靠的参考依据及临床经验。治疗方案包括超早期静脉溶栓、血管内治疗、PCI、抗血小板聚集等治疗，但需遵循个体化原则和多学科协作，且需要进一步大样本的临床研究以确定最佳的治疗方案。2021 年发表在 *An International Journal of Medicine* 上有关 CCI 的荟萃分析中，涵盖了 37 篇文章中的 44 名患者，其中 10 名患者死亡，有 9 名死于心脏原因。研究显示最常见合并症包括高血压、吸烟、心房颤动和糖尿病；其中男性患者为女性患者的 2 倍。因样本量限制，需要进行进一步的大型观察性研究和随机对照试验以构建有效的管理计划。

AMI 和脑梗死具有共同的病理生理基础，常常互为并发症，严重影响患者的预后，增加死亡率。在对脑梗死合并 AMI 患者的临床治疗中，主要治疗原则需两者兼顾，治疗脑梗死的同时，需正确处理 AMI，包括止痛、防治心律失常、心力衰竭、保护心功能等。

目前还没有针对 CCI 的共识指南，对于静脉溶栓的剂量、最佳给药持续时间、抗血小板药物的使用及联合 PCI 和脑血管内治疗都缺乏统一的标准。鉴于目前循证医学证据的缺乏，只能采取个性化治疗的方法，逐渐摸索最佳方案。

目前青年脑卒中的发病率也在逐年上升，青年人生活和工作压力大，应当加强对脑卒中病因及危险因素的认识。但目前仍缺乏针对青年脑卒中的病因诊断规范流程，基于 TOAST 病因分型其实不能够精准概括，可能需细化；避免病因普查，有针对性的检查及复查尤为重要。

参考文献

[1] TRAN H V, ASH A S, GORE J M, et al. Twenty-five year trends (1986-2011) in hospital incidence and case-fatality rates of ventricular tachycardia and ventricular fibrillation complicating acute myocardial infarction[J]. Am Heart J, 2019, 208:1-10.

[2] NADERI N, MASOOMI H, MOZAFFAR T, et al. Patient characteristics and comorbidities associated with cerebrovascular accident following acute myocardial infarction in the United States[J]. Int J Cardiol, 2014, 175(2): 323-327.

[3] DELEWI R, ZIJLSTRA F, PIEK J J. Left ventricular thrombus formation after acute myocardial infarction[J]. Heart, 2012, 98(23): 1743-1749.

NOTES

[4] DELGADO-MONTERO A, MARTINEZ-LEGAZPI P, DESCO M M, et al. Blood stasis imaging predicts cerebral microembolism during acute myocardial infarction[J]. J Am Soc Echocardiogr, 2020, 33(3): 389-398.

[5] FIORANELLI M, BOTTACCIOLI A G, BOTTACCIOLI F, et al. Stress and inflammation in coronary artery disease: a review psychoneuroendocrineimmunology-based[J]. Front Immunol, 2018, 9: 2031.

[6] PUTAALA J, NIEMINEN T. Stroke risk period after acute myocardial infarction revised[J]. J Am Heart Assoc, 2018, 7(22): e011200.

[7] 中华医学会神经病学分会脑血管病学组急性缺血性脑卒中诊治指南撰写组. 中国急性缺血性脑卒中诊治指南 2010[J]. 中华神经科杂志，2010，43（2）：146-153.

[8] POWERS W J, RABINSTEIN A A, ACKERSON T, et al. 2018 guidelines for the early management of patients with acute ischemic stroke: a guideline for healthcare professionals from the American Heart Association/American Stroke Association[J]. Stroke, 2018, 49(3): e46-e110.

[9] KIJPAISALRATANA N, CHUTINET A, SUWANWELA N C. Hyperacute simultaneous cardiocerebral infarction: rescuing the brain or the heart first?[J]. Front Neurol, 2017, 8: 664.

[10] YEO L L L, ANDERSSON T, YEE K W, et al. Synchronous cardiocerebral infarction in the era of endovascular therapy: which to treat first?[J]. J Thromb Thrombolysis, 2017, 44(1): 104-111.

[11] AKINSEYE O A, SHAHREYAR M, HECKLE M R, et al. Simultaneous acute cardio-cerebral infarction: is there a consensus for management?[J]. Ann Transl Med, 2018, 6(1): 7.

（范惠娟　刘　佳　钱　芳）

病例 8 肝硬化合并脑梗死

病历摘要

基本信息

患者，男，49 岁，因"醒后发现视物成双伴右侧肢体无力 1 小时"于 2022 年 4 月 12 日至我院神经内科就诊。

现病史：患者于 2022 年 4 月 12 日 00：36 醒来后视物成双、言语不清（最后视物及言语正常时间为 2022 年 4 月 11 日 22：00），伴右侧肢体无力，右上肢持物不稳，行走向右偏斜，症状持续无缓解。至我院急诊，行头颅 CT 排除出血后予 rt-PA 静脉溶栓治疗。病程中患者一般情况欠佳，大小便未解。

既往史：有高血压病史，平日口服药物，血压控制欠佳，血压最高 170/120 mmHg；有 2 型糖尿病病史，平日口服达格列净，血糖未监测；有慢性乙型肝炎、肝硬化病史，长期服用恩替卡韦，否认至今 3 周内有呕血、黑便史。

个人史：有长期抽烟史，每天 4～5 支，持续 30 年，已戒酒。无药物、食物过敏史。无外伤、手术史。预防接种史不详。

家族史：无家族史、遗传史。

体格检查

一般查体：体温 36.5 ℃，脉搏 78 次/分，呼吸 16 次/分，血压 156/100 mmHg，双肺呼吸音粗，心率 78 次/分，律齐，未闻及明显杂音，腹平软，无腹壁静脉曲张，肝肋缘未触及，脾肋下

3 cm，肝区叩击痛，双下肢无水肿。

神经系统查体：神清，构音障碍，对答切题，双侧瞳孔等大等圆，直径为 3.0 mm，对光反射敏感，左侧眼球水平位居中固定，垂直运动正常，外展、内收不能，右侧眼球外展位，不能内收，视野检测不合作，可见水平眼震，左侧鼻唇沟浅，咽反射减弱，悬雍垂居中，伸舌居中，右侧肢体肌张力减低，肢体肌力3 级，右侧肢体痛温觉减退，左侧肢体肌力、肌张力正常，右侧Babinski 征（＋）、右侧 Chaddock 征（＋），颈项强直（－），Kernig征（－），双侧深感觉正常。NIHSS 评分 9 分（面瘫 1 分，感觉 1 分，凝视 2 分，右侧肢体功能障碍 4 分，构音 1 分）。

辅助检查

实验室检查：

急诊血常规：大致正常。

急诊生化、肾功能、电解质等未见明显异常。谷草转氨酶41 U/L，葡萄糖 9.84 mmol/L，乳酸脱氢酶 238 U/L，α–羟丁酸脱氢酶 192 U/L。

凝血功能：未见明显异常。

生化：谷丙转氨酶 67 U/L，谷草转氨酶 40 U/L，空腹血糖10.02 mmol/L，胆固醇 5.74 mmol/L，糖化血红蛋白 6.6%。

乙肝 5 项：乙肝小三阳；AFP 24.01 ng/mL。

尿检：尿葡萄糖（4＋）；酮体（2＋）。

影像学检查：

头颅 CT：脑基底节区多发腔隙梗死灶，颅内血管走行区多发钙化灶（图 8-1）。

头颅 MRI＋MRA：脑干急性脑梗死，颅内动脉粥样硬化；右侧椎动脉、基底动脉近段、左侧大脑后动脉未显影（图 8-2）。

　　CTA：颅内动脉粥样硬化性改变；左侧大脑后动脉闭塞；右侧椎动脉末端、基底动脉、右侧颈内动脉交通段及左侧大脑中动脉 M1 段重度狭窄（图 8-3）。

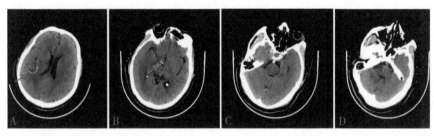

基底节区多发小低密度灶。

图 8-1　头颅 CT

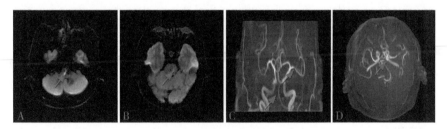

A、B：磁共振 DWI 序列示左侧延髓、脑桥弥散受限；C、D：MRA 示脑血管多发狭窄闭塞。

图 8-2　头颅 MRI＋MRA

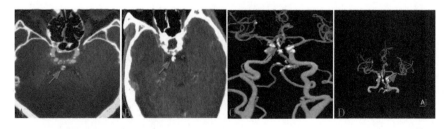

颅内动脉粥样硬化性改变。

图 8-3　CTA

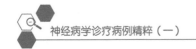

心脏彩超：左心室舒张功能减低，二尖瓣微量反流。

下肢彩超：右侧股总动脉斑块形成，双下肢深静脉血流尚通畅。

腹部CT：肝硬化，脾大；不均匀脂肪肝，肝右叶低密度影；胆囊结石。

其他检查：动态心电图示窦性心律，偶发房性期前收缩（部分成对），短阵房速。心电图：大致正常心电图。

诊断

急性脑梗死。

定位诊断：左眼内收和外展受限，右眼内收受限、外展充分且可见水平眼震，符合"一个半综合征"表现，提示左侧脑桥侧视中枢及内侧纵束受累，故定位于左侧脑桥被盖部，责任血管考虑为基底动脉脑桥支－长旋动脉可能。患者右侧上下肢瘫痪，右侧病理征（＋），提示左侧皮质脊髓束。故综合定位于脑干。

定性诊断：患者急性起病，表现为复视及右侧肢体无力，查体见神经系统阳性体征，结合头颅CT未见出血，故缺血性脑血管病诊断成立。TOAST病因分型：小动脉闭塞型。

治疗

患者于2022年4月12日01：36入急诊，于02：03经知情同意后给予rt-PA，按照0.6 mg/kg静脉溶栓治疗，患者体重90 kg，总剂量54 mg，患者入院到开始静脉溶栓的时间（door-to-needle DNT）27分钟。溶栓后5小时32分钟，患者言语不清、右侧肢体无力症状较溶栓前加重，右侧肢体肌力0级，无头痛，无恶心、呕吐，血压无波动，复查头颅CT后未见出血。与患者及家属沟通后，加用替罗非班静脉注射抗血小板聚集联合依达拉奉右莰醇清除自由基治疗。溶栓后 6 小时 57 分钟，患者言语不清、右侧肢体无力症状较前改善，右侧上肢肌力 3 级，右侧下肢肌力 4 级，后症状平稳无波动。继续给予替罗非班静脉应用（维持 24 小时，口服阿司匹林、氯吡格雷重叠 4 小时），他汀类药物降脂、稳定斑块（瑞舒伐他汀钙片 10 mg，每晚 1 次），丁苯酞改善神经功能缺损，尤瑞克林改善侧支循环、活血化瘀等对症支持治疗。

随访

患者出院时右侧肢体无力较前好转，左眼内收和外展、右眼内收障碍较前稍好转，仍诉双眼视物重影，但虚实像距离较入院时缩小。定期复查血栓弹力图，进行精准抗血小板聚集的二级预防。

病例分析

本例患者急诊入院，经卒中绿色通道评估后，判断患者合并乙型肝炎肝硬化，给予低剂量 rt-PA 静脉溶栓治疗，溶栓 15 分钟后患者言语不清、右侧肢体无力症状较前稍缓解，NIHSS 评分 7 分（面瘫 1 分，感觉 1 分，凝视 2 分，右侧肢体功能障碍 2 分，构音 1 分）。然而在溶栓 5 小时 32 分后，患者肢体无力、言语不清症状较溶栓前加重，NIHSS 评分 14 分（面瘫 1 分，感觉 1 分，凝视 2 分，右侧肢体功能障碍 8 分，构音 2 分），后应用替罗非班，症状再次改善。

临床工作中经常会遇到上述这种情况，即早期神经功能恶化（early neurological deterioration，END）。END 并没有统一的概念，关于其描述也存在许多不一致的地方，目前中国卒中学会将脑梗死患

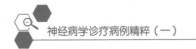

者入院后24小时内NIHSS评分较基线上升≥4分定义为END。

因为END的发生导致患者症状加重，预后不良，需要引起高度重视。2019年首都医科大学宣武医院脑血管病研究团队经过多年的探索研究，在国际上首次证实，低剂量的替罗非班（5～10 mL静脉推注，随后5～10 mL/h泵入），可以显著改善静脉溶栓后24小时内的症状波动，不增加出血风险，且显著改善患者的整体临床预后。同时发现替罗非班的效果与用药时间密切相关，患者症状加重后越早使用效果越好，每延误10分钟用药，患者良好预后的可能性就会降低27%。

《替罗非班在动脉粥样硬化性脑血管疾病中的临床应用专家共识》中推荐进展性卒中患者使用替罗非班0.4 μg/（kg·min），静脉输注30分钟，然后连续静脉输注0.1 μg/（kg·min）维持至少24小时是合理的（Ⅱb级推荐，B级证据）。

病例点评

本例患者为醒后脑卒中，既往有慢性乙型肝炎、肝硬化病史，最后一次正常时间仍位于静脉溶栓时间窗内，排除禁忌证后给予低剂量rt-PA静脉溶栓。2016年ENCHANTED研究关于静脉溶栓rt-PA剂量选择的结果显示，rt-PA低剂量组（0.6 mg/kg）3个月死亡或残疾与标准剂量组（0.9 mg/kg）相比，未达到非劣效性检验标准，但在症状性颅内出血和7天内致死性事件发生率方面，低剂量组显著低于标准剂量组，两组90天死亡率差异无统计学意义。该研究表明，与标准剂量相比，低剂量rt-PA在安全性方面虽然更优，但在有效性方面仍不如标准剂量。因此对患者进行静脉溶栓时，应综合评估患者一般情况及溶栓后可能出现的并发症，选择最优溶栓剂量。同时替罗非班静脉应用可显著改善静脉溶栓后 24 小时内的症状波动，且不增加出血风险。

参考文献

[1] 吴杰，孙吉林，吴晶. 一个半综合征 MRI 表现 1 例 [J]. 医学影像学杂志，2013，23（8）：1253，1257.

[2] 曾覃平，杜秀娟，刘国雄，等. 血小板计数与血栓弹力图参数相关性研究 [J]. 检验医学与临床，2021，18（2）：183-185.

[3] MORI E. Safety and efficacy of 0.6 mg/kg rt-PA: optimum rt-PA dose revisited[J]. Ann N Y Acad Sci, 2012, 1268: 108-112.

[4] THANVI B, TREADWELL S, ROBINSON T. Early neurological deterioration in acute ischaemic stroke: predictors, mechanisms and management[J]. Postgrad Med J, 2008,84(994): 412-417.

[5] WU C, SUN C, WANG L, et al. Low-dose tirofiban treatment improves neurological deterioration outcome after intravenous thrombolysis[J]. Stroke, 2019, 50(12): 3481-3487.

[6] 中国卒中学会，中国卒中学会神经介入分会，中华预防医学会卒中预防与控制专业委员会介入学组. 替罗非班在动脉粥样硬化性脑血管疾病中的临床应用专家共识 [J]. 中国卒中杂志，2019，14（10）：1034-1044.

[7] ZHOU Z, DELCOURT C, XIA C, et al. Low-dose vs standard-dose alteplase in acute lacunar ischemic stroke: the ENCHANTED Trial[J]. Neurology, 2021, 96(11) : e1512-e1526.

（陈 默 张 俊）

病例 9　嗜酸性粒细胞增多症相关脑梗死

病历摘要

基本信息

患者，男，52 岁，农民，主因"四肢无力 2 天"就诊。

现病史：2 天前患者无诱因出现左下肢无力、行走不稳，并逐渐加重，出现四肢无力，现患者四肢、颈部及躯干无力，不能独立维持坐姿。患者发病以来，饮食良好，睡眠正常，小便失禁，大便干结，体力下降，体重无变化。

既往史：体健，无高血压、糖尿病、冠心病、脑卒中病史，无传染病病史，无输血史及献血史，无过敏史。

个人史：吸烟、饮酒 20 余年，吸烟约 20 支/天，饮白酒日均 100～150 g。

家族史：家族中无类似症状者，无家族性遗传疾病史。

体格检查

一般查体：体温 36.7 ℃，脉搏 80 次/分，呼吸 20 次/分，血压 104/74 mmHg，发育正常，营养良好，心、肺、腹查体无异常。

神经系统查体：神志清，言语清晰，双侧瞳孔等大等圆，直径约为 2.5 mm，直接、间接对光反射灵敏，眼球活动正常，双侧鼻唇沟对称，伸舌居中。左上肢近端肌力 0 级，远端肌力 3 级，右上肢近端肌力 1 级，远端肌力 4 级，左下肢近端肌力 1 级，远端肌力 3 级，右下肢肌力 3 级，四肢肌张力增高。四肢深、浅感觉无异常，共济运动不能完成，四肢腱反射正常，双侧病理征

（＋）。脑膜刺激征（–）。

辅助检查

实验室检查： 肝肾功能、电解质、肿瘤标志物6项（甲胎蛋白、癌胚抗原、糖类抗原125、糖类抗原19-9、糖类抗原153、糖类抗原50）、抗核抗体谱、抗链球菌溶血素"O"、类风湿因子、凝血功能、血管炎3项（抗蛋白酶3抗体、抗髓过氧化物酶抗体、抗肾小球基底膜抗体）、抗环瓜氨酸肽抗体、补体C3、补体C4、免疫球蛋白（IgA、IgG、IgM、IgE）均正常。血常规：白细胞计数 15.54×10^9/L，嗜酸性粒细胞计数 5.62×10^9/L，嗜酸性粒细胞百分数36.2%，中性粒细胞计数计数 7.65×10^9/L，中性粒细胞百分数50.4%。外周血细胞形态分析：中性分叶核细胞百分数55%，嗜酸性粒细胞百分数30%，淋巴细胞百分数12%，单核细胞百分数3%，分类白细胞总数100个。形态学特征：白细胞总数大致正常，白细胞分类中嗜酸性粒细胞比值明显增高；成熟红细胞大小基本一致，色素充盈良好；血小板单个、散在及三五成堆均可见；未见血液寄生虫及其他异常细胞。寄生虫7项：旋毛虫阳性，血吸虫、囊虫、肝吸虫、裂头蚴、包虫、肺吸虫阴性。骨髓细胞学形态：白细胞总数升高，嗜酸性粒细胞百分数增高，成熟红细胞与血小板同髓象，未见血液寄生虫。

影像学检查：

头颅MRI：双侧小脑半球、额顶枕叶、右侧丘脑多发急性期、亚急性期脑梗死；脑白质病变，Fazekas 1级；轻度脑萎缩。DWI显示双侧小脑半球、额顶叶多发点片状高信号。

头颅MRA：左侧颈内动脉交通段动脉圆锥可能。

胸部CT：轻度间隔旁型肺气肿，左肺上叶钙化灶。

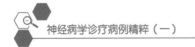
经颅多普勒发泡试验：阴性。

其他检查：

心电图：窦性心动过速（106 次/分）。

肌电图：①双侧尺神经末梢感觉传导异常，双正中神经、尺神经、胫神经、腓深神经运动传导未见异常，双正中神经、胫神经 F 波未见异常，双胫神经 H 波未见异常。②双胫前肌、股直肌、右侧第一骨间肌、右三角肌、左伸指总肌、左斜方肌肌电图未见异常。

24 小时动态脑电图未见异常。

诊断

①嗜酸性粒细胞增多症，多发性脑梗死（双侧小脑半球、额顶枕叶、右侧丘脑）。②旋毛虫感染。

定位诊断：双侧肢体无力、肌张力增高、病理征（＋），定位双侧锥体束。

定性诊断：脑梗死。依据为急性起病，肢体为上运动神经元性瘫痪，头颅影像学支持。TOAST 分型：其他病因（嗜酸性粒细胞增多症）。

鉴别诊断

动脉粥样硬化性脑梗死：患者为中年男性，有长期吸烟、饮酒史，为脑卒中中危人群，但影像学检查未见大动脉粥样硬化狭窄，病灶分布不属于单一动脉血管供血区域。

心源性脑栓塞：患者无心脏疾病，如心房纤颤、心肌梗死、心脏瓣膜病等，且大脑病灶分布于内分水岭区，与心源性脑栓塞常分布于皮质、皮质下区域不同。

多发性硬化：患者非多发性硬化好发人群，部分病灶累及皮层、丘脑，少见于多发性硬化病变。

特鲁索综合征：患者无原发肿瘤症状，肿瘤标志物筛查阴性，D- 二聚体正常。

Churg-Strauss 综合征：该综合征是一种罕见的多系统受累的自身免疫性疾病。其特征表现为过敏性哮喘、嗜酸性粒细胞增多（> 1.5×10^9 /L）、血管炎相关神经系统症状、迁徙或一过性肺浸润、鼻窦异常、活检发现血管外嗜酸性粒细胞。

治疗

入院后行抗血小板聚集治疗、降脂治疗、改善微循环治疗及康复治疗。检出旋毛虫阳性后，给予阿苯达唑口服，泼尼松 1 mg/（kg·d）口服。患者肢体无力症状逐渐减轻。复查血常规嗜酸性粒细胞恢复正常。

病例分析

嗜酸性粒细胞增多症是指外周血中嗜酸性粒细胞绝对值大于 0.5×10^9 /L 的一类疾病，是脑梗死的少见病因，其导致脑梗死的机制可能为心肌内膜纤维化引起的心源性脑栓塞、脑血管内皮功能障碍导致的血栓形成。除遗传性及血液系统疾病所致的原发性嗜酸性粒细胞增多症外，多种疾病可导致嗜酸性粒细胞继发增多，如过敏性疾病、非过敏性皮肤病、药物、感染性疾病、胃肠道疾病、脉管炎、风湿病、呼吸道疾病等。

嗜酸性粒细胞增多症可导致多系统损害，常见脏器组织的纤维化、皮肤黏膜病变、神经系统病变及血栓形成、栓塞。嗜酸性粒细胞增多症相关的脑梗死在影像方面常表现为分水岭梗死，可同时累及双侧、前后循环，并且多数不是心源性脑栓塞或存在血

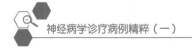

流动力学改变的大动脉病变所致。本病例以单侧下肢无力起病，逐渐进展加重至四肢无力，不符合常规脑血管病的起病形式。同时以近端肌无力为主，需考虑肌肉疾病、周围神经病变可能，但肌电图正常不支持。肌无力的表现不符合神经肌肉接头病变特征。腱反射增高提示上运动神经元损害，头颅影像学表现支持脑梗死诊断。但病灶分布不符合单一动脉血管供应区域，而表现为幕上、幕下、双侧多支血管供应区多发性 ACI。此种情况常见于心源性脑栓塞、血液疾病、恶性肿瘤、中枢神经系统血管炎等。此患者入院后完善了肿瘤、免疫、感染等相关检查，血常规见嗜酸性粒细胞显著增高。在缺乏其他脑梗死病因的前提下，考虑嗜酸性粒细胞增多症为此次脑梗死的病因。

嗜酸性粒细胞增多症的病因是此患者需要重点关注的问题。寄生虫筛查提示旋毛虫感染，是可能的病因。旋毛虫感染主要通过摄入未煮熟的猪肉及包裹旋毛虫幼虫的产品而获得，其特征是发热综合征，伴有肌痛、眼睑体征、腹泻和嗜酸性粒细胞增多，也可并发心肌炎、脑膜炎、支气管肺炎。此患者无明显发热、肌痛、眶周水肿等症状，需要进一步筛查，除外其他病因。通过骨髓穿刺检查可以除外血液系统恶性肿瘤伴发的克隆性嗜酸性粒细胞增多；缺乏胃肠道、心脏、皮肤等受累表现，风湿、血管炎相关抗体筛查阴性，也可除外此类疾病。

对于继发性嗜酸性粒细胞增多症，以病因治疗为主，如寄生虫感染，给予驱虫治疗。对于重要器官受累和功能障碍的患者，需紧急处理，降低嗜酸性粒细胞计数，减少器官功能损伤。特发性嗜酸性粒细胞增多症的一线治疗首选泼尼松 1 mg/（kg·d）口服，1～2 周逐渐减量，2～3 个月减至最小维持量。

病例点评

本例患者以四肢无力为主要表现，首次接触多考虑周围神经、肌肉或神经-肌肉接头疾病，但体征提示上运动神经元损害，影像证实多发性脑梗死。详细的查体及根据体征定位，仍然是神经系统疾病诊治不可缺少的重要依据。

影像特点为本例患者的病因诊断提供了重要线索，多血管供血区的梗死提示需要重点查找心脏、血液、炎症、感染方面的病因，嗜酸性粒细胞增多则进一步指明了诊断的方向。嗜酸性粒细胞增多症和分水岭区脑梗死的患者应筛查特发性高嗜酸性粒细胞增多综合征或脑感染。不放过每一个异常点，才能尽量减少漏诊，明确诊断。

参考文献

[1] ISHAQ U, MALIK J, BAIG A, et al. Eosinophilic granulomatosis with polyangiitis（churg-strauss syndrome）mimicking a stroke and acute coronary syndrome: a case report[J]. Cureus, 2020, 12(7): e8984.

[2] 中华医学会血液学分会白血病淋巴瘤学组 . 嗜酸粒细胞增多症诊断与治疗中国专家共识（2017 年版）[J]. 中华血液学杂志，2017，38（7）：561-565.

[3] 童燕娜，张伟东，郭薇，等 . 嗜酸性粒细胞增多症伴多发脑梗死的临床分析三例 [J]. 中国脑血管病杂志，2018，15（4）：198-200.

[4] MIETHE K, IORDANISHVILI E, HABIB P, et al. Imaging patterns of cerebral ischemia in hypereosinophilic syndrome: case report and systematic review[J]. Neurological Sciences, 2022, 43(8): 5091-5094.

（吴 广 石军峰）

病例 10 反复发生脑梗死的类烟雾病

病历摘要

基本信息

患者，男，71 岁，主因"头痛 16 小时余，呼之不应 10 小时余"就诊。

现病史：患者诉 2021 年 5 月 28 日 10：00 左右自行外出行走，突然摔倒在地，右眼眶挫伤，自觉头痛不适，无恶心、呕吐，未发现肢体活动障碍较前加重，到当地医院进行包扎处理，头痛持续未缓解。16：30 出现一次呕吐胃内容物，非喷射性，无咖啡渣样物，后出现呼之不应，立即到我院就诊，测血压 180/140 mmHg，完善急诊 CT 后以"意识障碍待诊"收入院。患者病程中精神差，未进食，二便未解，体重无明显变化。

既往史：高血压 20 余年，长期服用降压药控制血压，血压控制情况不详。2019 年 6 月脑出血（右侧颞顶叶脑出血），2019 年 8 月脑梗死（左侧侧脑室体后部旁、左侧基底节区为急性期梗死灶），2021 年 1 月脑梗死（右侧侧脑室旁及左侧颞枕叶病灶为急性期脑梗死灶）。头颅 CTA＋CTP：左侧大脑中动脉 M1 段闭塞并左侧额叶、顶叶、颞叶低灌注。DSA 结果：①右侧大脑中动脉 M1 段中重度狭窄；②左侧大脑中动脉 M1 段闭塞（图 10-1）。否认糖尿病、心脏病病史，否认传染病病史，预防接种史不详。

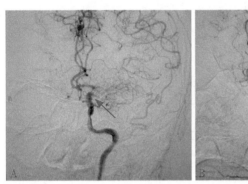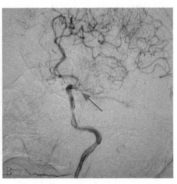

A. 右侧大脑中动脉 M1 段中重度狭窄；B. 左侧大脑中动脉 M1 段闭塞。

图 10-1 DSA 结果

个人史：否认吸烟、饮酒史。

婚育史、家族史：无特殊。

体格检查

一般查体：体温 38.2 ℃，血压 180/111 mmHg。肺部呼吸音粗，未闻及干湿啰音，心脏听诊未闻及病理性杂音。

神经系统查体：浅昏迷状态，疼痛刺激见肢体回缩，右眼眼球缺失，左眼瞳孔直径为 2.0 mm，对光反射存在，伸舌不能，肌力检查不合作，双下肢肌张力高，双侧 Babinski 征（＋）、Chaddock 征（＋），颈软，脑膜刺激征（－），Kernig 征（＋），感觉不能配合，共济运动不能配合。

辅助检查

实验室检查：血常规示白细胞波动在（10.2～15.2）× 10^9/L，C 反应蛋白波动在 86.5～93.3 mg/L。胃潜血阳性，凝血功能、肝功能、肾功能均正常，同型半胱氨酸 51 μmol/L，空腹葡萄糖 7.8 mmol/L，钾 2.90 mmol/L，血培养、尿常规、粪常规、BNP 及心脏、腹部、双下肢彩超结果均正常。

影像学检查：

2021年5月29日急诊头颅 CT、CTA、CTP：①蛛网膜下腔出血可能，建议隔期复查。②左侧侧脑室旁脑梗死，右侧基底节区、左侧岛叶多发腔隙性脑梗死（图10-2）。头颅 CTA：双侧大脑中动脉 M1 段闭塞，周围见多发侧支血管影，烟雾病可能；双大脑前动脉、大脑后动脉、基底动脉、双侧椎动脉 V4 段未见明显异常，双侧颈内动脉虹吸部粥样硬化，管腔中度狭窄（图10-3）。头颅 CTP：双侧额顶颞叶灌注减低，脑血流量（cerebral blood flow，CBF）、脑血容量（cerebral blood volume，CBV）减低，平均通过时间（mean transit time，MTT）延长（图10-4）。

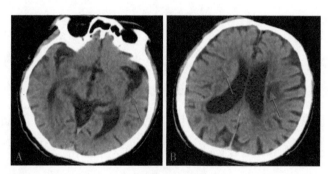

A. 蛛网膜下腔出血可能；B. 左侧侧脑室旁脑梗死，右侧基底节区、左侧岛叶多发腔隙性脑梗死。

图 10-2　头颅 CT

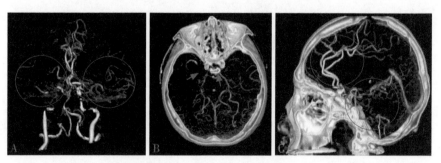

A. 双侧大脑中动脉周围见多发侧支血管影，烟雾病可能；B. 双侧大脑中动脉 M1 段闭塞；C. 双大脑前动脉、大脑后动脉、基底动脉、双侧椎动脉 V4 段未见明显异常，双侧颈内动脉虹吸部粥样硬化，管腔中度狭窄。

图 10-3　头颅 CTA

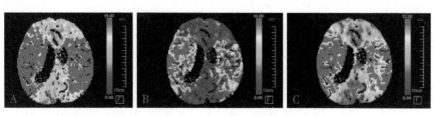

双侧额顶颞叶灌注减低，CBF（A）、CBV（B）减低，MTT（C）延长。

图 10-4　头颅 CTP

2021 年 5 月 30 日头部 MRI 平扫及 DWI 成像：①脑内多发缺血性脑白质病变及陈旧性腔隙性脑梗死；②右侧顶颞叶交界区异常信号；③右侧额叶、颞叶、顶叶、枕叶、基底节区及左侧顶叶、半卵圆中心急性期大面积及多发腔隙性脑梗死。考虑为脑出血后遗改变（图 10-5，图 10-6）。

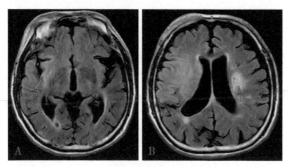

A. 脑内多发缺血性脑白质病变及陈旧性腔隙性脑梗死；B. 右侧顶颞叶交界区异常信号。

图 10-5　头部 MRI 平扫 T$_1$

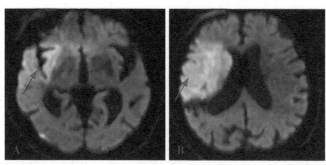

右侧额叶、颞叶、顶叶、枕叶、基底节区及左侧顶叶、半卵圆中心急性期大面积及多发腔隙性脑梗死。

图 10-6　头部 DWI

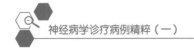

NOTES

诊断

①急性脑梗死：TOAST 不明原因型；②类烟雾病；③双侧大脑中动脉闭塞；④低钾血症；⑤双侧颈内动脉狭窄（中度）；⑥高血压 3 级（极高危）；⑦蛛网膜下腔出血可能；⑧脑梗死后遗症；⑨面部软组织挫伤（右眼眶）。

诊断依据：患者为老年男性，急性脑卒中样起病，既往有反复脑梗死及脑出血病史，结合患者头颅影像学检查结果，考虑颅内异常血管网综合征，但因患者有高血压病史，故诊断为类烟雾病。

鉴别诊断

需要与自身免疫性疾病（系统性红斑狼疮、抗磷脂综合征、结节性多动脉炎、干燥综合征等）、脑膜炎、脑部肿瘤、唐氏综合征、神经纤维瘤病、头部放疗后脑血管病变等相鉴别。

治疗

入院后次日发现患者心率波动在 140～150 次/分，氧分压 68 mmHg，给予气管插管、呼吸机辅助呼吸，4 天后拔管，氧分压波动在 100 mmHg 左右，2 天后发热 38 ℃，床旁胸片提示肺部感染加重，于入院第 9 天死亡。

病例分析

烟雾病又称自发性基底动脉环闭塞症，是一种以颈内动脉末梢及大脑前动脉、大脑中动脉起始部动脉内膜缓慢增厚，动脉管腔逐渐狭窄导致闭塞，脑底穿支动脉代偿性扩张为特征的疾病。扩张的血管在血管造影时形态如烟囱里冒出的炊烟，故日本人称为烟雾病。

烟雾病的病因尚不十分清楚。过去曾有学者认为头颈部感染（如扁桃体炎、咽炎、鼻窦炎、中耳炎、颈部淋巴结炎等）及中枢神经系统感染（如结核性脑膜炎、化脓性脑膜炎）是烟雾病的诱因。也有学者认为其与钩端螺旋体感染有关，而且有研究显示烟雾病患者的人类疱疹病毒（EB）DNA 和抗体检出率显著高于正常人。

6%～12% 的烟雾病患者有家族史，患者同胞间的烟雾病发生率比普通人高出 42 倍，患者子女的烟雾病发生率比正常人高出 37 倍，从而提示遗传因素在烟雾病的发病过程中起着极其重要的作用。

病理生理：主要的病理学改变是颈内动脉（internal carotid artery，ICA）内膜弹力纤维增生，管腔逐渐狭窄，最终发生闭塞。血管内膜病变多发生在 ICA 末端、大脑前动脉（anterior cerebral artery，ACA）和大脑中动脉（middle cerebral artery，MCA）起始段，偶尔波及 ACA、MCA 主干及颈外动脉，乃至身体其他部位的血管。

国内的一项组织病理学研究显示，烟雾病患者病变动脉内膜表现为增厚伴纤维增生，增生的弹力层卷曲折叠逐渐填充血管腔，血管壁无炎性改变，该变化在成人和儿童之间没有明显差异。

临床表现：韩国成人烟雾病多以出血发病，在日本，半数以上的烟雾病患者以 TIA 发病，我国以脑梗死起病更常见。我国超过 80% 的患者以脑缺血发病，其中 53.3% 为脑梗死，TIA 占 27.7%。

首发症状：一般而言，儿童患者的首发症状为脑缺血，而成年患者除了脑缺血还可表现为脑出血。近年来，随着 MRI 的广泛应用，许多处于无症状期或仅表现为头痛的患者被偶然确诊为烟

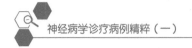
雾病。

铃木分期：烟雾病是一种缓慢进展性疾病，烟雾状血管的形成是一个从无到有然后再消失的过程，根据烟雾病血管病变的演变过程可将 ICA 血管造影侧位片分为 6 期。①Ⅰ期，双侧 ICA 虹吸段狭窄，无烟雾状血管；②Ⅱ期，开始出现烟雾状血管，动脉远端扩张；③Ⅲ期，烟雾状血管增多；④Ⅳ期，烟雾状血管减少，远端动脉不显影；⑤Ⅴ期，烟雾状血管极少，主要分支消失；⑥Ⅵ期，烟雾状血管消失，大脑主要靠颈外动脉供血。由此可见，并不是每个烟雾病患者的影像学表现都有典型的异常血管网。

诊断及鉴别诊断：目前国际上尚无统一的烟雾病诊断标准，1978 年首次制定了烟雾病的诊断标准。根据疾病概念的变化和诊断影像的发展，该标准在 1987 年、1995 年、2009 年和 2015 年进行了四次修订。2021 年再次完善了烟雾病的诊断标准，进一步提高了诊断的准确性。影像学检查如脑血管造影是诊断的必要条件，必须有以下发现，特别是单侧病变或病变合并动脉粥样硬化的情况，需要进行脑血管造影排除其他疾病。①颅内 CTA 或 DSA 示颈动脉狭窄，以颅内、颈内动脉末端为主的动脉狭窄或闭塞，在动脉期发现烟雾血管（异常的血管网络）附近的闭塞或狭窄病变，双侧和单侧病变均可诊断为烟雾病。② MRI 和 MRA（1.5 T 或 3.0 T 扫描）有以下发现时，可以诊断烟雾病，即颈内动脉末端狭窄或闭塞，T_2 加权 MRI 显示双侧颈内动脉末端外径及大脑中动脉水平段狭窄，MRA 显示基底节和（或）室周白质血管网络异常，当 MRI 上基底节区和（或）室周白质至少单侧出现两个或两个以上的血液流空时，可判断为血管网络异常，注意在 T_2 加权 MRI 上

NOTES

确认受累动脉的外径狭窄程度，以区分动脉粥样硬化病变。

类烟雾病：表现为颈内动脉末端或大脑前和（或）大脑中动脉起始部狭窄/闭塞、异常血管网，并且伴有一种基础疾病。即使在单侧烟雾病中，只要存在基础疾病，也将其视为类烟雾病。以下疾病被认为是基础疾病：动脉粥样硬化、自身免疫性疾病（系统性红斑狼疮、抗磷脂抗体综合征、干燥综合征等）、脑脊髓膜炎、头部外伤、镰状细胞性贫血、多囊肾、药物中毒等。

本例患者在 2 年内反复出现脑血管病变事件，既往有高血压病史 20 余年，故诊断类烟雾病，临床症状发展较快，影像资料符合颅内动脉血管异常增生的表现，铃木分期Ⅲ期。

单侧烟雾病：也被称为可能的烟雾病，是指单侧颈内动脉末端狭窄或闭塞并伴有烟雾状血管形成。单侧病变可能合并有其他的基础疾病，如甲状腺功能亢进、颅内动静脉畸形、Down 综合征、Apert 综合征、神经纤维瘤病、系统性红斑狼疮及干燥综合征，当合并有上述基础疾病时，称为类烟雾病而非单侧烟雾病。

从不同的报道中发现，单侧烟雾病发展到双侧的比例为10%～39%。儿童和成年单侧烟雾病患者都会出现进展为双侧病变的情况。单侧颈内动脉、大脑中动脉或大脑前动脉存在可疑或轻度狭窄性改变被认为是进展为双侧病变的显著危险因素。

手术治疗：由于烟雾病病因不明，自然史也不确定，因此尚无肯定有效的特异性治疗药物，在诊断后是否需要外科手术及手术时机也尚未达成共识。

2012 年日本烟雾病诊断和治疗指南提出：对表现为缺血症状的烟雾病患者行外科血运重建术是有效的（B 级推荐），对于出血型烟雾病患者也可考虑行血运重建术，但尚缺乏充分的科学证据

（C 级推荐）。

手术方式：包括直接吻合术和间接吻合术，前者包括颞浅动脉 – 大脑中动脉吻合术，后者包括脑 – 颞肌贴敷术、脑 – 硬膜 – 动脉血管融通术、脑 – 动脉贴敷术、脑 – 硬膜贴敷术及颅骨多点钻孔术等。

研究表明，不管是直接吻合术、间接吻合术还是联合吻合术，都能改善脑血流动力学、降低脑缺血发作的严重程度和频率、减少脑梗死风险、改善术后的日常生活活动能力和高级脑功能的长期预后。

药物治疗：脑卒中急性期缺血型烟雾病患者禁用 rt-PA。推荐应用脑保护药（依达拉奉）和抗栓药物（奥扎格雷钠、阿司匹林、肝素）。对大面积脑梗死导致脑水肿和颅内高压的患者，甘油果糖大多有效。

对于出血型烟雾病，在降压治疗的同时可考虑给予维生素 K 和血制品（新鲜冰冻血浆和冷沉淀）。病情稳定时可考虑行脑血管重建术，但尚缺乏足够的证据支持。

慢性期：预防脑卒中复发，应按照以下原则控制脑卒中危险因素。对高血压患者进行降压治疗，对高脂血症患者进行降脂治疗，对糖尿病患者进行控糖治疗、戒烟，让肥胖人群控制体重。

无症状型烟雾病患者，在随访过程中发生脑血管事件的风险也会增高。对于未知原因引起的烟雾病患者，缺乏有效的措施预防血管病变。因此，可考虑进行外科治疗来预防脑卒中。在药物治疗方面，应根据慢性期预防脑卒中复发的原则进行危险因素管理和生活方式指导。成年无症状型烟雾病患者不推荐口服抗血小板药物，因为约半数患者有出血风险。

NOTES

病例点评

本例患者既往有高血压，血压控制不佳，反复出现脑出血、脑梗死，有明确危险因素，考虑为类烟雾病，入院时一般情况差，已无手术机会，预后差。提示该类疾病应尽早积极、规范地控制危险因素。

参考文献

[1] FUJIMURA M, BANG O Y, KIM J S. Moyamoya disease[J]. Front Neurol Neurosci, 2016, 40: 204–220.

[2] SHANG S, ZHOU D, YA J, et al. Progress in moyamoya disease[J]. Neurosurg Rev, 2020, 43(2): 371–382.

[3] FUNAKI T. [moyamoya disease][J]. No Shinkei Geka, 2021, 49(2): 262–270.

[4] KURODA S, FUJIMURA M, TAKAHASHI J, et al. Diagnostic criteria for moyamoya disease – 2021 revised version[J]. Neurol Med Chir (Tokyo), 2022, 62(7): 307–312.

[5] HISHIKAWA T, SUGIU K, DATE I. Moyamoya disease: a review of clinical research[J]. Acta Med Okayama, 2016, 70(4): 229–236.

（刘　佳　范惠娟　黄保岗）

病例 11 单纯胼胝体脑梗死

📋 病历摘要

基本信息

患者，女，62岁，主因"记忆力下降7天"于2021年9月8日来我院就诊。

现病史：7天前患者无明显诱因出现记忆力下降，主要表现为对新近发生的事情不能回忆，易迷路，近期间断发作头晕，伴视物模糊、心慌、气短。无四肢麻木及活动障碍，无恶心、呕吐，无耳鸣及视物旋转，无一过性黑矇及晕厥，无胸闷、胸痛，无咳嗽、咳痰，门诊以"记忆力下降原因待查"收入院。此次发病以来，食纳可，休息差，大小便正常。

既往史：患梅尼埃病2年，曾住院治疗；否认高血压、糖尿病、心脏病等病史；否认肝炎、结核等传染病史；无外伤史，否认输血史，预防接种不详；否认药物、食物过敏史。

个人史：生于原籍，无外地长期及疫区居住史；无吸烟、饮酒史；无毒物及有害物质长期接触史；否认冶游史。

婚育史：25岁结婚，爱人体健，育3女，均体健。

家族史：母亲健在，父亲已逝，兄弟姐妹健在。

体格检查

一般查体：体温36.2℃，脉搏86次/分，呼吸19次/分，血压138/80mmHg。心、肺、腹查体未见明显异常。

神经系统查体：神情，语利，计算力、定向力正常，记忆力减退，以近事记忆力减退为主，颅神经查体未见明显异常，四肢肌力4级，肌张力正常，腱反射正常，双侧病理征未引出，双侧深浅感觉正常，指鼻试验、跟–膝–胫试验稳准，闭目难立征（－），脑膜刺激征（－）。MMSE评分25分。

辅助检查

实验室检查：血小板110×10^9/L，血小板压积0.13%。铁蛋白268.4 ng/mL。肝功能、肾功能、电解质、空腹血糖、同型半胱氨酸均在正常范围。

影像学检查：

颈部血管超声：右侧锁骨下动脉起始处内–中膜增厚，双侧颈总动脉内–中膜欠光滑伴右侧局部斑块形成。

头颅MRI平扫（图11-1）示胼胝体膝部异常信号。头颅MRI增强扫描（图11-2）示胼胝体膝部偏右侧不规则异常信号，考虑脑梗死或脑炎，肿瘤性病变不除外（淋巴瘤可能）。

头颅MRA及PWI未见明显异常。

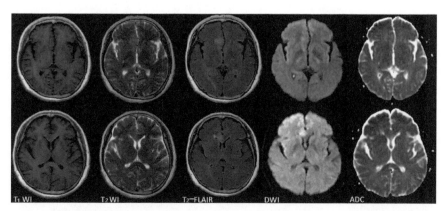

胼胝体膝部右侧斑片状T_1WI稍低信号、T_2WI稍高信号影，T_2–FLAIR呈高信号、DWI高信号，ADC信号减低。

图11-1　头颅MRI平扫

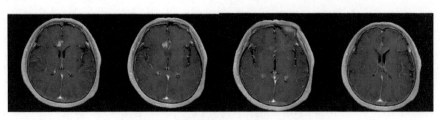

T₁ 增强扫描显示胼胝体膝部斑片状明显强化影。

图 11-2　头颅 MRI 增强扫描

初步诊断

记忆力下降原因待查，胼胝体病变性质待定。

定位诊断：记忆力下降，尤以近事记忆力减退为主，定位于额叶、颞叶内侧、丘脑、海马、胼胝体、大脑皮层。

定性诊断：急性脑梗死，患者为老年女性，急性起病，临床表现为记忆力减退，尤以近事记忆力减退为主，头颅 MRI 提示胼胝体膝部 DWI 高信号、ADC 低信号，符合血管源性细胞水肿特点，但是患者除外高龄之外，无其他脑血管病危险因素，故进一步完善脑血管病因筛查。

鉴别诊断

中枢神经系统淋巴瘤：免疫系统正常者原发中枢神经系统淋巴瘤的发病高峰为 50～60 岁，免疫缺陷者好发年龄为 30 岁左右。多见于幕上额、颞叶深部白质，皮层和皮层下区也为好发部位。发生在胼胝体时，肿瘤跨中线生长呈"蝶翼状"。T_1WI 稍低信号、T_2WI 稍高信号；T_2-FLAIR 稍高信号，信号均匀；DWI 明显扩散受限；增强扫描呈显著强化，可见"握拳征""尖角征"等特征性表现；PWI 呈低灌注；MRS 表现为 Cho 峰升高，NAA 峰、Cr 峰降低，高耸的 Lip 峰对诊断具有一定的特异性。

NOTES

　　中枢神经系统炎性脱髓鞘疾病：该病包括很多种类，最常见的为多发性硬化（multiple sclerosis，MS），典型的病灶表现为边界清楚、呈长条状或呈扁圆形，在小静脉周围分布，呈典型的 Dawson 手指征。胼胝体经常受累，典型病灶常累及胼胝体下部、侧脑室并辐射至胼胝体。其次是急性播散性脑脊髓炎（acute disseminated encephalomyelitis，ADEM），任何年龄均可发生，最常见于儿童。很多患者有前期的病毒感染或疫苗接种史。常见的临床表现有脑病、发烧、头痛、癫痫发作和脑膜体征。多为单相病程，有自愈倾向，但后期也可能会发展为 MS。与 MS 病变相比，ADEM 病灶更大，且边缘不清，深部灰质核、丘脑和脑干受累更为明显。胼胝体有时也可累及。T_2WI 及 T_2–FLAIR 呈高信号，强化方式多变，亚急性期脱髓鞘病灶可呈边缘强化。除此之外，作为中枢神经系统炎性脱髓鞘疾病的一种，肿瘤样脱髓鞘病变（tumefactive demyelinating lesions，TDL）定义为大的脱髓鞘病变（＞2 cm），可以是单个或数个病灶。任何年龄均可发生，更常见于青年及中年女性。TDL 主要发生于深部白质，病灶周围水肿较轻，病变范围与其占位效应不匹配。增强扫描或 DWI 显示不完整的环是其特征性的表现。

治疗

　　结合颅脑 MRA、PWI，发现胼胝体占位，且患者有右下肢麻木不适，不排除脑梗死，给予阿司匹林肠溶片抗血小板聚集，阿托伐他汀钙片稳定斑块，银杏二萜内酯葡胺注射液改善循环，丁苯酞促进侧支代偿等治疗。2021 年 9 月 24 日患者症状缓解，要求出院。建议上级医院进一步明确胼胝体占位原因或随诊复查。

随访

1个月后患者来我院复查头颅MRI。头颅MRI肿瘤序列［平扫+增强+SWI+MRA+PWI+MRS+弥散张量成像（diffusion tensor imaging，DTI）］提示胼胝体膝部病变较前片在常规序列上呈趋于软化的信号，DWI的高信号消失（图11-3）；MRS显示病灶Cho峰仅轻度升高（图11-4），DTI显示病灶区域白质纤维束部分中断（图11-5）；增强扫描病灶较前已无明确强化信号（图11-6），多考虑淋巴源性病变或炎性肉芽肿。

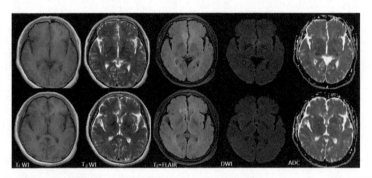

胼胝体膝部右侧病变T_2WI呈高信号，T_1WI呈低信号，T_2-FLAIR周围可见高信号，DWI无明显弥散受限。

图11-3 头颅MRI平扫

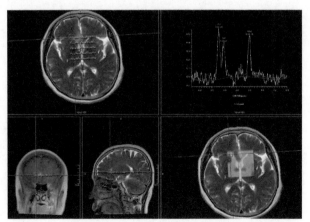

图11-4 头颅多体素MRS病灶区域Cho峰轻度升高

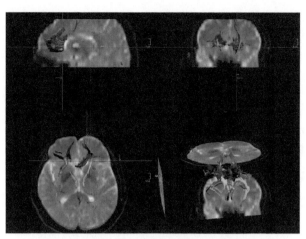

图 11-5 头颅 DTI 胼胝体膝部右侧纤维束中断

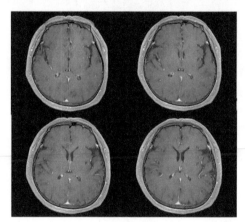

图 11-6 头颅 MRI 增强扫描病灶区无明显强化

4 个月后患者再次来我院复查头颅 MRI：右侧胼胝体膝部软化灶形成，伴周围少许胶质增生（图 11-7）。

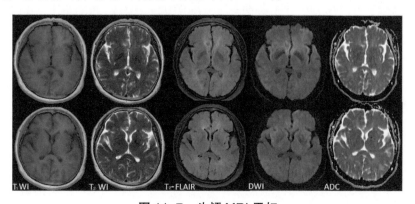

图 11-7 头颅 MRI 平扫

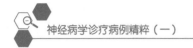

最终诊断

根据患者临床症状和 3 次头颅 MRI 影像学表现的变化，最终证实为胼胝体膝部单纯性脑梗死。

病例分析

本例患者临床症状不典型，颅脑大血管未见异常，且胼胝体病灶局限，增强扫描强化明显，DWI 弥散受限（DWI 高信号且 ADC 低信号）。首次就诊根据影像学检查，需要鉴别肿瘤性病变和非肿瘤性病变。胼胝体肿瘤性病变包括淋巴瘤、胶质瘤，非肿瘤性病变则主要考虑炎性脱髓鞘疾病和脑梗死。

患者临床表现为记忆力下降、头晕和视物模糊，缺乏肿瘤性病变经常表现的癫痫症状，也不具有炎性脱髓鞘基本常见的神经、精神症状。后期经过住院对症治疗，症状有所缓解，并且复查病灶逐步减小，直到最后一次复查病灶完全软化，符合脑梗死的演变过程。

胼胝体前 4/5 由大脑前动脉、前交通动脉和胼周动脉供血；胼胝体后 1/5 由大脑后动脉和脉络膜后动脉供血。因其具有丰富的血液供应和侧支循环，胼胝体梗死相对少见。而胼胝体梗死通常与邻近结构的梗死有关，单纯的胼胝体梗死更加少见。

病例点评

该病例具有迷惑性，患者初次来诊的影像学表现强烈提示淋巴瘤一类的肿瘤性病变，根据影像特点、性别、年龄，炎性脱髓鞘疾病也不能除外。然而肿瘤性病变和炎性脱髓鞘病变的发病率远低于血管源性病变，故对于该病例仍需要考虑其他可能。结合临床症状，该病例早期特别要注意缺血性病变的可能性，如胼胝体硬死。当然胼胝体梗死在脑梗死中也很少见，胼胝体梗死的临床表现往往复杂并且缺乏特异性，这与胼胝体的生理结构、功能和邻近结构的同时受累有关。单纯的胼胝体梗死有时可能仅表现为精神和认知功能异常。

有关胼胝体梗死好发位置的说法不一，有些报道称胼胝体梗死多发生于压部，另一些发现在我国东北地区胼胝体梗死多发生于胼胝体压部，而中部地区胼胝体梗死则多发生于体部和膝部。

胼胝体梗死的早期头颅 CT 检查不敏感，有赖于 MRI 和 DWI 的检查；此外，头颅血管成像（包括 MRA 或 CTA）有助于判断患者大血管有无病变。但影像学检查对早期病灶的检出敏感性高而特异性不足，在早期影像表现中存在"同影异病"的问题，一些功能性成像如 MRS、PWI 等特殊序列的应用更有助于区分肿瘤性病变和非肿瘤性病变。

一项国内单中心回顾性研究显示，单纯性脑梗死组、复杂性脑梗死组和基底节脑梗死组溶栓治疗率差异无统计学意义，而单纯性胼胝体梗死患者的预后较好且有更低的 NIHSS 评分，这可能是由于胼胝体为弓状白质纤维，缺血后主要表现为脱髓鞘改变，皮质神经元不会出现变性坏死，若治疗及时，髓鞘再生快，症状会迅速改善。因此，应重视胼胝体梗死的早期诊断和二级预防，提高诊断率，改善患者预后。

NOTES

参考文献

[1] KAYMAKAMZADE B, EKER A. Acute infarction of corpus callosum due to transient obstructive hydrocephalus[J]. Neurol Neurochir Pol, 2016, 50(4): 280-283.

[2] LI S, SUN X, BAI Y M, et al. Infarction of the corpus callosum: a retrospective clinical investigation[J]. PLoS One, 2015, 10(3): e0120409.

[3] SUN X, LI J, FAN C, et al. Clinical, neuroimaging and prognostic study of 127 cases with infarction of the corpus callosum[J]. Eur J Neurol, 2019, 26(8):1075-1081.

（刘　涛　张振显）

病例 12 可疑脑淀粉样血管病引发的反复脑出血

病历摘要

基本信息

患者，男，74 岁，主因"头痛 1 个月，加重 6 天"入院。

现病史： 患者 1 个月前在安静状态下出现全头部胀痛，持续存在，休息后可稍减轻，约 10 天后自觉头痛症状加重，至当地医院行 CT 检查示右侧基底节脑出血，住院半个月后症状有所好转，疼痛能耐受，但家属发现其反应迟钝，近事记忆力明显下降，四肢活动尚可，生活自理，6 天前再次出现全头部胀痛，且头痛较前剧烈，不能耐受，无恶心、呕吐，无意识丧失、肢体抽搐，无发热、咳嗽，无偏侧肢体麻木无力，行 CT 检查示右侧颞叶脑出血，于 2020 年 12 月 20 日收入院。

既往史： 脑梗死病史 10 年，口服血塞通胶囊治疗。否认高血压、糖尿病、心脏病病史，否认肝炎、结核、伤寒、甲状腺功能亢进疾病史，否认外伤、手术史，否认食物、药物过敏史。

个人史： 无特殊。

家族史： 否认家族类似遗传病病史。

体格检查

一般查体： 体温 36.3 ℃，脉搏 80 次 / 分，呼吸 20 次 / 分，血压 135/85 mmHg，急性病容，查体合作，皮肤黏膜无异常，未

NOTES

触及明显肿大的淋巴结，头颅无畸形，肺部未闻及干湿啰音，心脏听诊未闻及病理性杂音，腹平软，无压痛、反跳痛，脊柱查体未见明显异常体征。

神经系统查体： 神清语利，反应迟钝，时间定向力可，近事记忆力下降，计算力下降（100-7=93，93-7=？），双侧瞳孔等大等圆，直径为 3.0 mm，无眼震、凝视，双侧鼻唇沟对称，伸舌居中，颈软，双侧 Kernig 征（－），四肢肌力 5 级，双侧病理征未引出，GCS 15 分，简易智能精神检查量表（MMSE）评分 21 分。

辅助检查

实验室检查： 血常规、肝肾功能、红细胞沉降率、甲状腺功能、抗中性粒细胞胞浆抗体（anti-neutrophil cytoplasmic antibody，ANCA）均正常，超敏 D- 二聚体（定量）0.877 mg/L，余指标在正常范围。抗核抗体阳性，核颗粒型 1∶100，胞浆颗粒型 1∶100，双链 DNA 抗体阴性。载脂蛋白 E（apolipoprotein E，ApoE）基因型：E3/E4 基因型（ε4 等位基因型）。

影像学检查： 入院前 12 月 14 日头颅 CT 提示右侧颞叶脑出血（图 12-1）。

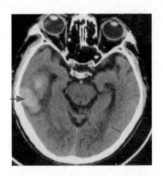

图 12-1　头颅 CT 示右侧颞叶脑出血

诊断

①脑出血（很可能的脑淀粉样血管病）；②腔隙性脑梗死。

定位诊断：反应迟钝，近事记忆力差，计算力下降（100–7=93，93–7=？），MMSE 评分 21 分，定位在广泛大脑皮层、海马。

定性诊断：血管性。

诊断依据：患者为老年男性，反复出现多个脑叶脑出血病变，存在认知功能障碍，无高血压、糖尿病、心脏病等常见危险因素，ApoE 基因型为 E3/E4 基因型（ε4 等位基因型），结合患者影像资料，考虑诊断脑出血（很可能的脑淀粉样血管病），但无尸体解剖病例标本，故诊断为很可能的脑淀粉样血管病（cerebral amyloid angiopathy，CAA）。

鉴别诊断

对于无出血表现的 CAA 特别要与脑肿瘤进行鉴别；有些 CAA 表现为局限性或多发性非出血占位性病灶，CT 为弥漫白质低密度、无强化，MRI 为广泛长 T_1、T_2 信号，易与胶质瘤混淆；还需与前循环卒中、心源性栓塞性卒中、脑动脉瘤、额叶综合征、额叶和颞叶痴呆、头部外伤、颅内出血、癫痫部分发作、创伤后癫痫及溶栓治疗并发症相鉴别；其他尚需考虑到的情况包括抗凝治疗并发症、血液病、支气管癌、绒毛膜癌、原发和转移性中枢神经系统肿瘤、纤溶疗法并发症、高血压、恶性黑色素瘤、肾细胞癌、吸毒及血管畸形。

治疗

入院后绝对卧床休息，20% 的甘露醇 125 mL 静脉滴注、1 次/天，以及对症支持治疗；2020 年 12 月 23 日患者头痛加重，复查头颅 CT 显示右侧颞枕交界区出血（图 12-2）。

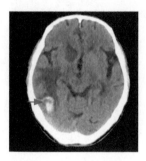

图 12-2　头颅 CT 示右侧颞枕交界区出血

于次日（2020 年 12 月 24 日）完善头颅 CTA＋MRI＋SWI 检查（图 12-3，图 12-4）。

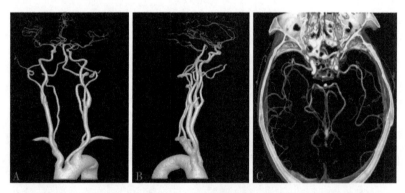

A. 正面观；B. 侧面观；C. 颅内观；均未见明显动脉狭窄及动脉瘤样病变。

图 12-3　头颈动脉 CTA

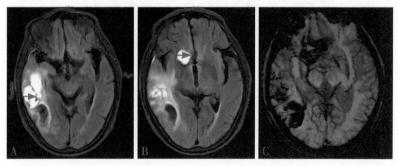

A. T_1 示右侧颞枕叶出血；B. T_1 示右侧尾状核头出血；C. SWI 示右侧颞枕叶、右侧尾状核头出血病灶。

图 12-4　头颅 MRI 及 SWI

2020 年 12 月 29 日加用注射用矛头蝮蛇血凝酶 1 U，肌内注射，1 次/天。患者自觉头痛再次加重，完善头颅 CT 提示颞枕交界区出血较前增多（图 12-5），进一步完善 MRV，未见明显静脉狭窄及血栓形成（图 12-6）。

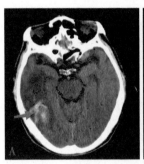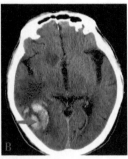

右侧颞枕交界区出血较前增多。

图 12-5 头颅 CT（2020 年 12 月 29 日）

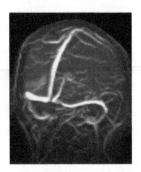

未见明显静脉狭窄及血栓形成。

图 12-6 头颅 MRV（2020 年 12 月 29 日）

随访

患者于 2021 年 1 月 13 日症状好转出院，2021 年 1 月 26 日再次感头痛症状加重入院，2021 年 1 月 27 日头颅 CT 提示左侧颞叶出血（图 12-7）。

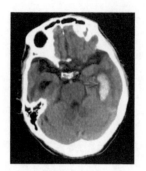

左侧颞叶出血。

图 12-7　头颅 CT（2021 年 1 月 27 日）

　　住院半个月后，患者症状好转出院，至今未出现头痛，并于
2021 年 5 月 20 日复查头颅 MRI（图 12-8），提示脱髓鞘病变及软
化灶，未见再次出血病灶。2022 年 3 月 5 日复查头颅 CT，提示软
化灶，未见明显出血病灶（图 12-9），但遗留有认知障碍，MMSE
评分 19 分。

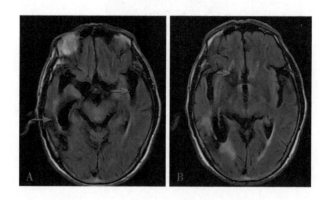

　　A. 右侧颞顶交界区、左侧颞叶软化灶及白质脱髓鞘病变；B. 右侧尾状核头软化
灶及白质脱髓鞘病变。

图 12-8　头颅 MRI（T$_1$）

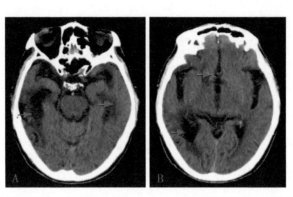

A.右侧颞顶交界区、左侧颞叶软化灶；B.右侧颞顶交界区、尾状核头软化灶。

图 12-9　头颅 CT（2022 年 3 月 5 日）

病例分析

CAA 是一种常见的脑小血管疾病，通常无症状，但也可表现为颅内出血（intracranial hemorrhage，ICH）、痴呆或短暂性神经功能异常。尽管绝大多数 CAA 患者为散发性，但也发现了 2 种家族性类型：遗传性脑出血伴淀粉样变（荷兰型）和遗传性脑出血伴淀粉样变（冰岛型）。荷兰型是一种具有完全外显率的常染色体显性遗传病，皮质和髓质血管内可见淀粉样蛋白沉积，但未发现脑实质神经纤维缠结。冰岛型也是一种常染色体显性遗传病，表现为伴或不伴 ICH 的迟发起病的痴呆，与其他类型的 CAA 相比，此型血管病变分布范围较广，可累及大脑、小脑和脑干的动脉，其淀粉样蛋白为半胱氨酸蛋白酶抑制剂 C（胱抑素 C）的一种突变体，很可能是 21 号染色体上的淀粉样前体蛋白（amyloid-β precursor protein，APP）基因缺陷所致。

CAA 的特点是皮质和脑膜动脉、小动脉、毛细血管内 β 淀粉样蛋白的病理沉积，激活血管损伤的病理路径。从临床角度来看，脑淀粉样血管病的特征是单个局灶性病变（微出血、皮层表面铁沉积、微梗死）和广泛颅内病变（脑白质密度、神经元连接结构、皮层厚度变化）的综合症状，病变累及皮层和皮层下，极少数情况下累及脑小静脉，但也可能引起其他神经系统症状或无症状性脑出血。反复和（或）多发脑叶出血，是老年人自发性、非高血压性脑出血的常见原因之一。

发病机制：血管周围引流障碍。健康的血管周围 β 淀粉样蛋白（amyloid-β，Aβ）清除沿动脉壁发生，依赖于完整的血管和正常的血管活性。因 CAA 患者存在干扰 Aβ 沉积、血管平滑肌细胞和血管活性的自我强化循环机制，故对 Aβ 的清除率降低，导致脑出血及与年龄相关的认知能力下降。研究发现 ApoE 等位基因 ε4 与脑叶出血和复发密切相关。

头颅 CT 表现为皮层下多发大小不等的自发性血肿，多部位、多时期，血肿破入蛛网膜下腔、脑室，出血形态不规则，头颅 MRI 表现为浅表部位脑叶出血（枕叶、颞叶、额叶）。

CAA 诊断标准：目前主要依据波士顿诊断标准 2.0 版，将 CAA 的诊断分为以下 4 级。

明确的 CAA：完整的尸体解剖检查，发现脑叶、皮质或皮质 - 皮质下出血，严重 CAA 的标本证据，无其他可诊断的病变。

有病理学证据的高度可能的 CAA：临床资料，病理组织学（通过对血肿或皮质活检标本的检查）证实有出血，同时伴有 CAA 的特征，不同程度的血管淀粉样蛋白沉积，无其他可诊断的病变。

很可能的 CAA：> 60 岁的患者，临床资料，MRI 结果（缺乏病理学证据时）证实有多发性血肿，无其他引起出血的原因，病理支持。

可能的 CAA：＞ 60 岁的患者，临床资料和 MRI 提示有单个脑叶、皮质或皮质 – 皮质下出血而无其他病因时，或多发性出血有可能但不是确定性的病因时，或某些不典型部位出血时，均可考虑为可能的 CAA。

诊断上述前 3 个等级时，要求肯定无其他可致出血的病因。

📋 病例点评

本例患者最主要的临床表现为反复多个脑叶的脑出血，并且存在认知功能障碍，表现为记忆力、计算力减退，在住院过程中监测血压均在正常范围，诊断为很可能的 CAA。

约 30% 的 CAA 患者有明显的进行性老年性痴呆的症状和临床经过，多以精神障碍和行为异常为首发临床表现，包括严重的记忆力减退、定向力障碍、注意力不集中、计算力障碍、精神运动兴奋状态、假性偏执狂状态。还可有幻觉与妄想。也可伴有神经系统多种局限性综合征：构音障碍、言语困难、共济失调、肌阵挛，严重者可出现全身抽搐，少数可有轻偏瘫、失语、同向偏盲、肌张力增高、假性延髓麻痹。病情多呈缓慢进行性进展，也可突发。晚期可发展为高度的精神功能和言语功能丧失，变为严重的痴呆、昏迷或植物状态。

CAA 引起的脑出血发生率约为 10%，多发生于有痴呆症状的患者。部分患者以脑出血为首发症状，发病前多数血压正常，部分患者发病时血压有不同程度的升高。出血灶一般位于脑叶，以枕叶、顶叶或额叶多见，也可见于颞叶。CAA 性脑出血占全部脑出血的比例不超过 10%，而脑叶出血的 40% 由 CAA 引起，高龄者更多。基底节、丘脑、小脑和脑干等高血压性脑出血好发部位甚为罕见。根据出血的范围和部位，其症状可有很大变化，从短暂性无力到昏迷，也可表现为复发性癫痫。

治疗

大多数 CAA 是无法治疗的，CAA 相关性 ICH 的处理与 ICH 的处理原则相同。特别要注意避免抗凝治疗，注意管理颅内压和预防并发症。如果血管造影和脑活检发现同时存在血管炎，则提示有长期类固醇和环磷酰胺治疗的指征（1 年），伴有痴呆者可应用促进脑细胞代谢药物。当血肿引起显著的占位效应并有脑疝形成倾向时，血肿清除术能够挽救患者生命，尤其是颅内压增高经药物治疗无效时。血肿清除术的目的是降低颅内压，对于那些血肿中等大小（20～60 mL）且意识水平进行性下降的患者应进行血肿清除术，手术应在昏迷发生前进行。但对手术治疗应持慎重态度，原因是淀粉样物质代替了血管壁的中层结构，影响了血管的收缩和止血过程，因此容易引发大出血。基底节、丘脑和脑干开颅清除血肿与内科保守治疗预后一样，会增加出血概率。小脑出血是手术清除的唯一指征。

口服华法林会增加 CAA 患者出血的危险性，即使是所用抗凝药处于治疗范围内 [国际标准化比值（international sensitivity index，INR）2～3] 也不例外。原因可能为血管病理学改变导致患者颅内微出血概率增加，在此基础上使用抗凝药物，可能导致患者颅内出血风险明显增高。

参考文献

[1] KUHN J, SHARMAN T. Cerebral amyloid angiopathy[M]. Statpearls, Treasure Island (FL): StatPearls Publishing, 2023.

[2] GATTI L, TINELLI F, SCELZO E, et al. Understanding the pathophysiology of cerebral amyloid angiopathy[J]. Int J Mol Sci, 2020,21(10): 3435.

[3] CHARIDIMOU A, BOULOUIS G, GUROL M E, et al. Emerging concepts in sporadic cerebral amyloid angiopathy[J]. Brain, 2017, 140(7): 1829–1850.

[4] GREENBERG S M, BACSKAI B J, HERNANDEZ–GUILLAMON M, et al. Cerebral amyloid angiopathy and alzheimer disease – one peptide, two pathways[J]. Nat Rev Neurol, 2020,16(1):30–42.

[5] XIONG M, JIANG H, SERRANO J R, et al. Apoe immunotherapy reduces cerebral amyloid angiopathy and amyloid plaques while improving cerebrovascular function[J]. Sci Transl Med, 2021,13(581): eabd7522.

[6] WEBER S A, PATEL R K, LUTSEP H L. Cerebral amyloid angiopathy: diagnosis and potential therapies[J]. Expert Rev Neurother, 2018, 18(6):503–513.

[7] CHARIDIMOU A, BOULOUIS G, FROSCH M P, et al. The boston criteria version 2.0 for cerebral amyloid angiopathy: a multicentre, retrospective, MRI–neuropathology diagnostic accuracy study[J]. Lancet Neurol, 2022, 21(8):714–725.

[8] INOUE Y, ANDO Y, MISUMI Y, et al. Current management and therapeutic strategies for cerebral amyloid angiopathy[J]. Int J Mol Sci, 2021,22(8):3869.

[9] CANNISTRARO R J, MESCHIA J F. The clinical dilemma of anticoagulation use in patients with cerebral amyloid angiopathy and atrial fibrillation[J]. Curr Cardiol Rep, 2018,20(11):106.

（杨君素　刘　佳　范惠娟）

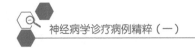

NOTES

病例 13　阵发性睡眠性血红蛋白尿合并颅内静脉窦血栓

病历摘要

基本信息

患者，女，32 岁，主因"剖宫产后 2 周，全身乏力伴面色苍白 2 天"于 2018 年 1 月 24 日 10：24 入住血液科，当日 18：06 出现头痛，右侧肢体无力并转神经重症监护病房（neurological intensive care unit，NICU）治疗。

现病史： 患者家属代诉患者此次剖宫产后 2 周出现全身乏力、懒言少语，伴面色苍白，曾有发热，最高体温 38 ℃，入院后 7 小时突然出现头痛、全头部胀痛感，右侧肢体无力，右上肢不能抬举及挪动，右下肢不能回缩及挪动，病程中无血尿、酱油色小便及黑便，无畏寒、寒战，无腰背痛，无意识丧失、肢体抽搐，无二便失禁，无言行异常。

既往史： 2008 年 2 月孕 2 个月，四肢乏力，血常规示全血细胞减少，妊娠期间反复因"贫血"住院，给予输血及对症治疗，分娩后三系（红系、粒系、巨核系）逐渐上升至正常；2017 年 12 月 31 日孕 33^{+6} 周，四肢乏力、咳嗽、酱油色小便，CD55、CD59 检测到阵发性睡眠性血红蛋白尿基因克隆，诊断为阵发性睡眠性血红蛋白尿。否认糖尿病、心脏病、肝炎、结核、伤寒、甲状腺功能亢进等病史，否认外伤史，否认食物、药物过敏史。

个人史：无特殊。

婚育史：已婚，怀孕 2 次，分娩 0 次。

家族史：否认家族类似遗传病病史。

体格检查

一般查体：体温 36.5 ℃，脉搏 78 次 / 分，呼吸 21 次 / 分，血压 128/78 mmHg，急性病容，查体合作，皮肤黏膜无异常，未触及明显肿大的淋巴结，头颅无畸形，肺部未闻及干湿啰音，心脏听诊未闻及病理性杂音，腹平软，无压痛、反跳痛，脊柱、四肢查体未见明显阳性体征。

神经系统查体：神清语利，反应迟钝，时间定向力可，近事记忆力差，计算力差（100–7=？），双侧瞳孔等大等圆，直径为 3.0 mm，无眼震、凝视，双侧鼻唇沟对称，伸舌居中，颈软，双侧 Kernig 征（－），右侧上肢近端肌力 1 级，远端肌力 4 级，右侧下肢肌力 1 级，双侧病理征未引出，NIHSS 评分 6 分（右上肢肌力 3 分，右下肢 3 分），GCS 15 分。

辅助检查

实验室检查：白细胞波动在（5.0～5.8）×10^9/L，红细胞波动在（2.54～3.36）×10^{12}/L，血红蛋白波动在 79～108 g/L，血小板波动在（26～125）×10^9/L，经过治疗呈逐渐上升趋势。脑脊液检测结果见表 13–1。

表 13-1　脑脊液检测

项目	脑压（mmH$_2$O）	白细胞（10^6/L）	红细胞（10^6/L）	蛋白（g/L）	培养及涂片
1 月 24 日	＞ 400	0	0	0.87	均为阴性
2 月 1 日	＞ 400	0	0	0.53	均为阴性
2 月 7 日	350	0	1	0.41	均为阴性

影像学检查：

2018 年 1 月 24 日头颅 CT：左侧额顶叶大面积脑梗死并出血（图 13-1）。CTV 可见右侧乙状窦部分显示，上矢状窦未见显示，考虑血栓形成。CTA 未见明显颅内血管狭窄、闭塞及动脉瘤样病变，诊断为左侧额叶脑梗死，颅内静脉窦非脓性血栓形成。

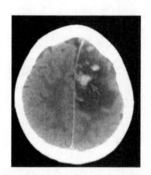

图 13-1　头颅 CT 平扫示左侧额顶叶大面积脑梗死并出血

2018 年 1 月 24 日头颅 MRI（DWI）示左额叶急性期脑梗死（图 13-2），MRA 未见明显异常（图 13-3），MRV 示上矢状窦、双侧乙状窦、右颈静脉充盈欠佳（图 13-4）。

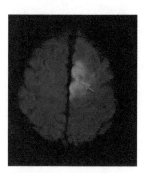

图 13-2　头颅 MRI
（DWI）示左额叶急性
期脑梗死

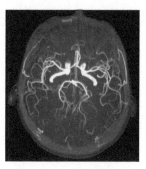

图 13-3　头颅 MRA
未见明显异常

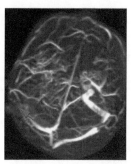

图 13-4　头颅 MRV
示上矢状窦、双侧乙状
窦、右颈静脉充盈欠佳

2018 年 2 月 3 日头颅 CT：左侧额顶叶大面积脑梗死并出血，范围较 2018 年 1 月 24 日略有增大，上矢状窦血栓形成，下矢状窦、双横窦、乙状窦、直窦 CTV 未见明显充盈缺损。

2018 年 2 月 8 日头颅 CT：左侧额顶叶大面积脑梗死并出血，与 2018 年 1 月 24 日相比，出血明显吸收（图 13-5）。

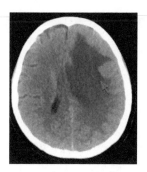

图 13-5　头颅 CT（2018 年 2 月 8 日）

诊断

①颅内静脉窦非脓性血栓形成；②左侧额顶叶静脉性脑梗死；③阵发性睡眠性血红蛋白尿；④血小板下降；⑤中度贫血。

诊断依据：患者为青年女性，偏侧肢体无力，发病前及治疗过程中无发热症状，无眼球突出，结合患者头颅影像资料，考虑颅内静脉窦非脓性血栓形成。

鉴别诊断

可与良性颅内压增高、颅内炎症性病变、颅内占位性病变、动脉性脑梗死等其他脑血管病鉴别。

治疗

转入我院时除右侧肢体无力外，还出现 5 次发作性意识丧失、肢体抽搐，结合视频脑电图考虑癫痫大发作，发作间期意识可恢复至基线水平。输注洗涤红细胞 1.5 U，利伐沙班抗凝，甲泼尼龙抗炎，哌拉西林他唑巴坦抗感染，甘露醇降颅压，丙戊酸钠注射液静脉泵入、左乙拉西坦片口服抗癫痫，多烯磷脂酰胆碱、还原型谷胱甘肽护肝治疗。

治疗 1 周后患者状态稍好转，右侧上肢肌力 0 级，下肢肌力 1 级，右侧病理征（＋），NIHSS 评分 7 分（右上肢 4 分，右下肢 3 分）。出院前 1 周转普通病区继续治疗。

随访

2018 年 2 月 17 日因全腹疼痛 2 天、间断阴道流血在普外科住院治疗，查胸腹主动脉、髂动脉 CTA 未见明显异常，诊断为肠梗阻、肠粘连，予以禁食、抗感染治疗。

2018 年 3 月 21 日至 2021 年 7 月 7 日因阴道不规律流血、头昏、乏力、发热、酱油色小便、咳嗽、咳痰，出现 1 次意识丧失，右侧凝视，牙关紧闭，舌咬伤，反复在血液科住院，给予输注红细胞、抗感染及对症治疗。查体：右侧肢体肌力 3 级，NIHSS 评分 4 分（右上肢 2 分，右下肢 2 分），病理征未引出，视频脑电图显示各导联棘波、尖波；给予反复输血、抗感染治疗。2021 年 8 月开始使用依库珠单抗免疫调节治疗，发病频率明显降低。

临床病理基因诊断：CD55、CD59 检测到阵发性睡眠性血红蛋白尿基因克隆，诊断为阵发性睡眠性血红蛋白尿。

病例分析

颅内静脉系统血栓形成是多种病因导致的以脑静脉回流受阻、脑脊液吸收障碍为特征的一组特殊类型脑血管病。

颅内静脉特点：①无瓣膜静脉，血流方向可逆；②颅内静脉与颅外静脉之间有多处吻合及沟通，因此颅外感染可引起颅内静脉窦炎性血栓。颅内静脉血栓形成不完全阻塞时可不引起临床症状，完全阻塞时会出现脑淤血、脑水肿。脑脊液吸收障碍易引起颅内压升高。血栓远端区内静脉压过高、小血管壁因缺血缺氧而渗透性增高均可造成微血管破裂或血液成分渗出，易出现出血性梗死。

常见危险因素包括：产褥期高凝状态（纤溶活性降低，凝血因子 II、VII、VIII 和 X 增加，游离蛋白 S 减少，获得性激活蛋白 C 抵抗，凝血酶原 F1+2 和 D- 二聚体等凝血活性标志物增加），颅内或局部感染（颜面脓肿、中耳炎、乳突炎、鼻窦炎、脑膜炎），口服避孕药，心脏病（心肌梗死、心瓣膜病），血液病（真性红细胞增多症），外科手术，脑外伤，高热，全身衰竭，慢性消耗性疾病，中毒，脱水（高凝状态：频繁腹泻、呕吐）。

通常表现：①进行性颅内压增高；②突然发生的神经系统局灶性损害，酷似动脉性卒中，常无癫痫发作；③神经系统局灶性损害，有或无癫痫发作及颅内压增高，病情常在数日内进展；④神经系统局灶性损害，有或无癫痫发作及颅内压增高，病情常在数周或数月内进展；⑤突然出现的头痛，类似蛛网膜下腔出血或TIA，此型较少见。

不同部位颅内静脉血栓形成的表现形式不同。①颅内浅静脉血栓形成：出现头痛、呕吐、视盘水肿、局限性癫痫发作、肢体瘫痪、皮质型感觉障碍等，即颅内压增高及局限型皮层损害的症状体征。②深静脉血栓形成：主要表现为头痛、精神障碍、意识障碍，还可出现轻偏瘫、锥体束征及去皮质强直或去皮质状态，视盘水肿少见。③海绵窦血栓形成：常由鼻旁窦或鼻窦旁皮肤感染引起，好发于"危险三角"，表现为眼球突出，眼眶内软组织、眼睑眼结膜水肿，眼球各部分活动受限，角膜反射消失，眼球有时疼痛，少数可出现视盘水肿，视神经很少受累，两侧海绵窦因环窦相连，一侧血栓常在数日内扩大到对侧。④上矢状窦血栓形成：多见于产褥期（常发生在产后1～3周）、婴幼儿期、老年期，表现为颅高压三联征，还可有意识障碍，癫痫发作，肢体运动障碍，病变扩大到皮层静脉且侧支循环代偿不好时会出现偏瘫，旁中央小叶受损时，还会出现双下肢瘫及尿失禁。临床症状不典型，极易误诊、漏诊（62.5%）。⑤乙状窦血栓形成：主要由乳突炎、中耳炎并发，如血栓扩展到颈静脉，出现舌咽神经、迷走神经、副神经损伤。⑥直窦血栓形成：少见，引起大脑大静脉血流阻滞，出现意识不清，肢体强直、抽搐、多动，脑内可能发生大量出血并流入脑室，呈血性脑脊液，有时出现去大脑强直。

脑脊液检查：高颅压是其重要特征，多数颅压＞300 mmH$_2$O，蛋白质及白细胞数大多正常或轻度升高。头颅 CT：圆形、椭圆形、三角形高密度影，1周后低密度改变，空"△"征出现率为35%～75%，条索征出现率＜20%。MRI：初期正常、血管流空现象消失，T_1等信号，T_2低信号，继之出现T_1、T_2高信号，随血管再生，出现正常流空信号。DSA是一种有创检查方法，诊断准确率可达75%～100%，目前只有在CT、MRI检查后不能确诊的情况下使用。

治疗：炎性血栓，积极处理感染灶。对炎性者特别是已有脑膜炎症状者，应针对致病菌使用大剂量抗生素，通过对患者的血液、脑脊液进行细菌培养，选择敏感、易通过血-脑脊液屏障的抗生素；对病原菌不清楚者应联合应用抗生素。热退之后还应继续使用足够时间的抗生素，一般抗生素应用时间不应少于1个月。非炎性血栓，外科治疗包括静脉窦内接触性溶栓、机械性破栓、经动脉溶栓和静脉窦内支架置入术等治疗方法；内科治疗的主要原则是抗凝治疗及溶栓治疗，但给药的途径、剂量、时间、联合用药及其对血流再通的作用、不良反应等尚无统一认识。

本例患者有一个已经明确诊断的血液系统疾病，即阵发性睡眠性血红蛋白尿（paroxysmal nocturnal hemoglobinuria，PNH），作为此次起病中导致脑静脉血管血栓形成的不常见危险因素之一，下文简要介绍。

PNH是一种由后天获得性造血干细胞基因突变引起红细胞膜缺陷导致的溶血性贫血，为良性克隆性疾病。临床表现为间歇发作的慢性血管内溶血和睡眠后血红蛋白尿，伴有全血细胞减少和反复静脉血栓形成，高发年龄为20～40岁，男性明显多于女性。

发病机制：造血干细胞的磷脂酰肌醇聚糖锚定生物合成A类基因（phosphatidylinositol glycan anchor biosynthesis dass A，PIG-A）

NOTES

发生突变，导致糖基化磷脂酰肌醇（glycosylphosphatidylinositol，GPI）合成障碍，锚连蛋白 CD59 和 CD55 下降，补体调解蛋白不能通过 GPI 连接于红细胞膜上，红细胞对补体敏感性增加，发生血管内溶血。CD55 在补体激活的 C3、C5 转化酶水平起抑制作用；CD59 阻止液相的补体 C9 转变成膜攻击复合物。基因突变发生在造血干细胞水平，PNH 患者的红细胞、粒细胞、单核细胞及淋巴细胞的 GPI 锚连蛋白均丢失，表现为全血细胞减少。

临床表现：①血红蛋白尿（典型表现）。睡眠后出现血红蛋白尿，只有 1/4 患者以此为首发。重者尿色呈酱油或红葡萄酒样，伴乏力、胸骨后疼痛、腰腹疼痛及发热，持续 1 ~ 2 天，轻者仅尿潜血阳性。血红蛋白尿多以清晨较重，补体作用最适宜 pH 为 6.8 ~ 7.0。睡眠后溶血加重机制为睡眠时酸性代谢产物积聚，血 pH 下降；替代途径激活补体，血 pH 降低，呼吸中枢敏感性降低，血流缓慢或淤滞。诱因为感染、月经、饮酒、过劳、药物、手术、输血、情绪波动。②全血细胞减少，贫血包括小细胞低色素性贫血、阵发性血红蛋白尿 – 再生障碍性贫血综合征（paroxysmal sleep hemoglobinuria–aplastic anemia syndrome，PNH–AA syndrome），感染包括中性粒细胞减少和功能缺陷，出血包括血小板减少。③血栓形成，血栓主要累及静脉系统，包括肝静脉、肠系膜静脉、脑和肢体末梢血管。布加综合征（Budd–Chiari syndrome）较常见，有肝静脉血栓形成表现，即腹痛、肝脏迅速肿大、黄疸和腹水，严重者可致死。血栓可能与溶血产生促凝物质和血小板活化有关。

实验室检查：①血象；②骨髓象；③血管内溶血检查；④诊断性试验，流式细胞术检测 CD55、CD59 表达下降 < 95%。

治疗：①输血（洗涤红细胞），补充雄激素（十一酸睾酮、达那唑、司坦唑醇），使用小剂量铁剂（有缺铁证据，常规剂量的 1/10～1/3，如有溶血应停用）；②控制溶血发作，糖皮质激素 [泼尼松 0.25～1 mg/（kg·d）]、碳酸氢钠（口服或静脉滴注 5% 的碳酸氢钠）、抗氧化药物（大剂量维生素 E）、抗补体 C5 单克隆抗体（依库珠单抗，阻止膜攻击复合物形成）。③血栓形成的防治，静脉血栓形成可抗凝或溶栓治疗，慢性期可用双香豆素类口服抗凝剂，育龄妇女不宜应用口服避孕药；④异基因造血干细胞移植是目前唯一可治愈本病的方法。PNH 为良性疾病，部分患者可能自愈，移植有风险，需权衡利弊，慎重考虑。

病例点评

本例患者处于产褥期高凝状态，且曾行相关基因检测，明确诊断为 PNH，有 2 种明确危险因素。病情复杂，既有明确的颅内动脉、静脉血管病变，又有血液系统相关疾病。在治疗过程中需同时处理贫血、抗凝、抗癫痫和进行肢体康复训练等，在抗凝的过程中应密切监测患者血液系统指标的变化。

参考文献

[1] DMYTRIW A A, SONG J S A, YU E, et al. Cerebral venous thrombosis: state of the art diagnosis and management[J]. Neuroradiology, 2018,60(7):669-685.

[2] ULIVI L, SQUITIERI M, COHEN H, et al. Cerebral venous thrombosis: a practical guide[J]. Pract Neurol, 2020,20(5):356-367.

[3] FIELD T S, HILL M D. Cerebral venous thrombosis[J]. Stroke, 2019,50(6):1598-1604.

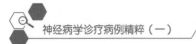

NOTES

[4] DEVALET B, MULLIER F, CHATELAIN B, et al. Pathophysiology, diagnosis, and treatment of paroxysmal nocturnal hemoglobinuria: a review[J]. Eur J Haematol, 2015,95(3):190–198.

[5] SHAH N, BHATT H. Paroxysmal nocturnal hemoglobinuria[M]. Stat Pearls, Treasure Island (FL): StatPearls Publishing, 2023.

[6] SZLENDAK U, BUDZISZEWSKA B, SPYCHALSKA J, et al. Paroxysmal nocturnal hemoglobinuria: advances in the understanding of pathophysiology, diagnosis, and treatment[J]. Pol Arch Intern Med, 2022,132(6):16271.

（刘　佳　施　媛）

病例 14　血管内治疗颅内静脉窦血栓形成

病历摘要

基本信息

患者，男，51岁。因"头痛2天，加重伴呕吐4小时"来诊。

现病史：患者自诉入院前2天无明显诱因下突然出现头痛，表现为两侧颞部跳痛，呈持续性，尚能忍受，无呕吐，无意识障碍，无发热，无头晕，无肢体无力，病后未重视，未特殊处理。入院4小时前头痛症状加重，难以忍受，伴有呕吐胃内容物3次，无咖啡样物，非喷射性，无意识障碍，无肢体抽搐，无大小便失禁等不适。病后未特殊用药及治疗，症状无明显缓解，为进一步治疗来诊。急诊完善头颅CT及相关血液生化检查，拟"头痛待查，颅内静脉窦血栓待查，蛛网膜下腔出血待查"收入院。

既往史：体健，否认高血压、糖尿病、冠心病病史，否认手术史、输血史，否认药物、食物过敏史。

个人史：有吸烟史约30年，约每天1包，否认嗜酒史。

家族史：无特殊。

体格检查

一般查体：体温36.8℃，脉搏69次/分，呼吸20次/分，血压121/71mmHg。心、肺、腹查体未见异常。

神经系统查体：神志清醒，言语清晰，对答切题，高级神经功能未见明显异常，颅神经检查未见异常，四肢肌张力正常，四肢肌力 5− 级，双侧感觉未见异常，四肢腱反射对称（++），病理反射未引出，脑膜刺激征（−）。NIHSS 评分 0 分；洼田饮水试验 1 级。

辅助检查

实验室检查：超敏 C 反应蛋白＞5.0 mg/L，常规 C 反应蛋白 7.53 mg/L。凝血 4 项示纤维蛋白原 4.12 g/L。纤溶 2 项示 D − 二聚体 3.08 mg/L（FEU），纤维蛋白（原）降解产物 10.14 mg/L。血钾 3.45 mmol/L。随机血糖 7.31 mmol/L。血细胞分析、肾功能、心肌酶学、胰腺生化 2 项未见异常。腰椎穿刺术示初压大于 320 mmH$_2$O，脑脊液常规＋生化：无色，清晰透明，红细胞 +++，红细胞计数 676×10^6/L，有核细胞计数 2×10^6/L，脑脊液总蛋白 357.0 mg/L，脑脊液氯化物 127.7 mmol/L，脑脊液葡萄糖 3.92 mmol/L。脑脊液细胞学、细菌学检查未见异常。

其他检查：心电图示窦性心动过缓。

影像学检查：

头颅 CT 平扫（图 14-1）：横窦、窦汇区局部高密度，右侧枕叶密度稍低。

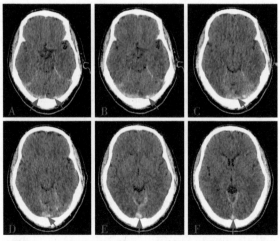

图 14-1　头颅 CT 横窦、窦汇区可见高密度影

诊断

颅内静脉窦血栓形成。

治疗

患者起病后症状逐渐加重，颅内高压恶化，有急诊行介入治疗的指征。入院当日急诊行全脑血管造影术（图 14-2）+ 上矢状窦、直窦、窦汇、双侧横窦、右侧乙状窦、右侧颈内静脉取栓术 + 右侧横窦球囊扩张术。术中取出血栓（图 14-3），术后静脉造影显影良好（图 14-4）。术后患者头痛、呕吐症状缓解。

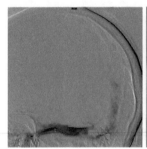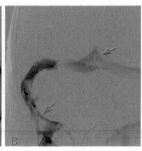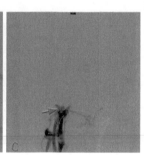

箭头所指为血栓。

图 14-2 术中造影

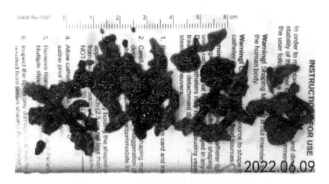

图 14-3 术中取出的大量血栓

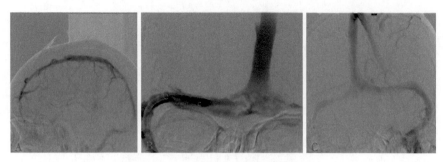

图 14-4　术后所示静脉显影良好

术后完善病因筛查（表 14-1、表 14-2）：易栓症筛查提示蛋白 C 缺乏。

表 14-1　易栓症 A 筛查

项目	检测方法	结果	单位	提示	参考区间
血浆凝血酶原时间测定（PT）	凝固法	14.6	秒		9.2–15.0
活化部分凝血活酶时间（APTT）	凝固法	35.6	秒		21.0–37.0
血浆纤维蛋白原测定（Fib）	凝固法	3.63	g/L		2.00–4.00
狼疮抗凝物 –DRVVT 初筛（LA1）	凝固法	41.1	秒		31.0–42.0
DRVVT 标准比值	计算法	/			0.80–1.20
狼疮抗凝物 –DRVVT 确认（LA2）	凝固法	/	秒		30.0–37.0

建议与解释：未检测到狼疮样抗凝物。

表 14-2　易栓症 B 筛查

项目	检测方法	结果	单位	提示	参考区间
蛋白 C 测定	发色底物法	66.7	%	↓	70.0–140.0
抗凝血酶 III（AT–III）	发色底物法	81.5	%		75.0–125.0

术后第 12 天复查头颅 MRI+MRV（图 14-5、图 14-6）。

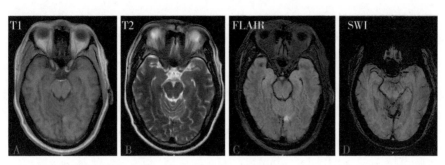

左侧小脑幕可见斑片状 T_1 稍高信号、T_2 稍高信号，FLAIR 呈高信号，SWI 示直窦、左侧小脑幕微小出血灶。

图 14-5　术后第 12 天头颅 MRI

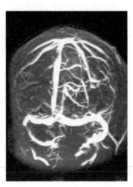

左侧乙状窦可见充盈缺损，上矢状窦、大脑上静脉、右侧乙状窦、窦汇及两侧横窦显影良好，未见异常充盈缺损。大脑内静脉、大脑大静脉、双侧颈内静脉显影良好。

图 14-6　术后第 12 天头颅 MRV

术后诊断：颅内静脉窦血栓形成（上矢状窦、直窦、窦汇、双侧横窦、右侧乙状窦、右侧颈内静脉）；蛋白 C 缺乏症。

术后治疗：①病因治疗，补液增加血容量、抗凝治疗；②抗凝治疗：低分子肝素钠 100 IU/kg 皮下注射，12 小时 1 次，10 天后换为达比加群酯 110 mg，口服，2 次 / 天；③降低颅内压治疗，甘露醇 125 ml，静脉滴注，8 小时 1 次；④对症及支持治疗。

随访

出院 1 个月后复诊患者无不适，患者遗传缺陷，蛋白 C 缺乏，建议抗凝治疗 6～12 个月。

病例分析

目前抗凝治疗仍是颅内静脉窦血栓（cerebral venous sinus thrombosis，CVST）的首选治疗方案，对血管内治疗（endovascular therapy，EVT）的时机及指征缺乏充分的证据及统一的结论。本例患者经抗凝治疗联合 EVT 得到了良好的预后，有效实现了静脉窦再通。机械取栓、球囊扩张术、支架成形术等在 CVST 的应用仍有值得探讨的空间。对口服抗凝药物的选择，回顾性研究分析显示新型口服抗凝药（new oral anticoagulants，NOAC）与华法林的疗效和安全性类似，但 NOAC 比华法林使用方便，目前 NOAC 如达比加群酯、利伐沙班、阿哌沙班等治疗 CVST 的临床经验有限，缺乏大样本分析，所以仍需要进一步的研究证实 NOAC 的有效性和安全性。本例患者以头痛、呕吐起病，入院 D－二聚体、头颅 CT、腰椎穿刺术结果均提示 CVST，且临床症状逐渐加重，急诊行 DSA 证实 CVST，给予 EVT 及抗凝治疗后患者病情明显好转。

病例点评

尽管 EVT 治疗 CVST 的有效性及安全性仍有待进一步评估，但是如果患者出现神经功能持续恶化、并发癫痫、颅内压持续升高、有全身抗凝禁忌证、经抗凝或其他治疗后无效的情况，可考虑行 EVT。本例患者经抗凝治疗联合 EVT 得到了良好的预后，对临床工作有很大的指导意义。

参考文献

[1] 苏旭东，姚冬静，刘增品，等 . Navien 导管抽栓术治疗颅内静脉窦血栓形成效果观察 [J]. 介入放射学杂志，2021，30，（12）：1282-1285.

[2] 中华人民共和国国家卫生健康委员会 . 中国颅内静脉和静脉窦血栓形成诊疗指导规范（2021 年版）[J]. 全科医学临床与教育，2022，20，（01）：4-7.

[3] 孙瑞，尚成浩，梁萌，等 . 全身抗凝联合血管内治疗颅内静脉窦血栓形成的临床效果观察 [J]. 重庆医科大学学报，2022，47，（07）：784-789.

[4] Medhi G,Parida S,Nicholson P,et al.Mechanical thrombectomy for cerebral venous sinus thrombosis: a case series and technical note[J].World Neurosurgery, 2020, 140, 148-161.

[5] 李金银，王紫燕，毛士龙 . 新型口服抗凝药治疗颅内静脉血栓的有效性及安全性 [J]. 临床合理用药杂志，2022，15，（10）：8-11.

（王少华　陆崇伟）

第二章
脑 炎

病例 15 抗富亮氨酸胶质瘤失活蛋白 1 抗体和抗髓鞘少突胶质细胞糖蛋白抗体双阳性相关脑炎

📋 病历摘要

基本信息

患者，男，69岁，主因"发作性右侧面部歪斜伴右上肢不自主运动1个月"入院。

现病史：1个月前患者无明显诱因突然出现发作性右侧面部歪斜同时伴右上肢不自主运动，持续2～3秒缓解，频繁发作，一天可发作数百次，发作时意识清楚（图15-1）。入院前1周出现反应迟钝，偶尔胡言乱语。自发病以来，患者无发热、头痛、恶心及呕吐等症状，无二便失禁。

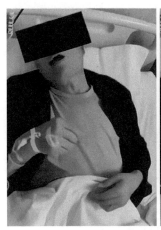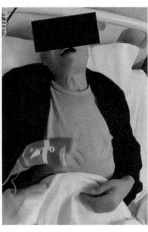

图15-1 面-臂肌张力障碍发作时截屏

既往史：体健，家属否认患者有结核病、肝炎等传染病病史，否认药物、食物过敏史，否认外伤、手术史。预防接种史不详。否认有疫区居住史。患者出生并生长在原籍，长期在家务农。

个人史：无特殊。

家族史：父母已故，死因及死亡年龄不详；1姐去世，死因及死亡年龄不详。余3哥1弟均体健，3子1女均体健。否认家族性遗传病及传染病病史。

体格检查

一般查体：体温36.4 ℃，脉搏76次/分，呼吸18次/分，血压130/80 mmHg，发育正常，营养良好，心、肺、腹查体基本

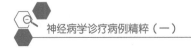
NOTES

正常。

神经系统查体：神志清，言语清晰，记忆力、计算力、理解判断力减退；双侧瞳孔等大等圆，对光反应灵敏，眼球运动充分，未见眼球震颤。额纹和鼻唇沟两侧对称，伸舌居中，悬雍垂居中，四肢肌力、肌张力正常，共济运动检查均正常，双侧病理征阴性，深浅感觉未见明显异常，颈软，Kernig 征（－）。

辅助检查

实验室检查：血常规、肝功能 8 项、动脉硬化因子、凝血功能、电解质、肾功能、血脂、血糖、抗核抗体谱、类风湿因子、超敏 C 反应蛋白（比浊法）、抗链球菌素 O（比浊法）均正常。脑脊液初压为 210 mmH$_2$O，脑脊液常规、生化、抗酸、墨汁检查均未见异常。外送自身免疫性脑炎抗体检查，血清：抗富亮氨酸胶质瘤失活蛋白 1（leucine-rich glioma inactivated 1，LGI1）抗体 IgG 滴度 1∶100、抗髓鞘少突胶质细胞糖蛋白（myelin oligodendrocyte glycoprotein，MOG）抗体 IgG 滴度 1∶10；脑脊液：抗 LGI1 抗体 IgG 滴度 1∶100。

影像学检查：

MRI 平扫（3.0 T）（图 15-2，图 15-3）：癫痫序列（平扫），左侧海马异常信号。

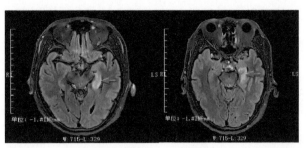

图 15-2　头颅 MRI（轴位）：左侧海马 FLAIR 高信号

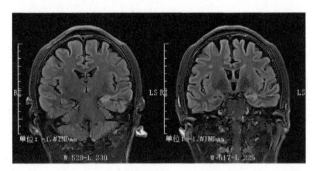

图 15-3　头颅 MRI（冠状位）：左侧海马 FLAIR 高信号

为排除肿瘤性病变，进一步行头颅 MRI 增强扫描（图 15-4）。

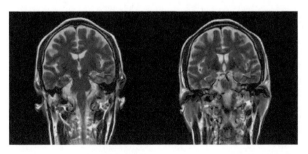

图 15-4　头颅 MRI 增强扫描（3.0 T）：左侧海马异常信号

MRS（3.0 T）：左侧海马异常信号，MRS 支持非肿瘤性病变。

MRA（3.0 T）：颅脑 MRA 平扫未见明显异常。

64 排 CT 平扫：①胸部 CT 平扫未见明显异常；②肝囊肿可能；③肝内钙化灶。

腹部彩色多普勒超声：肝回声细密；胆囊壁胆固醇结晶；左肾囊肿并囊壁钙化，钙乳症不除外；右肾盂轻度分离。

颈部血管彩色多普勒超声：双侧颈部动脉内膜增厚并斑块形成（多发）；双侧颈部静脉未见明显异常。

入院第 5 天查 24 小时视频脑电图：正常范围。

诊断

抗 LGI1 抗体和抗 MOG 抗体双阳性相关脑炎。

诊断依据：①患者为男性，69 岁；②发作性面 - 臂肌张力障碍；③伴有认知功能障碍；④ MRI 示左侧海马区异常信号；⑤血清：抗 LGI1 抗体 IgG 滴度 1∶100、抗 MOG 抗体 IgG 1∶10，脑脊液：抗 LGI1 抗体 IgG 滴度 1∶100；⑥排除了其他神经系统疾病。

定位诊断：广泛大脑皮层左侧颞叶起源可能，患者发作形式表现为右侧面部歪斜同时伴右上肢不自主运动，意识清楚，考虑为简单部分性发作，最常见于左侧颞叶癫痫。患者视频脑电图正常，考虑可能与海马位置较深，头皮脑电图不足以检测到异常放电有关，但结合患者影像学结果左侧海马异常改变，故考虑左侧颞叶起源可能。

定性诊断：①抗 LGI1 抗体和抗 MOG 抗体双阳性相关脑炎；②症状性癫痫。患者老年男性，亚急性病程，以癫痫发作、反应迟钝、偶尔胡言乱语为主要表现，脑脊液及血清 LGI1 抗体阳性，同时伴血清 MOG 抗体阳性，诊断抗 LGI1 抗体和抗 MOG 抗体双阳性相关脑炎。患者病程中 2 次以上发作，符合癫痫发作的典型临床表现，具备发作性、短暂性、重复性和刻板性特点，脑脊液及血清 LGI1 抗体阳性，同时伴血清 MOG 抗体阳性，故诊断症状性癫痫，发作类型考虑简单部分性发作。

鉴别诊断

自身免疫性脑炎的其他类型：自身免疫性脑炎为急性或亚急性起病，多累及边缘系统，表现为近记忆力减退、认知功能障碍、精神行为异常、癫痫发作等症状，影像学可见边缘系统异常信号或其他部位脱髓鞘改变，脑脊液及血清可见自身免疫性抗体滴度升高。本例患者主要表现为癫痫发作、认知障碍，影像学提示以颞叶海马为著的异常信号，符合边缘性脑炎特点，完善相关抗体检测后支持抗 LGI1 抗体和抗 MOG 抗体双阳性相关脑炎，排除其他类型自身免疫性脑炎。

阿尔茨海默病（Alzheimer's disease）：是一种主要发生于老年人的神经退行性疾病，病程呈慢性进行性，早期症状不明显，认知功能障碍呈慢性进行性减退，MRI 可见双侧海马不同程度萎缩，部分患者可有癫痫发作，一般无视幻觉和错觉，偶有锥体外系功能异常。一般病程较长，结合本例患者发病特点可以排除。

线粒体脑肌病［肌阵挛性癫痫伴肌肉蓬毛样红纤维（MERRF）型］：该病通常在青春期或成年早期表现为肌阵挛性癫痫，有时伴感觉神经性耳聋、视神经萎缩、身材矮小或周围神经病变。病情随着癫痫的恶化和共济失调、耳聋、肌肉无力、痴呆等附加症状的出现而进展。头颅 MRI 可显示皮质萎缩、基底节区钙化和脑白质营养不良。多数 MERRF 患者是由于线粒体基因组 tRNA 赖氨酸基因 8344 位点点突变导致。根据本例患者发病特点及影像学检查可排除。

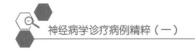

NOTES

治疗

①抗癫痫药物（丙戊酸钠缓释片 0.5 g，2 次 / 天，左乙拉西坦片 0.25 g，2 次 / 天）；②激素冲击（甲泼尼龙 500 mg，1 次 / 天，静脉滴注，3 天后改为 240 mg，1 次 / 天，按此剂量持续 3 天后改为 120 mg，1 次 / 天，之后改为口服泼尼松 60 mg，1 次 / 天，每周减 5 mg）；③免疫球蛋白每天 400 m/kg 体重，连续使用 5 天；④支持对症处理。

经治疗患者面 – 臂肌张力障碍发作次数明显减少，至出院时发作频率为 1～2 次 / 天，记忆力、计算力、理解力恢复正常。

随访

出院后 1 个月随访，患者 5～6 天发作 1 次，且症状较发病初期轻微，有时仅出现发作性右侧面部歪斜。

病例分析

本病例是自身免疫性脑炎的类型之一的抗 LGI1 抗体相关脑炎，有典型的临床表现同时伴有抗 MOG 抗体阳性，但无相关（抗 MOG 抗体阳性）症状。

自身免疫性脑炎（autoimmune encephalitis，AE）是指一类由自身免疫机制介导的脑病，由 Dalmau 等（2007）首次报道，占所有脑炎的 10%～20%。抗 LGI1 抗体脑炎是一种由抗 LGI1 抗体介导的自身免疫性脑炎，是电压门控钾通道复合体（voltage gated potassium channel complex，VGKC）抗体脑炎最常见的类型。抗 LGI1 抗体脑炎的临床表现除具有边缘系统脑炎常见的认知损害、癫痫和精神症状外，还具有特征性的面 – 臂肌张力障碍发作

（faciobrachial dystonic seizures，FBDS）和顽固性低钠血症，免疫治疗效果较好。本例患者有典型的面 - 臂肌张力障碍发作，发作十分频繁，且对激素治疗敏感，治疗后发作次数明显减少，诊断较符合。

抗 LGI1 抗体脑炎多见于中老年男性，临床表现多为进行性加重的认知损害、精神行为异常、频繁癫痫发作、低钠血症、自主神经功能损害等。其中，癫痫发作是抗 LGI1 抗体脑炎最主要的临床表现，其发作形式多样，可表现为典型的颞叶癫痫发作、全身强直阵挛发作、猝倒发作等，但癫痫并不是该疾病必备的临床表现，抗 LGI1 抗体脑炎影像学改变既往的典型特征为头颅 MRI 见颞叶内侧及海马高信号，本例患者的影像学表现很典型，与相关文献报道符合。研究表明，65% 的抗 LGI1 抗体脑炎患者存在轻到中度的低钠血症，但本例患者无低钠血症的表现，说明本病存在临床异质性，但不影响对本病例的诊断。

本病例同时也存在抗 MOG 抗体阳性，自身免疫性脑炎双抗体阳性在临床上实属罕见，具体机制不详，也无相关文献报道。抗 MOG 抗体病是一种由 MOG-IgG 介导的中枢神经系统炎性脱髓鞘疾病，抗 MOG 抗体病的主要临床表现为双侧同时受累的视神经炎、横贯性脊髓炎和急性播散性脑炎，但本例患者无以上特征性临床表现。目前国内外对于抗 MOG 抗体病仅有小样本量的临床研究，尚无完善的诊断标准，最准确的诊断抗 MOG 抗体病的方法仍然是在血清和（或）脑脊液中检测到 MOG-IgG。本例患者抗 MOG 抗体阳性且伴有抗 LGI1 抗体阳性，这一罕见病例有待于继续随访观察。

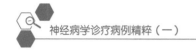

病例点评

本例患者表现为典型的面-臂肌张力障碍发作、认知下降及精神症状，头颅 MRI 为典型的左侧颞叶内侧、海马高信号，认知下降考虑与颞叶和海马受累有关。脑脊液抗 LGI1 抗体滴度为1∶100，血清抗 LGI1 抗体滴度为 1∶100，明显高于抗 MOG 抗体滴度 1∶10。患者的临床特征和影像学改变与抗 LGI1 抗体脑炎一致。

自身免疫性脑炎总体预后良好，通常越早接受免疫治疗预后越好。目前，自身免疫性脑炎的免疫治疗方案仍分为一线治疗（激素、人免疫球蛋白、血浆置换）及二线治疗（利妥昔单抗、环磷酰胺及其他免疫抑制剂）。激素与免疫球蛋白单独或联合使用对抗 LGI1 抗体脑炎患者有效，本例患者在接受激素与人免疫球蛋白联合治疗后症状减轻。出院 3 个月后回访，患者病情一直稳定。但是仍有发作的可能，这与不同的自身免疫性脑炎特异性抗体攻击的靶点不同相关。本例患者抗 LGI1 抗体滴度较高，存在抗 MOG 抗体，两种抗体并存的情况在国内外相关文献报道中十分罕见，有待于积累更多的临床经验，进一步阐明其发病机制。

参考文献

[1] DALMAU J,TUZUN E,WU H Y,et al.Paraneoplastic anti-N-Methyl-D-aspartate receptor encephalitis associated with ovarian teratoma[J].Ann Neurol, 2007, 61 (1):25-36.

[2] 侯思佳，赵继巍，段淑荣，等 . 伴双侧海马病变的 LGI1-Ab 型自身免疫性脑炎 1 例 [J]. 神经疾病与精神卫生，2018，18（9）：682-684.

[3] 徐祖兵，李小兵，周美鸿，等 . 抗 LGI1 抗体和抗 IgLON5 抗体双阳性的自身免疫

性脑炎（附 1 例报告及文献复习）[J]. 中国临床神经科学，2021，29（3）：331-335.

[4] 孟义然，黄靖，卢洁. MOG 抗体病的临床及影像学研究现状[J]. 医学影像学杂志，2022，32（7）：1223-1226.

（赵　妍　凌　云　石军峰）

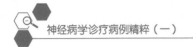
病例 16 脑沟内 FLAIR 高信号的抗富亮氨酸胶质瘤失活蛋白 1 抗体脑炎

病历摘要

基本信息

患者，女，49 岁，农民，主因"头痛 2 月余，一过性意识不清、肢体抽搐 1 小时"入院。

现病史：患者于 2 个月前无诱因出现头痛，以左侧颞部及后枕部为著，针刺样疼痛，呈持续性，症状时轻时重，无发热、寒战，未诉头晕，无恶心、呕吐，曾于当地医院住院治疗 10 余天，具体诊治不详，出院后仍有头痛，自行口服"正天丸"止痛治疗，效果欠佳。1 小时前出现意识不清，伴有肢体抽搐，未发现口吐白沫、双眼上翻，无大小便失禁，持续约 2 分钟后抽搐停止，约 20 分钟后意识转清，醒后对当时事件不能回忆。

既往史：糖尿病病史 1 年余，平素未口服药物治疗，未监测血糖变化。

个人史、婚姻史、家族史：无特殊。

体格检查

体温 36.2 ℃，脉搏 76 次 / 分，呼吸 18 次 / 分，血压 120/72 mmHg，意识清楚，言语清晰，高级皮质功能正常。颅神经查体阴性。四肢肌力、肌张力正常，双侧腱反射（＋＋），共济运动正常，深、浅感觉正常，Romberg 征（－），双侧 Babinski 征（－），脑膜刺激征（－）。

辅助检查

实验室检查：血常规（全血）大致在正常范围；葡萄糖 8.67 mmol/L，谷丙转氨酶 44.5 U/L，钠 133.6 mmol/L，氯 93.8 mmol/L；糖化血红蛋白（HPLC 法）6.7%；甲状腺功能全项（血清）正常；血浆 D- 二聚体+凝血功能正常；心肌标志物 4 项（血清）正常。

影像学检查：头颅 CT（2022 年 3 月 29 日）未见异常。颅脑 MRA＋MRV 未见明显异常。胸部 CT 示双肺炎性灶、纤维灶。全腹部 CT 提示脂肪肝、胆囊炎。妇科彩超提示子宫肌瘤。颅脑 MRI 平扫+增强（2022 年 3 月 31 日）示双侧额颞叶部分脑沟内 FLAIR 序列高信号，不除外蛛网膜下腔出血，DWI 和 T_1WI、T_2WI 强化无异常（图 16-1 至图 16-5）。

其他检查：心电图示窦性心律，正常范围。脑电图示边缘脑电图、脑地形图。

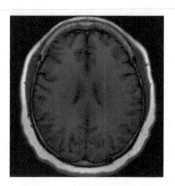 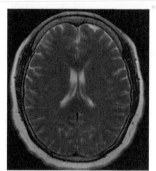

图 16-1　颅脑 MRI T_1　　　图 16-2　颅脑 MRI T_2

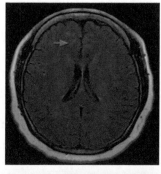

图 16-3　颅脑 MRI FLAIR 示双侧额颞叶部分脑沟内 FLAIR 序列高信号

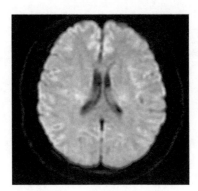 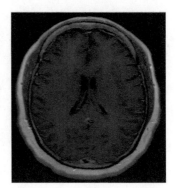

图 16-4　颅脑 MRI DWI　　图 16-5　颅脑 MRI T$_1$ 增强

诊断

①头痛查因，脑炎、静脉窦血栓形成、可逆性脑血管收缩综合征待查；②癫痫发作；③ 2 型糖尿病。

定位诊断：患者头痛定位于颅内痛敏结构，脑膜、血管待查；癫痫样发作定位于大脑皮质，结合颅脑 MRI 综合定位于大脑皮质。

鉴别诊断

脑血管病：包括脑动脉及静脉性疾病，如脑烟雾病、可逆性脑血管综合征、颅内静脉窦血栓形成等，需完善相关血管检查进一步鉴别诊断。

脑膜癌：患者反复头痛及癫痫发作，颅脑 MRI 提示脑膜受累需除外脑膜癌，下一步进行相关肿瘤筛查及腰椎穿刺脑脊液查找肿瘤细胞。

代谢性疾病：患者有 2 型糖尿病，需注意发作性低血糖，完善血糖谱检测除外低血糖脑病。

免疫介导的炎症性病变：如自身免疫性脑炎及脱髓鞘病，下一步完善相关免疫检查及相关抗体检测以鉴别。

治疗

给予改善脑代谢、减轻脑水肿等对症治疗，患者头痛症状未缓解，后于 2022 年 4 月 27 日在睡眠中再次出现癫痫，表现为强直阵挛发作，复查颅脑 CT 未见明显异常。完善腰椎穿刺，脑脊液无色透明，压力为 115 mmH$_2$O，白细胞计数为 0，脑脊液生化示蛋白质定量 0.907g/L，氯化物 117.3 mmol/L，脑脊液抗酸杆菌涂片、脑脊液细菌涂片、新型隐球菌涂片检查阴性。脑脊液脱落细胞检查显示，送检脑脊液沉渣涂片中有少量淋巴细胞，未查见肿瘤细胞。血清、脑脊液及脱髓鞘抗体 3 项阴性。血清及脑脊液自身免疫性脑炎抗体 6 项示抗 LGI1 抗体 IgG 滴度 1∶320。最终明确诊断为抗 LGI1 抗体脑炎。给予甲泼尼龙 1 g 冲击治疗 5 天后，改口服甲泼尼龙 80 mg 并序贯减量，同时加用吗替麦考酚酯，患者未再出现癫痫发作，头痛缓解，目前随访正常。

📋 病例分析

自身免疫性脑炎泛指一类由自身免疫机制介导的脑炎。抗 LGI1 抗体是一种分泌型蛋白，主要在海马和颞叶皮质表达，参与大脑发育、神经元兴奋和突触传递。LGI1 是与边缘性脑炎相关的自身抗原，以前归于电压门控钾通道，2010 年首次提出与抗电压门控钾通道抗体相关的边缘性脑炎应改为与抗 LGI1 抗体相关的边缘性脑炎。

2013 年国内报道的首例抗 LGI1 抗体阳性边缘性脑炎患者为老年男性，临床表现为亚急性起病的近期记忆功能减退，抗癫痫药物抵抗的频繁发作、短暂的面 – 臂肌张力障碍发作，顽固性低

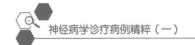
NOTES

钠血症，影像学提示颞叶内侧区受累。血和脑脊液抗 LGI1 抗体阳性。经静脉注射人免疫球蛋白治疗，临床痊愈。

临床特点：抗 LGI1 抗体脑炎最常见的临床表现为面 – 臂肌张力障碍发作、低钠血症，此外癫痫发作（87.2%，102/117）、认知障碍（70.1%，82/117）和失眠（52.1%，61/117）同样常见。

《中国自身免疫性脑炎诊治专家共识》（2022 年版）提出，诊断抗 LGI1 抗体脑炎需注意：①急性或者亚急性起病，进行性加重。②临床符合边缘性脑炎，或表现为面 – 臂肌张力障碍发作。③脑脊液白细胞数正常或呈轻度淋巴细胞性炎症。④头颅 MRI：双侧或者单侧的颞叶内侧异常信号，或无明显异常。⑤脑电图异常。⑥血清和（或）脑脊液抗 LGI1 抗体阳性。

MRI 特点：多数可见单侧或者双侧颞叶内侧（杏仁体与海马）异常信号，部分可见杏仁体肥大，FLAIR 像敏感，部分患者可见基底节区异常信号。通过对多个临床中心的数据库中确定的 117 例抗 LGI1 抗体脑炎患者进行回顾性分析，发现 32.5%（38/117）的患者 MRI 异常（20 例双侧海马信号异常，14 例左侧海马异常，2 例左侧基底节区异常，2 例右侧枕叶和胼胝体异常）。在免疫治疗期间或之后对 13%（12/92）的患者进行重复检查，结果显示，6 例患者的病变面积减少或消失，4 例患者无明显变化，2 例患者与发病时间或新病变出现以来相比病变面积增加。

脑电图特点：对 117 例患者中的 99 例患者进行了脑电图检查，对 25 例患者进行了视频脑电图（video electroencephalogram，VEEG）监测，监测时间从 8 小时到 36 小时。99 例患者中有 61 例发现脑电图异常，大多数为全程慢波，有时伴有阵发性棘波。额叶和颞叶常发现尖锐波，被认为是癫痫样放电。在 10 例接受

VEEG 监测的患者中，记录了 42 次面 – 臂肌张力障碍发作［中位数，每例 3 次；四分位距（interquartile range，ZQR），2～7］，在相应的脑电图中未发现明显的异常放电。32 次面 – 臂肌张力障碍发作涉及同侧半脸和一个手臂，其中 6 次涉及腿，4 次只涉及面部，4 次只涉及一只手臂，2 次只涉及腿部。面 – 臂肌张力障碍发作发生于清醒（$n=21$）、嗜睡（$n=5$）和睡眠（$n=18$）。

本例患者主要以头痛及癫痫强直 – 阵挛发作为主要临床表现，颅脑 MRI 提示双侧额颞叶部分脑沟内 T_2-FLAIR 序列高信号，因此诊断的重点主要在以下几方面。①脑血管病：如烟雾病、可逆性脑血管收缩综合征、血管炎、颅内静脉窦血栓形成、淀粉样血管病、动脉重度狭窄等。②肿瘤：如脑膜癌等。③代谢性疾病：如低血糖发作等。而免疫相关的炎症性病变仅放在了相关的鉴别诊断上，结果"出人意料"地出现了抗 LGI1 抗体阳性的结果，再回过头来对整个临床病史及辅助检查进行反馈分析，确认最终诊断为抗 LGI1 抗体脑炎。

病例点评

本例患者具有典型的癫痫发作、低钠血症等抗 LGI1 抗体脑炎的临床特征。但典型抗 LGI1 抗体脑炎影像学常表现为单侧或者双侧颞叶内侧（杏仁体与海马）异常信号，部分患者可见杏仁体肥大，FLAIR 像敏感，部分患者可见基底节区异常信号。本例患者表现为双侧额颞叶脑沟内 FLAIR 高信号，这在以往报道中较为少见，这也是本例患者初始未重点考虑自身免疫性脑炎的原因，但临床医师经过筛查最终确诊患者为抗 LGI1 抗体脑炎，证据

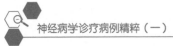
充分，为以后类似的病例提供了新的诊断思路，诸如此类的患者必须完善腰椎穿刺，在除外线粒体脑肌病伴高乳酸血症和卒中样发作、可逆性脑血管收缩综合征、颅内静脉窦血栓形成、脑膜肿瘤、中枢神经系统血管炎等基础上不要忘记查相关免疫性抗体。

抗 LGI1 抗体脑炎一线免疫治疗包括静脉注射类固醇（甲基强尼松龙）、静脉注射人免疫球蛋白（intravenous immunoglobulin, IVIG）和（或）血浆交换。二线治疗（利妥昔单抗、麦考酚酸钠、环磷酰胺和硫唑嘌呤）用于难治性病例或作为预防复发的维持疗法。值得一提的是，在明确诊断后患者虽然有糖尿病但也大胆地给予了其激素冲击治疗和后续的免疫治疗，并取得了令人满意的效果。

参考文献

[1] 杨晓岚，陆钦池 . 以面 – 臂肌张力障碍发作为主要表现的抗 LGI1 抗体相关边缘性脑炎：3 例报告及文献复习 [J]. 神经病学与神经康复学杂志 , 2017, 13 (4) :186–196.

[2] VAN SONDEREN A, THIJS R D, COENDERS E C, et al.Anti–LGI1 encephalitis:clinical syndrome and long–term follow–up[J].Neurology, 2016, 87 (14) :1449–1456.

[3] JIA X T, PAN Y, DI Z, et al.Anti–GABA$_B$ receptor encephalitis in a patient with gastric adenocarcinoma[J].Neurol Sci, 2018,39(11):1981–1984.

（李　建　赵元元）

病例 17　抗接触蛋白相关蛋白 2 抗体相关自身免疫性脑炎

病历摘要

基本信息

患者，女，63 岁，主因"间断胡言乱语、精神行为异常 5 天"来我院就诊。

现病史： 患者于 5 天前感冒后出现胡言乱语、精神行为异常，以夜间为著，自诉可听到有人说话、骂人，随后让家属进行驱赶，症状持续数小时后缓解，日间表现为少言、沉默、不爱理人，但与人交流正常。此后上述症状逐渐加重，持续时间延长，致使夜间不能入眠。自发病以来无头痛、发热，无肢体运动障碍及麻木，无言语障碍，无肢体抽搐及意识障碍，饮食正常，二便正常，体重较前无明显下降。

既往史： 直肠癌术后 10 年，目前病情稳定。高血压病史 4 年。否认结核、乙肝等传染病病史，否认外伤史及疫苗接种史。

家族史： 否认脑血管病家族史，否认心血管病家族史。否认其他家族遗传史及类似病病史。

体格检查

一般查体： 体温 36.8 ℃，脉搏 80 次/分，呼吸 18 次/分，血压 152/80 mmHg。发育正常，营养良好。心、肺查体未见异常。

神经系统查体： 神志清楚，言语流利，高级皮层功能查体未见异常。四肢肌力 5 级，双侧肌张力正常，无肌萎缩。指鼻试验、跟-膝-胫试验未见异常，感觉查体未见异常，双侧腱反射对称引出且正常，双侧 Babinski 征（-），颈无抵抗，Kernig 征（-），Brudzinski 征（-）。

辅助检查

实验室检查：血清钾 2.67 mmol/L，血常规、降钙素原、B 型钠尿肽、凝血功能、传染病核酸检测、生化全项、肿瘤标志物、风湿 3 项、自身抗体谱均未见异常。血清抗接触蛋白相关蛋白 2（contactin associated protein 2，CASPR2）/转染细胞抗体（+++）（滴度 1：10）（图 17-1）。脑脊液压力为 90 mmH$_2$O，常规、生化、TORCH 抗体检测、墨汁染色、抗酸染色、细菌培养及结核杆菌 DNA 检测、抗 NMDA 抗体、AMPA 抗体、抗 LGI1 抗体、GABA$_B$ 抗体、抗 CASPR2 抗体均未见异常。

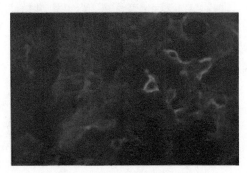

图 17-1　血清 CASPR2/转染细胞抗体（+++）

影像学检查：颅脑 MRI 未见异常。MRA 示前交通及双侧后交通动脉开放；左侧椎动脉较右侧稍细。MRV 示左侧横窦、乙状窦较对侧稍细，上矢状窦信号不均。胸部 CT 示左肺上叶舌段及双肺下叶纤维条索。腹部＋盆腔 CT 均未见异常。

脑电图：基本节律为 15～25 Hz，以 β 波为主，呈低快活动脑电图。

诊断

抗 CASPR2 抗体相关自身免疫性脑炎。

定位诊断：根据患者精神行为异常，定位在颞叶。

定性诊断：患者为中年女性，急性起病，病前有感冒史，出现间断精神行为异常，头颅核磁未见异常，脑脊液检查排除其他病原体感染的脑炎，血清抗 CASPR2 抗体阳性，故诊断抗 CASPR2 抗体相关自身免疫性脑炎。

鉴别诊断：

单纯疱疹性脑炎：本病起病急，病情重，有上呼吸道感染的前驱症状，出现明显的精神行为异常、抽搐、意识障碍及早期出现的以局灶性神经系统损害为主的脑弥漫性异常；头颅 MRI 发现颞叶局灶性出血性脑软化灶。本例患者脑脊液、脑电图、MRI 不支持。

代谢性与中毒性脑病：如韦尼克脑病，肝性脑病，青霉素类或喹诺酮类抗生素、化疗药物或免疫抑制剂等引起的中毒性脑病，患者均有药物服用史及原发病表现，可帮助鉴别。

治疗

给予人免疫球蛋白 0.4 g/（kg·d），静脉输注 5 天，患者无胡言乱语及行为异常后出院。

病例分析

CASPR2 是神经元 VGKC 复合体自身抗体的主要靶抗原。

VGKC 是细胞动作电位的重要调节因子，其功能障碍导致这些动作电位延长。CASPR2 在中枢神经系统和周围神经系统均有分布，对 VGKC 的正确定位至关重要。发现 CASPR2 以来，其临床疾病谱不断扩大。抗 CASPR2 抗体脑炎临床疾病谱更为多样化，呈亚急性或慢性病程，有 7 项主要临床症状：边缘系统症状、小脑性共济失调、周围神经兴奋性增高（肌肉颤动、痉挛、肌束震颤）、自主神经功能障碍、失眠、神经性疼痛、体重减轻。抗 CASPR2 抗体阳性自身免疫性脑炎临床罕见，临床表现多样，对免疫抑制治疗反应良好。

实验室检查大多数正常。25% 的抗 CASPR2 抗体阳性患者出现脑脊液异常，表现为细胞数和（或）蛋白水平增高，可出现寡克隆区带，但特异性不高。头部 MRI 通常正常，30% 可显示颞叶内侧 T_2 高信号，甚至皮质萎缩，部分可出现脑膜增强改变。大多数研究表明血清测定抗 CASPR2 抗体比脑脊液更敏感。因 2/3 的病例中抗体在外周产生，因此仅脑脊液阴性不能排除疾病的诊断。

参考《中国自身免疫性脑炎诊治专家共识》（2022 年版），抗 CASPR2 抗体相关自身免疫性脑炎的诊断标准如下。①临床表现：急性或者亚急性起病（＜ 3 个月），具备以下 1 个或者多个神经与精神症状或者临床综合征。A. 边缘系统症状：近事记忆减退、癫痫发作、精神行为异常，有 3 个症状中的 1 个或者多个。B. 脑炎综合征：弥漫性或者多灶性脑损害的临床表现。C. 基底节和（或）间脑/下丘脑受累的临床表现。D. 精神障碍，而且精神心理专科认为不符合非器质性疾病。②辅助检查：具有以下 1 个或者多个的辅助检查发现，或者合并相关肿瘤。A. 脑脊液异常：脑脊液白细胞增多（＞ $5 \times 10^6/L$），或脑脊液细胞学呈淋巴细胞性炎症，或特异性寡克隆区带阳性。B. 神经影像学或者电生理异常：头颅 MRI 边缘系统 T_2 或者头颅 FLAIR 异常信号，单侧或者双侧，或者其他区域的 T_2 或者 FLAIR 异常信号（除外非特异性白质改变和脑卒中）；或正电子发射计算机断层（position emission tomography，PET）有边缘系统高代谢改变，或者多发的皮质和（或）基底节的高代谢。C. 与自身免疫性脑炎相关的特定类型肿瘤。如果存在血清或脑脊液抗 CASPR2 抗体阳性，并可排除其他可能的病因者，可直接诊断为抗 CASPR2 抗体相关自身免疫性脑炎。

本例患者表现为典型的边缘系统症状，即精神行为异常，颅脑 MRI、脑电图均未见异常，脑脊液化验未见异常，血清抗 CASPR2 抗体阳性，排除其他可能的疾病，故符合抗 CASPR2 抗体相关自身免疫性脑炎的诊断，且经过人免疫球蛋白治疗后反应良好，与国内外报道一致。但本例患者合并低钾血症，国内外报道较少，其具体机制不明。

📋 病例点评

抗 CASPR2 抗体相关自身免疫性脑炎极为罕见。临床表现为癫痫发作、精神行为异常，还可以出现由 CASPR2 抗体介导的周围神经过度兴奋伴脑病，表现为肌颤搐、肌强直、失眠、多汗等自主神经功能障碍。本例患者仅表现为精神行为异常，容易误诊及漏诊，故通过本病例的学习，可以提高临床医师对本病的认识，并能够提供新的诊疗思路。

迄今为止，尚无针对本病的临床指南或标准治疗方案。综合现有临床研究及案例报道，一线治疗方案包括甲泼尼龙冲击治疗

（1 g/d，连用3天后减半）、人免疫球蛋白［0.4 g/（kg·d），连用5天］及血浆置换等。二线治疗包括注射环磷酰胺、吗替麦考酚酯、利妥昔单抗等。本例患者应用人免疫球蛋白反应良好，提示不合并肿瘤的患者预后较好。

参考文献

[1] VAN SONDEREN A,SCHREURS M W J,WIRTZ P W, et al. From VGKC to LGI1 and Caspr2 encephalitis: the evolution of a disease entity over time[J].Autoimmun Rev, 2016, 15 (10): 970–974.

[2] VAN SONDEREN A, ARIÑO H,PETIT–PEDROL M,et al.The clinical spectrum of Caspr2 antibody–associated disease[J]. Neurology, 2016, 87(5):521–528.

[3] SUNWOO J,LEE S T, BYUN J I, et al. Clinical manifestations of patients with CASPR2 antibodies[J]. J Neuroimmunol, 2015,281:17–22.

[4] GADOTH A, PITTOCK S J,DUBEY D, et al. Expanded phenotypes and outcomes among 256 LGI1/CASPR2–IgG–positive patients[J]. AnnNeurol,2017,82(1):79–92.

[5] IRANI S R,PETTINGILL P, KLEOPA K A,et al.Morvan syndrome:clinical and serological observations in 29 cases[J]. Ann Neurol,2012,72(2): 241–255.

[6] 中华医学会神经病学分会神经感染性疾病与脑脊液细胞学学组 . 中国自身免疫性脑炎诊治专家共识（2022 年版）[J]. 中华神经科杂志，2022，55（9）：931–949.

（仲婷婷　宋爱霞　常青　王欢欢　杨宇英　薛茜）

病例 18 单纯疱疹病毒性脑炎继发自身免疫性脑炎

病历摘要

基本信息

患者，女，54 岁，主因"头痛伴精神异常 2 个月，呕吐 1 个月"来我院就诊。

现病史： 患者 2 个月前无明显诱因出现头痛、精神异常伴意识障碍，于当地医院就诊，脑脊液二代测序提示单纯疱疹病毒感染，诊断为病毒性脑炎，住院期间给予抗病毒治疗，症状好转后出院。出院后 1 周再次出现头痛、呕吐，逐渐加重。患者发病以来有发热，无肢体抽搐，无咳嗽、咳痰，无腹痛、腹泻，感乏力，食纳欠佳，睡眠一般，二便正常。

既往史： 有高血压病史 3 年，自服氨氯地平治疗；有血糖偏高史。否认结核病、肝炎等传染病病史。

个人史： 否认药物、食物过敏史。否认外伤、手术史。预防接种史不详。否认疫区居住史。

家族史： 无特殊。

体格检查

一般查体： 体温 36.1 ℃，脉搏 113 次/分，呼吸 19 次/分，血压 155/107 mmHg。发育正常，营养良好。心、肺、腹查体基本正常。

神经系统查体：神志清，双侧瞳孔等大等圆，直径约为 3 mm，对光反射灵敏。双侧额纹对称，双侧鼻唇沟对称，伸舌居中。四肢肌力、肌张力正常，腱反射（＋），无病理征。双侧指鼻试验（－），双侧跟－膝－胫试验（－），闭目难立征（－）。感觉正常。颈软，Kernig 征（－），Brudzinski 征（－）。

辅助检查

实验室检查：血常规无明显异常；尿干化学分析示葡萄糖（＋＋）；红细胞计数 16/μL；白细胞计数 275/μL；上皮细胞计数 114/μL；隐血（±）。生化示钾离子 3.31 mmol/L，钠离子 139.1 mmol/L，氯离子 101.8 mmol/L；葡萄糖 6.73 mmol/L；糖化血红蛋白测定为 6.60%；总胆固醇 6.13 mmol/L，高密度脂蛋白胆固醇 1.07 mmol/L，低密度脂蛋白胆固醇 4.55 mmol/L。免疫全套示轻链 LAMBDA 定量 1.07 g/L。甲状腺功能 3 项示促甲状腺激素 1.98 mIU/L，游离型三碘甲腺原氨酸（free triiodothyronine，FT_3）4.96 pmol/L，游离型甲状腺素（free thyronine，FT_4）18.05 pmol/L。肿瘤筛查示甲胎蛋白 12.13 g/mL。肝肾功能、BNP 测定、呼吸肿瘤指标、降钙素原、贫血 3 项、自身抗体谱、ANCA、感染性疾病筛查、凝血全套、红细胞沉降率、风湿 3 项、同型半胱氨酸、心肌酶谱、斑块筛查无明显异常。脑脊液初压（2020 年 8 月 6 日）120 mmH_2O，脑脊液常规示有核细胞计数 0.04×10^9/L，单核细胞百分数 85%，多核细胞百分数 15%；脑脊液生化示乳酸 2.70 mmol/L，微量总蛋白 812.3 mg/L，氯离子 122.4 mmol/L，葡萄糖 4.06 mmol/L；免疫全套示 IgG 281.00 mg/L，IgM ＜ 6.94 mg/L，IgA 13.80 mg/L；自身免疫性脑炎抗体 8 项（血＋脑脊液），抗谷氨酸受体（NMDAR 型）抗体 IgG 滴度 1∶10，阳性。

其他检查：常规心电图（床边）示窦性心律。动态心电图示窦性心律，平均心率 87 次/分，最慢心率 63 次/分，最快心率 140 次/分，共分析心搏总数 112 049 次，有 3 次大于 2 秒的长 RR 间期，其中最长为 3.64 秒，为高度房室传导阻滞；阵发性二度房室传导阻滞（2∶1），偶见高度房室传导阻滞。脑电图示广泛轻度异常脑电图。

影像学检查：普通经胸超声心动图示心内结构未见明显异常。乳腺超声示乳腺小叶增生。甲状腺超声示甲状腺不增大。妇科超声（经阴道+经腹部）示子宫萎缩。头颅 MRI 平扫+增强（图 18-1）：右侧额颞叶、海马脑炎。双侧额叶、基底节区、侧脑室旁腔隙性缺血灶，右侧大脑中动脉 M2 段稍纤细。颅脑 MRV 未见明显异常。

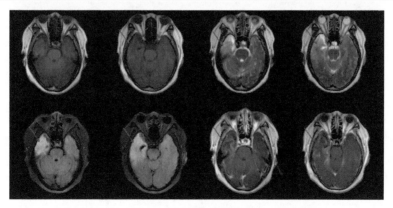

图 18-1 头颅 MRI 示右侧额颞叶、海马脑炎

诊断

单纯疱疹病毒性脑炎继发自身免疫性脑炎，高血压，2 型糖尿病。

定位诊断：患者头痛呕吐伴精神行为异常，定位于额叶、颞叶、边缘叶等。

定性诊断：患者为中年女性，急性起病，亚急性病程，考虑自身免疫性炎症可能性大，需要与副肿瘤性、病毒性脑炎复发鉴别。

鉴别诊断

病毒性脑炎复发：继发于单纯疱疹病毒性脑炎（herpes simplex virus encephalitis，HSE）的抗 N- 甲基 -D- 天冬氨酸受体（N-methyl-D-aspartate receptor，NMDAR）脑炎早期，可单纯产生抗 NMDAR 而无任何临床症状，易被误诊为病毒性脑炎的复发。与大多数发热起病的感染性脑炎患者相比，自身免疫性脑炎患者更常出现头痛或流感样症状等前驱表现，头颅 MRI 是否发现新的中枢神经系统感染病灶或炎性脱髓鞘改变有助于鉴别诊断。同时应进行脑脊液检查，并筛查自身免疫性脑炎和副肿瘤相关的抗体谱。

其余需要鉴别疾病的有副肿瘤综合征、急性播散性脑脊髓膜炎、代谢性中毒性脑病、桥本脑病、克雅病、原发性精神障碍或抗精神病药物恶性综合征等。

治疗

住院期间给予静脉注射人免疫球蛋白 20 g×5 天；甲泼尼龙 80 mg×14 天（后改为口服甲泼尼龙 48 mg，出院后甲泼尼龙每两周减量 1 片）；更昔洛韦抗病毒；同时辅以护胃、补钙、纠正电解质紊乱、调节血糖血压、稳定斑块等治疗。住院期间查动态心电图提示有 3 次大于 2 秒的长 RR 间期，其中最长为 3.64 秒，为高度房室传导阻滞。

2020 年 8 月 21 日复查腰椎穿刺，脑脊液压力 160 mmH$_2$O；脑脊液常规示有核细胞计数 0.012×10^9/L，单核细胞百分数 85%，多核细胞百分数 15%；脑脊液生化示葡萄糖 8.53 mmol/L，氯离子 121.4 mmol/L，乳酸 4.7 mmol/L，微量总蛋白 602.4 mg/L；免疫全套示 IgG 141.0 mg/L，IgM < 6.94 mg/L，IgA 11.3 mg/L。

出院时患者头痛明显缓解，无胸痛、心悸，查体无阳性体征。

随访

出院后患者反复出现呕吐、反胃、食欲缺乏、乏力感，查体均无阳性体征。多次于我科住院，复查头颅 MRI 平扫及增强无新发病灶，复查脑脊液及血清自身免疫性脑炎抗体均为阴性，复查动态心电图无房室传导阻滞。考虑患者为躯体化障碍，加用艾司西酞普兰改善情绪治疗后患者病情稳定，无不适主诉。

病例分析

单纯疱疹病毒（herpes simplex virus，HSV）是散发性病毒性脑炎常见的感染原因之一，其感染所致的 HSE 是一种多以精神行为异常和人格改变为首发症状，可伴有不同程度神经功能缺损和癫痫发作的疾病。病毒主要侵犯颞叶、额叶和边缘系统，引起脑组织出血坏死性病变，在以往抗病毒药广泛应用之前，具有较高的发病率和死亡率。HSE 后发生自身免疫性脑炎的平均时间为（48±18）天。临床表现为双相病程，病毒感染时多有发热、头痛、腹泻等前驱症状，后出现轻微的意识和人格改变，部分可出现精神行为异常。经抗病毒治疗后患者症状逐渐减轻，但 2 个月内患者会再次出现急性或亚急性脑病、精神行为改变、自主神经功能失调、癫痫发作和运动障碍等。部分患者因自身免疫性脑炎的症状出现较早而很难与原发病 HSE 鉴别。

抗 NMDAR 脑炎是一种被严重低估的"沉睡中"的神经系统疾病，潜在的肿瘤为可能的病因之一。近年多个报道显示 HSV 可引发抗 NMDAR 脑炎，病毒感染也是引发抗 NMDAR 脑炎的病因之一。关于 HSV 感染后所导致的自身免疫性脑炎发病机制有以下几种假说。第一，分子模拟，即外源性病原体的抗原与宿主自身的抗原结构相似，针对外源性抗原产生的特异性抗体或效应性 T 细胞与宿主相应抗原产生交叉反应，从而引起自身免疫性损伤；第二，病毒感染后神经元崩解，释放出自身抗原破坏中枢免疫耐受；第三，针对疱疹病毒感染的自身炎性反应；第四，遗传因素；第五，继发性免疫缺陷。

HSE 后脑炎的治疗方法包括免疫治疗、癫痫发作和精神症状的对症治疗及支持治疗。病原学检测阳性的患者可能是由于自身免疫反应过程中嗜神经病毒重新激活所致，这时应同时进行抗病毒治疗。

本例患者第一次病程表现为头痛、精神异常伴意识障碍，脑脊液二代测序提示 HSV 感染，诊断病毒性脑炎明确，给予正规抗病毒治疗后症状缓解。第二次病程表现为头痛、呕吐、食欲减退，症状无明显特异性，结合脑脊液及腰椎穿刺结果，诊断为抗 NMDAR 脑炎。结合患者的双相病程，考虑 HSE 继发自身免疫性脑炎。住院期间给予激素及人免疫球蛋白治疗后，患者好转出院。本例患者在住院期间出现高度房室传导阻滞，症状好转后复查心电图未见传导阻滞，考虑抗 NMDAR 脑炎累及自主神经功能。特殊的是本例患者在病情好转后仍反复出现呕吐、食欲差、乏力等症状，根据头颅 MRI 及腰椎穿刺结果，不考虑自身免疫性脑炎复发，给予艾司西酞普兰治疗后患者症状稳定。

病例点评

HSE 继发自身免疫性脑炎多呈典型的双相病程，即在 HSE 缓解过程中，距 HSE 症状首发 2～16 周出现自身免疫性脑炎症状。本例患者呈现典型的双峰脑炎表型，病程的第一峰期为 HSV 侵犯颞叶、额叶和边缘系统引起的 HSE，第二峰期为继发的自身免疫性脑炎，自身免疫性脑炎相关抗体是该期的致病因子。自身免疫性脑炎期突出表现为新的或复发的神经系统症状，成年患者以精神行为异常、认知功能障碍最为常见，癫痫发作次之，症状总体较经典自身免疫性脑炎症状轻。

自身免疫性脑炎期脑脊液白细胞数、蛋白定量较 HSE 期下降，降至正常或轻度升高，脑脊液 HSV 基因测序、HSV-IgM 转为阴性。自身免疫性脑炎期脑脊液显著变化为自身免疫性脑炎相关抗体转为阳性。本例患者的抗 NMDAR 抗体阳性，抗 NMDAR 抗体在 HSE 后 1～4 周开始合成。自身免疫性脑炎期对免疫治疗反应良好，一旦排除 HSE 复燃，应尽早开始免疫治疗，治疗方案与经典自身免疫性脑炎一致。部分患者可遗留与 HSV 感染相关的后遗症。在 HSE 抗病毒治疗有效的恢复期内再发精神行为异常、认知功能障碍、癫痫发作等症状时，应高度怀疑继发自身免疫性脑炎的可能，结合临床表现、脑脊液检查、相关抗体检测及 MRI 做

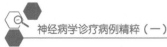

出综合判断。继发自身免疫性脑炎以抗 NMDAR 脑炎最常见，可合并抗 GABABR 抗体、抗 MOG 抗体阳性。头颅 MRI 可见其他部位的新发病灶，新病灶的出现可能与 MOG 抗体介导的免疫损伤有关。成人继发性自身免疫性脑炎对免疫治疗反应良好，但患者可遗留归因于 HSE 的神经功能缺损。

本例患者在病毒型脑炎治疗好转后再次出现头痛、呕吐症状，临床医师需重视且尽早给出明确诊断。因非典型症状的病毒性脑炎后自身免疫性脑炎容易与病毒性脑炎复发相混淆，因此尽早进行脑脊液检测及抗体检测尤为重要。及时的诊断及治疗可改善患者的神经功能缺损。本例患者在自身免疫性脑炎治疗好转后，又反复出现呕吐、食欲减退、乏力等症状，综合头颅 MRI、脑脊液结果，排除自身免疫性脑炎复发，可能为情绪障碍所致，因此自身免疫性脑炎后情绪障碍也需关注，及时的情绪干预可缓解患者症状。

参考文献

[1] 迟博闻，王佳伟．单纯疱疹病毒感染后自身免疫性脑炎的研究进展 [J]．首都医科大学学报，2021，42（3）：341–346.

[2] 高煜，王向波，闫鹤立，等．呈典型双峰脑炎表型的单纯疱疹病毒脑炎继发自身免疫性脑炎 [J]．中国神经精神疾病杂志，2021，47（8）：449–454.

（邢　灿）

病例 19　双峰脑炎（病毒性脑炎、胶质纤维酸性蛋白星形细胞病）

病历摘要

基本信息

患者，男，52 岁，电焊工人，已婚，因"头痛 16 天，发热 12 天，肢体无力 9 天"来院。

现病史： 家属代述患者于入院前 16 天开始出现头痛，主要表现为胀痛，以两侧颞部为主，症状持续，体位改变后头痛无减轻，伴鼻塞、乏力，当时无发热，无呕吐，无肢体抽搐及无力等，曾到私人诊所诊治，头痛无明显好转。入院前 12 天开始出现发热，体温最高 38.5 ℃，伴畏寒，呕吐胃内容物 1 次，到某三甲医院发热门诊就诊，服药后头痛减轻，但仍反复发热，入院前 10 天到该院呼吸科住院治疗，入院次日病情加重，持续高热，体温 39 ℃，烦躁不安，逆行性遗忘，双下肢无力，且于当晚出现全身抽搐、意识障碍、排尿障碍，转入重症监护室治疗。当时考虑中枢神经系统感染、继发性癫痫、脓毒症、肺部真菌感染、细菌性肺炎、呼吸衰竭等，先后给予头孢唑肟、多西环素、美罗培南、伏立康唑抗感染治疗，病情改善不明显，患者仍反复发热，意识障碍无好转，遂转至我院 ICU 进一步诊治。患者病后精神、饮食差，大便减少，留置尿管，体重无明显减轻。

既往史、个人史、家庭史： 从事电焊工作 20 余年，其他无特殊。

体格检查

一般查体：体温 38.3 ℃，呼吸 23 次/分，脉搏 120 次/分，血压 142/88 mmHg，血氧饱和度 91%，双肺听诊呼吸音粗，可闻及少许湿啰音，心、腹查体无特殊。

神经系统查体：嗜睡，双侧瞳孔等大等圆，直径约为 1.5 mm，对光反射稍迟钝，额纹对称，鼻唇沟对称无变浅，伸舌居中，双上肢肌力 5 级，左下肢肌力约 2 级，右下肢肌力约 3 级，感觉系统检查欠配合。双上肢腱反射（++），双下肢腱反射未引出，病理反射未引出。

辅助检查

实验室检查：血常规示白细胞计数 7.791×10^9/L，C 反应蛋白 49.2 mg/L，降钙素原 0.042 ng/mL；肝功能示谷草转氨酶 91 U/L，谷丙转氨酶 138 U/L；G 试验（真菌）、细菌内毒素、肌红肌钙蛋白、风湿系列、免疫系列、抗核抗体谱、ANCA 未见明显异常。送外院血尿毒物测定正常。

外院腰椎穿刺检查示脑脊液压力 190 mmH$_2$O；脑脊液常规示白细胞计数 110×10^6/L；脑脊液生化示蛋白 2050 mg/L，葡萄糖 2.29 mmol/L；脑脊液二代基因测序示人类疱疹病毒 4 型（+）；自身免疫性脑炎抗体 6 项（–）。

影像学检查：外院颅脑 MRI 示颅脑未见明显异常；胸部 CT 示肺部感染。外院行头颅+颈椎+胸椎 MRI：右侧小脑半球、双侧基底节区、额顶叶少许腔隙性脑梗死灶；颈椎退行性改变，颈 5/6 椎间盘膨出，颈 3/4、颈 4/5、颈 6/7 椎间盘突出（中央型）；胸 4、胸 11 椎体新近轻度压缩性骨折。

其他检查：视频脑电图示正常范围脑电图，本次记录未见痫样放电。四肢周围神经传导速度：左侧尺神经损害（肘上、肘下），提示左侧腕管综合征，余测四肢神经感觉、运动传导未见异常。

诊断

定位诊断：根据患者症状及体征，肢体抽搐、意识障碍定位在大脑皮层；双下肢无力、尿潴留定位为脊髓。

定性诊断：患者急性发病，表现为头痛、发热、肢体抽搐，首先考虑中枢神经系统感染，根据患者脑脊液检测结果［脑脊液二代基因测序：人类疱疹病毒 4 型（＋）］，考虑病毒性脑炎。需进一步完善颈胸锥体及脑脊液脱髓鞘相关抗体检测除外双峰脑炎。

初步诊断：病毒性脑炎；肺部感染；腔隙性脑梗死；胸椎压缩性骨折。

治疗

入院当天行腰椎穿刺检查：脑脊液压力 85 mmH$_2$O；脑脊液常规示白细胞计数 62×10^6/L，单核细胞为主；脑脊液生化示蛋白质 1825 mg/L，葡萄糖 2.26 mmol/L，氯化物 122 mmol/L。

第 2 天起给予甲泼尼龙 1000 mg/次，1 次/天，冲击治疗并逐渐减量，给予阿昔洛韦抗病毒等治疗，同时给予抗感染、保护胃黏膜、补钙、康复理疗等对症支持治疗，患者神志转清醒，肌力逐渐恢复。

第 14 天激素减量至 250 mg/d 时，患者智能恢复正常，无抽搐，能配合检查，但诉胸部以下麻木感明显，给予详细神经系统检查发现双侧胸 8 以下感觉异常，痛觉过敏，双上肢肌力 5 级，双下肢肌力 4 级，双上肢腱反射（＋＋）。尿潴留。

第 19 天行颅脑＋颈椎＋胸椎 MRI：新见脑桥异常信号（图

19-1）。新见颈 5 椎体水平颈段脊髓、胸 2～9 椎体水平胸段脊髓信号异常，考虑感染性病变，考虑后炎性病变，炎性脱髓鞘待查（图 19-2）。考虑可能存在双峰脑炎，复查腰椎穿刺术及脱髓鞘抗体：脑脊液压力 135 mmH$_2$O；脑脊液常规示白细胞计数 67×10^6/L；脑脊液生化示蛋白 1041 mg/L，葡萄糖 3.24 mmol/L；蛋白定量分析示脑脊液 IgG 35.6 mg/L、血清 IgG 3.37 g/L；脑脊液 IgG 寡克隆区带（OCB）（+）、血清 OCB（-）；血清中枢神经系统脱髓鞘病抗体 4 项示抗水通道蛋白 4（AQP4）抗体（-）、抗 MOG 抗体（-）、抗胶质纤维酸性蛋白（GFAP）抗体（-）、抗髓鞘碱性蛋白（MBP）抗体（-）；脑脊液中枢神经系统脱髓鞘病抗

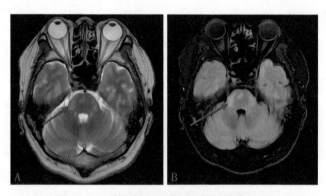

图 19-1　颅脑 MRI 新见脑桥异常信号

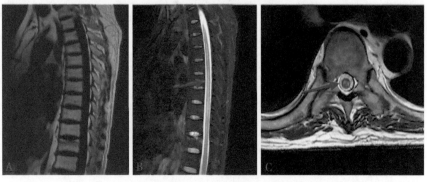

MRI 示颈 5 椎体水平颈段脊髓、胸 2～9 椎体水平胸段脊髓信号异常。

图 19-2　颈椎＋胸椎 MRI

体 4 项（图 19-3）：抗 AQP4 抗体（－）、抗 MOG 抗体（－）、抗 GFAP 抗体（＋）1 ∶ 32、抗 MBP 抗体（－）。

检验结果报告单

标本条码	1212943661	医　院	某院	实验号	MTD846
姓　名		科　室	神内 2		
姓　别	男	住院 / 门诊号		送检标本	脑脊液
年　龄	52 岁	房 / 床号		标本情况	无肉眼可见异常
联系电话		申请医生	黄医生	采样时间	2022-05-09
临床诊断	骨髓炎	医院标识		接收时间	2022-05-09 17:27:32

项　目	检测方法	结果	参考值 / 范围
中枢神经系统脱髓鞘病鉴别诊断套餐（脑脊液）			
抗水通道蛋白 4（AQP4）抗体	CBA 法	阴性（－）	阴性（－）
抗髓鞘少突胶质细胞糖蛋白抗体（MOG）	CBA 法	阴性（－）	阴性（－）
抗胶质纤维酸性蛋白（GFAP）抗体	CBA 法	阴性（＋）1:32	阴性（－）
抗髓鞘碱性蛋白抗体（MBP）	CBA 法	阴性（－）	阴性（－）

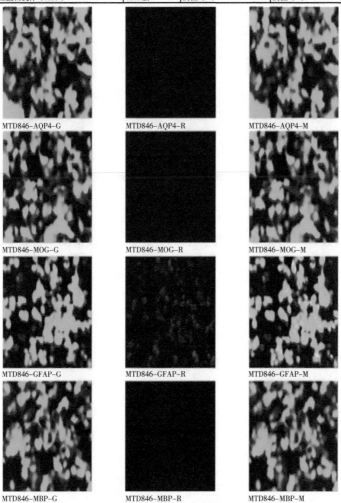

图 19-3　中枢神经系统脱髓鞘抗体 4 项检测

　　结合脑脊液中枢神经系统脱髓鞘抗体提示抗GFAP抗体（＋）1∶32，考虑自身免疫性胶质纤维酸性蛋白星形胶质细胞抗体脑病，静脉注射人免疫球蛋白［0.4 g/（kg·d）］5天冲击治疗、继续递减激素剂量及康复理疗。

　　经10周治疗，患者双下肢肌力恢复至4+级，胸8以下疼痛、麻木感较前明显减轻，复查颅脑MRI提示脑桥病灶较前好转，颈髓病灶同前，留置尿管出院。出院后给予口服激素（泼尼松）60 mg/d，加用吗替麦考酚酯500 mg/次，2次/天，第13周后能拔出尿管，自解小便。

　　出院后复查颅脑MRI：脑桥病灶较前吸收（图19-4）。

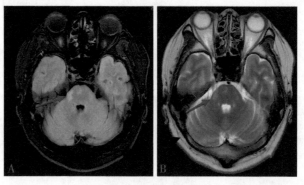

图 19-4　颅脑 MRI 示脑桥异常信号较前减少

　　出院诊断：①双峰脑炎，病毒性脑炎，自身免疫性胶质纤维酸性蛋白星形胶质细胞病；②肺部感染；③腔隙性脑梗死；④胸椎压缩性骨折。

病例分析

　　患者在颅内病毒感染后出现颅脑及脊髓异常信号，行中枢神经系统脱髓鞘抗体检测自身免疫性抗GFAP抗体（＋）1∶32，考虑符合病毒感染后继发自身免疫性胶质纤维酸性蛋白星形胶质细胞病，同时符合双峰脑炎的诊断标准。

双峰脑炎概念：部分病毒性脑炎后患者可能出现抗 NMDAR 脑炎或其他自身免疫性脑炎，称为双峰脑炎，可以继发于单纯疱疹病毒性脑炎、水痘-带状疱疹病毒性脑炎、流行性乙型脑炎等。

自身免疫性胶质纤维酸性蛋白星形胶质细胞病以脑膜、脑、脊髓和视神经等受累为主要表现，对类固醇激素治疗敏感。抗 GFAP 抗体，也称为 GFAP-IgG，被认为是本病的特异性生物标志物。

自身免疫性胶质纤维酸性蛋白星形胶质细胞病的病因和发病机制：近 40% 的患者有前驱感染症状，个别患者发现了单纯疱疹病毒感染的证据。约 20% 的患者可伴有其他自身免疫性疾病。部分患者合并有其他自身抗体，如抗 NMDA 受体抗体、抗 AQP4 抗体、抗 MOG 抗体等。25% 的患者可伴发肿瘤，肿瘤可在神经系统症状起病时存在或在之后（多在 2 年内）被发现。GFAP 本为细胞内抗原，抗 GFAP 抗体很可能是非致病性的，其可作为细胞毒性 T 细胞介导的自身免疫反应的标志物。在副肿瘤性的患者中，T 细胞的活化可能发生在外周，尚不清楚感染是否是常见诱因。免疫系统的其他成分（如小胶质细胞、巨噬细胞、细胞因子和化学因子）可能也参与了发病，抗 GFAP 抗体的出现也可能是继发现象。

自身免疫性胶质纤维酸性蛋白星形胶质细胞病的临床特点：通常呈急性或亚急性起病，多见于中老年人，儿童患者约占 10%，发病年龄中位数为 44～50 岁，女性稍多于男性。症状多样，与病变累及的部位与范围有关。典型临床特征为亚急性起病

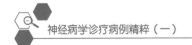

的脑膜炎、脑炎、脊髓炎或上述综合征的组合。首发和常见表现包括头痛伴发热、意识障碍、癫痫发作（多为难治性）及精神症状等，也有极后区综合征的个案报道。

自身免疫性胶质纤维酸性蛋白星形胶质细胞病的影像特点：MRI 常见沿中线结构两侧分布的病灶，一般呈 T_1 低信号、T_2-FLAIR 高信号，无明显占位效应，弥散加权成像多正常。一些患者可见双侧丘脑后部 T_2-FLAIR 高信号。部分可见弥漫 T_2WI 高信号，貌似脑白质病。注射对比剂后约 2/3 的患者可见强化病灶，治疗后病灶可消失。特征性影像学表现为垂直于脑室的线样放射状血管周围强化，从 GFAP 富集的侧脑室周围发出，穿过脑白质；偶可见小脑类似的从第四脑室周围发出的放射状强化（脑干放射状强化），为血脑屏障受损造影剂渗出所致。治疗后，血脑屏障迅速修复，强化消失。脑血管造影无异常。脊髓常为长节段（≥ 3 个椎体节段）病灶，但显影相对模糊，边界不清，且少有脊髓肿胀。有时可见邻近脊髓中央管 GFAP 富集区点状或线状强化病灶，也可有软脊膜强化。

自身免疫性胶质纤维酸性蛋白星形胶质细胞病的诊断及鉴别诊断目前尚无统一标准。诊断要点：①急性或亚急性起病，临床表现为脑膜、脑、脊髓、视神经受累或各种症状的组合；② MRI 可见脑室旁线样放射状强化和（或）脊髓长节段受累伴中央强化病灶；③脑脊液抗 GFAP 抗体阳性（CBA 或 TBA）；④脑活体组织检查提示小血管周围炎症伴小胶质细胞活化；⑤类固醇激素治疗有效；⑥排除其他可能疾病。

　　鉴别诊断：迄今为止，由于人们对此病仍了解较少，故其诊断尚无统一标准。由于其临床表现及体征无特异性，很难根据客观病史和临床体征而考虑此病，如果患者符合上述影像学表现，尤其是存在上述 MRI 特征性表现的患者，又不能用其他疾病解释且对糖皮质激素治疗敏感时可以考虑此病，确诊需通过进一步的腰椎穿刺来检查脑脊液中抗 GFAP 抗体的存在。此病在临床、影像甚至病理上无明显特异性，与其相似的病种极多，主要是与免疫相关性疾病、感染性疾病、肿瘤性疾病相鉴别，其中视神经脊髓炎谱系疾病、多抗体阳性重叠综合征最难与其鉴别。Flanagan 等学者的研究发现竟有 40％ 的患者在血清或脑脊液中检测出抗 GFAP 抗体的同时检测出其他抗体，如抗 NMDA 受体抗体、抗 AQP4 抗体、抗 MOG 抗体等。我国学者的研究发现约 33.33％ 的患者合并其他抗体，其中包括抗 AQP4 抗体（16.67％）、抗 NMDAR 抗体（6.67％）、抗 MOG 抗体（3.33％）和其他无法分类的抗体（10％）。目前对于脑脊液抗 GFAP 抗体阳性，但同时符合视神经脊髓炎谱系疾病或其他自身免疫性疾病患者的诊断无统一划分，这也是今后亟待解决的问题。

　　自身免疫性胶质纤维酸性蛋白星形胶质细胞病的治疗：急性期治疗包括大剂量类固醇激素冲击治疗（甲泼尼龙 1000 mg 静脉注射，连续 3～5 天）、静脉注射人免疫球蛋白和血浆置换。大约 70％ 的患者对类固醇激素反应良好，但仍有 20％～50％ 的患者可复发。因此建议类固醇激素冲击后改口服，缓慢减量。有学者提出口服泼尼松从 60 mg/d 或 1 mg/（kg·d）（不超过 100 mg/d）开始，维持 3 个月，随后每月减 10 mg，待减至 10 mg/d 再每月减 1 mg/d 至停用。对于难治或复发病例可考虑加用免疫抑制剂，如吗

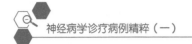

替麦考酚酯 500 mg/ 次，每天 2 次，或硫唑嘌呤 2.5 mg/（kg·d），利妥昔单抗和环磷酰胺也可作为选择。大部分患者预后较好，少数患者对治疗的反应差甚至可出现死亡，一些患者可遗留不同程度的功能残疾。

本例患者发热 3 天后逐渐出现双下肢麻木乏力、意识障碍、抽搐、尿潴留，脑脊液检查提示病毒感染。给予抗病毒治疗后意识障碍好转、抽搐缓解，但下肢麻木乏力、尿潴留未改善，影像学检查证实存在脑干及脊髓病灶，实验室检查提示抗 GFAP 抗体阳性，可诊断为自身免疫性胶质纤维酸性蛋白星形胶质细胞病，符合双峰脑炎诊断标准。本例患者诊断明确后经类固醇激素冲击治疗及静脉注射人免疫球蛋白治疗后明显好转，但仍不能自行排尿。考虑患者脊髓长节段病灶及复发可能大，加用吗替麦考酚酯治疗后症状逐渐好转，13 周后拔出尿管可自行小便，目前未遗留明显后遗症。

病例点评

在临床诊断颅内感染后，若出现病情再次加重及其他颅内感染病灶不能解释的症状，需评估是否出现了双峰脑炎，还需进一步完善相关抗体检查以避免漏诊。双峰脑炎患者，如临床症状好转不明显，需立即给予长程免疫抑制药物进行干预。

参考文献

[1] 章殷希，郑扬，沈春红，等．自身免疫性胶质纤维酸性蛋白星形胶质细胞病 [J]. 中华神经科杂志，2020，（4）：317-320.

[2] 高丰，刘华坤．自身免疫性胶质纤维酸性蛋白星形胶质细胞病的研究进展 [J]. 中风与神经疾病杂志，2021，38（4）：383-384.

（黄　涯　禤彩霞　秦培英）

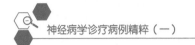
病例20 脑干脑炎

📋 病历摘要

基本信息

患者，女，20岁，学生，因"突发头晕，视物重影3小时"来院就诊。

现病史： 患者2021年8月13日08:40无明显诱因出现头晕，伴视物重影，闭眼时头晕稍好转，无头痛，无恶心、呕吐，无言语不清，无饮水呛咳，无肢体抽搐及意识丧失等。患者发病以来无恶心、呕吐等症状，大小便正常。

既往史： 否认高血压、糖尿病、冠心病病史，发病半个月前有一过性视物重影病史，持续10分钟后好转，1周前有发热、扁桃体炎病史。

家族史： 患者母亲有多发性骨髓瘤病史。

婚育史： 未婚未孕。

体格检查

一般查体： 贫血貌，呼吸16次/分，脉搏78次/分，血压101/50 mmHg，听诊双肺呼吸音粗，未闻及干湿啰音。心率78次/分，律齐，未闻及期前收缩、杂音。腹平软，无压痛、反跳痛，肝脾肋下未触及。

神经系统查体： 神志清，精神可，语利，面部皮肤干燥，右侧眼睑上抬无力，左侧正常，双侧瞳孔等大等圆，直径为

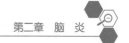

3.0 mm，对光反射灵敏，左眼各方向活动灵活，右眼内收及上视障碍，右眼可见垂直眼震，下视时明显，视野无缺损，双侧鼻唇沟对称，咽反射存在，伸舌居中，颈无抵抗，Kernig 征（－）。四肢及面部深浅感觉对称、存在，四肢肢体肌张力、肌力正常。双侧 Babinski 征（－），Romberg 征（＋），双下肢膝腱反射亢进，指鼻试验（－），双侧跟－膝－胫试验稳准。

辅助检查

实验室检查：脑脊液生化、常规、细胞学、中枢神经脱髓鞘抗体 4 项、寡克隆带及自身免疫性脑炎抗体未见异常，余凝血功能、血常规、红细胞沉降率、肾功能、生化、垂体功能、甲状腺功能未见异常。抗环瓜氨酸多肽抗体 26.4 CU；抗线粒体抗体（＋），抗 SSA 抗体（＋），抗 RO-52 抗体（＋），抗 U1-RNP/SM 抗体（＋）。

影像学检查：心脏彩超示静息状态下心内结构未见明显异常；妇科彩超示盆腔少量积液；全腹 CT 平扫示盆腔少量积液；头颈部 CTA 未见明显异常；头颅 MRI 未见明显异常；全胸段、腰椎、颈椎 MRI 平扫未见明显异常；颈部 MRA 未见明显异常；MRI（3.0 T）脑干薄层扫描（三叉神经、听神经）和 MRI（3.0 T）头颅直接增强扫描（图 20-1）：双侧三叉神经、右侧面听神经与周围小血管关系密切，中脑示斑片异常信号，垂体饱满，与海绵窦关系稍密切；增强未见明显增强；余未见明显异常。

其他检查：视觉诱发电位示潜伏期左侧轻度延长，右侧明显延长。

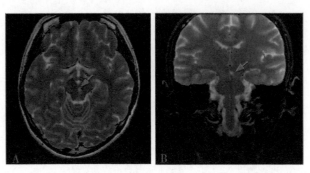

图 20-1　MRI 脑干薄层扫描及增强扫描：T$_2$ 像中脑示斑片异常信号

诊断

目前诊断脑干脑炎尚无金标准，多以临床表现为主要诊断依据，并且排除其他相关疾病后才能做出诊断。以下几点有利于诊断。

（1）任何年龄、性别的人群均可发病，以儿童及青壮年多见。

（2）多数为急性或亚急性起病，起病前绝大多数患者有感染症状，多无高血压、糖尿病、高脂血症等脑血管病危险因素。

（3）患者主要表现为一侧或双侧多组颅神经及长传导束受损的症状及体征，有时伴有小脑受损的临床表现。

（4）脑脊液实验室检查结果基本正常，血清学检查可正常，也可有上述细菌及病毒感染证据。

（5）头颅 MRI 或增强 MRI 可明确病灶位置，并有助于与脑干梗死、肿瘤、多发性硬化等相鉴别。

（6）应用激素及免疫球蛋白治疗有效。

（7）单相病程，无复发，预后较好。

定位诊断： 患者查体见右睑上抬无力，右眼球内收障碍，定位于右侧动眼神经核及以下病变。

定性诊断： 患者发病前有上呼吸道感染病史及疫苗接种史，

炎症或病毒感染性疾病可能性大。

患者头颅 MRI 检查提示中脑 T_2 像呈高信号，增强及全脊髓平扫无明显异常；静脉注射人免疫球蛋白及给予激素治疗效果尚可，目前诊断为脑干脑炎。

鉴别诊断

主要和 Miller-Fisher 综合征（Miller-Fisher syndrome，MFS）进行鉴别。

共同点：眼肌麻痹及共济失调。

不同点：①脑干脑炎以脑干受累为主，也可有一部分患者的中枢神经和外周神经同时受累；MFS 一般以外周神经受累为主，很少有中枢受累表现，大多表现为瞳孔异常、上睑下垂、延髓麻痹、面肌麻痹，腱反射多消失，意识变化很少。② MSF 患者在疾病早期 GQ1b IgG 阳性率为 90% 左右，而脑干脑炎患者的阳性率仅为 66%；脑脊液检查脑干脑炎中蛋白细胞分离阳性率为 35%，MFS 为 59%。③国内报道脑干脑炎患者 MRI 检查阳性率较高，约 80%，MSF 极少有异常表现。

治疗

本病目前尚无特殊的治疗方法，一般治疗有以下三种：①激素治疗；②加强支持治疗，防止并发症；③静脉注射人免疫球蛋白及血浆置换治疗抗 GQ2b 抗体阳性的脑干脑炎。

本例患者入院后给予 10 mg 地塞米松抗炎治疗，5 天后停用地塞米松，改用甲泼尼龙 0.5 g 冲击，并加用人免疫球蛋白治疗，5 天后停用人免疫球蛋白，甲泼尼龙剂量减半，后逐步减量至 0.125g，至出院口服泼尼松治疗。

随访

患者出院时右侧上睑下垂较前好转，右眼内收及上视障碍较前明显好转，无明显自发眼震，诉双眼视物仍有重影，但距离较前入院时缩小。建议复查腰椎穿刺及脑干薄层扫描，患者及家属拒绝。1 个月后来我科门诊随诊，查体右眼睑无下垂，右眼活动自如，内收稍受限，嘱其激素逐步减量至停用。

病例分析

脑干脑炎是指发生于脑干的炎症，病因及发病机制目前尚不明确，可能为病毒感染或炎症脱髓鞘改变。1951 年 Bickerstaff 和 Cloake 首次报道了 3 例以嗜睡、眼肌麻痹、共济失调为主要临床特征的病例，并将此命名为"中脑及菱脑炎"。1957 年 Bickerstaff 报道了 8 例以对称性眼肌麻痹、共济失调、意识障碍、偏身感觉消失为临床表现的病例，并将以这些临床表现为特点的综合征命名为脑干脑炎。

目前脑干脑炎的病因及发病机制尚不明确，主要存在两种观点，一是自身免疫受损学说，二是病毒感染学说。脑干脑炎与吉兰－巴雷综合征，尤其是 MFS 的临床表现有一些相似之处，且某些脑干脑炎的脑脊液检查可见蛋白－细胞分离现象。因此，考虑脑干脑炎的发病机制可能与吉兰－巴雷综合征类似，皆为自身免疫受损所致。有报道显示 92% 的患者在发病前有前驱感染病史，且 22% 的患者血清学检查显示空肠弯曲菌阳性。脑干脑炎可能为病毒或细菌感染引起的自身免疫受损疾病，病原可能为李斯特菌、单纯疱疹病毒及空肠弯曲菌。有学者认为，因多数患者发病前有上呼吸道感染、消化道感染或发热史，且激素治疗明显有效，提示本病在很大程度上与病毒感染后的自身免疫损伤有关。国外有关于 2 型单纯疱疹病毒引发非典型脑干脑炎的报道。

脑干脑炎在任何年龄及性别人群均可发病，以儿童及青壮年多见，多为急性或亚急性起病，绝大多数患者起病前有感染病史，临床上以多组颅神经及长传导束功能受损为主要表现。国外关于脑干脑炎的临床分析报道表明，对称性眼肌麻痹、共济失调、反射亢进为其主要临床特点。存在前驱感染病史的患者占 92%，存在意识障碍的患者占 74%，存在双侧面瘫的患者占 45%，存在 Babinski 征阳性的患者占 40%，存在瞳孔异常及延髓麻痹的患者占 34%，患者血清抗体中 GQ1b IgG 抗体的阳性率为 66%，存在 MRI 脑干异常表现的患者占 30%，以复视为首发症状的患者占 52%，而以步态异常为首发症状的患者占 35%。

国内关于脑干脑炎的病例报道表明，绝大多数患者急性起病，多数存在前驱感染症状，主要临床表现为头晕、颅神经及锥体束受损，有些患者伴有小脑受损的表现，而意识障碍者少见。绝大多数患者脑脊液实验室检查正常，头颅 MRI 大多可见脑干和（或）小脑异常信号。

本例患者有前驱感染病史，临床表现为眼肌麻痹，头颅 MRI 提示中脑斑片状病灶，符合脑干脑炎的相关诊断标准。

病例点评

本例患者以眼肌麻痹为首发临床表现，入院后完善头颅 MRI、脑脊液检查和血清学检查，符合脑干脑炎的诊断标准，故得出此诊断。

　　本例患者诊疗过程提示：临床工作中应注重查体及疾病的定性定位诊断，必要时对重要辅助检查进行复查，以免漏诊相关时间关联性疾病。

　　本病经激素及积极免疫治疗后预后良好，较少留有后遗症，死亡率低，但临床上仍应提高对该病的相关认知，避免漏诊、误诊。

参考文献

[1] MORI M, KUWABARA S, YUKI N.Fisher syndrome: clinical features, immunopathogenesis and management[J]. Expert revneurother, 2012, 12(1): 39–51.

[2] 毛西京，朱博驰，于挺敏，等 . Ramsay Hunt 综合征合并脑干、小脑脑炎 1 例报告 [J]. 中风与神经疾病杂志，2017，34（10）：947–948.

[3] SHAHRIZAILA N, YUKI N. Bickerstaff brainstem encephalitis and Fisher syndrome: Anti–GQ1b antibody syndrome[J]. Journal of Neurology, Neurosurgery and Psychiatry, 2013, 84(5): 576–583.

[4] 孙青，刘明生，崔丽英，等 . Miller–Fisher 综合征和 Bickerstaff 脑干脑炎临床及电生理特点 [J]. 中华神经科杂志，2012，10：702–705.

（黄斐然　翟羽佳）

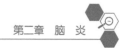
病例 21 单侧脑皮层脑炎

病历摘要

基本信息

患者，男，55 岁，因"反应迟钝，定向障碍 10 小时"入院。

现病史：患者于 10 小时前无诱因出现反应迟钝，定向障碍，表现为能听懂别人的言语，反应较前变慢，不能找到回家的路线和方向，对以前从事的工作不能按顺序完成，症状持续不缓解。

既往史、个人史、婚姻史、家族史：无特殊。

体格检查

一般查体：体温 36.9 ℃，脉搏 66 次/分，呼吸 16 次/分，血压 137/87 mmHg。神清语利，精神一般，心肺腹未见明显异常。

神经系统查体：逆行性遗忘（对当日下午发生的事情部分不能记忆）。颅神经、肢体肌力、肌张力正常。病理反射（－），共济运动正常，浅感觉正常。

辅助检查

实验室检查：血常规、尿常规、凝血功能、血生化结果大致正常。入院炎症标志物（C 反应蛋白、降钙素原、血清淀粉样蛋白 A）、乙肝、丙肝、梅毒螺旋体抗体、HIV 抗体阴性。凝血功能及 D- 二聚体 0.4 mg/L（正常范围）。

腰椎穿刺：蛋白定量＜0.1 g/L，无白细胞，氯化物 125.8 mmol/L。脑脊液抗酸杆菌涂片（－）；细菌培养示无致病菌生长；细菌涂片

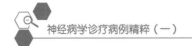

（–）；细胞学检查可见少量淋巴细胞。

其他检查：心电图示正常心电图。脑电图示边缘脑电图，未见慢波。

影像学检查：胸部 CT 示双肺纤维灶。脑 CT 示少许腔隙性脑梗死。

颅脑 MRI+DWI+MRA+SWI：右侧放射冠区亚急性梗死灶（图21-1）；T_2-FLAIR 序列示右侧额叶脑沟内条状略高信号，不除外蛛网膜下腔出血（图 21-2）；脑内多发梗死灶、缺血灶；提示脑白质疏松症（图 21-3、图 21-4）；脑动脉硬化表现（图 21-5）。颅脑 SWI 未见明显异常信号改变（图 21-6）。

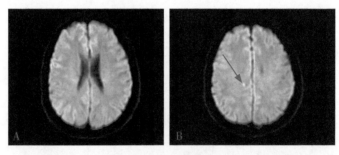

图 21-1　DWI 示右侧放射冠区亚急性梗死灶

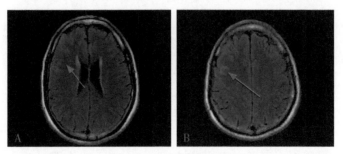

图 21-2　T_2-FLAIR 示右侧额叶脑沟内条状略高信号

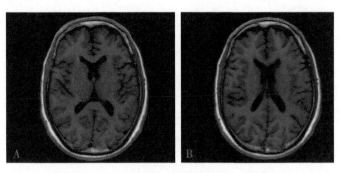

图 21-3 T$_1$ 示脑内多发梗死灶、缺血灶

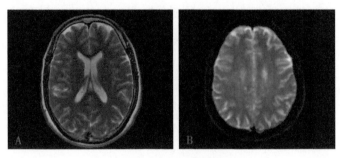

图 21-4 T$_2$ 示脑白质疏松症

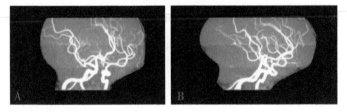

图 21-5 MRA

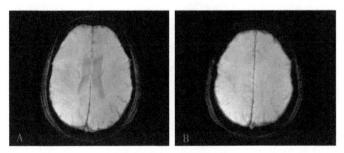

图 21-6 颅脑 SWI

入院诊断

①定向力障碍待查：脑凸面蛛网膜下腔出血、感染性脑膜脑炎、单侧脑皮层脑炎待查；②放射冠区脑梗死。

定位诊断：大脑皮层。

定性诊断：血管性病变、感染性脑炎、免疫性脑炎待查。

鉴别诊断

脑凸面蛛网膜下腔出血：该病为非动脉瘤性蛛网膜下腔出血的一种类型，出血集中在一个或几个皮层表面的脑沟内，临床以中老年多见，急性起病，以头痛和局灶性神经功能障碍为主要表现。脑 CT 可见脑沟内高信号，MRI 的 FLAIR 可出现脑沟内高信号改变，SWI 示脑沟内低信号改变，脑脊液检查可对病因诊断有提示作用。

感染性脑膜炎：各种细菌、病毒、立克次体等生物性致病因子侵犯软脑膜，引起的软脑膜炎症性改变。多有发热、乏力、头痛、恶心等感染症状，存在局灶性神经缺损症状和体征。脑 MRI 扫描时能显示脑膜渗出和皮质反应，FLAIR 可出现脑沟内高信号改变。脑脊液检查常可明确。

远端 FLAIR 血管高信号征（FVH）：颅内大血管急性闭塞之后出现的远端 FLAIR 脑沟高信号，但患者多存在急性缺血性脑血管病的神经缺损症状和体征。脑 MRA 可提示脑内大血管严重粥样硬化，或狭窄、闭塞表现。

最终诊断

结合患者临床特征，考虑为单侧皮层脑炎。

治疗

入院后给予抗血小板、调节血脂、清除自由基、改善循环治疗；症状部分减轻。

考虑自身免疫性脑炎可能性大，入院第 3 天，加用甲泼尼龙 120 mg 静脉滴注。

治疗第 3 天，患者仍时有定向障碍，出房门不能回到病房。

治疗第 7 天，患者转外院，再次腰椎穿刺结果显示：未检出新型隐球菌，隐球菌荚膜抗原检测（−）；疱疹病毒 1 型、2 型核酸检测（−）；EB 病毒、巨细胞病毒 DNA 定量检测（−）；血 MOG 抗体（1：112），结合患者临床特征，最终诊断为单侧脑皮层脑炎。治疗：应用人免疫球蛋白 0.4 g/（kg·d），1 周，激素（甲泼尼龙 500 mg，逐渐递减）治疗；住院 3 周，病情明显好转。

随访

出院 6 个月 4 次随访，患者无明显复发。

病例分析

日本学者提出，单侧脑皮层脑炎（cerebral cortical encephalitis，CCE）是 MOG 抗体阳性脑炎的特殊类型，以青中年男性多见，临床表现主要为头痛、癫痫发作，伴或不伴有发热，可以有意识障碍、定向力障碍、行为异常、精神症状和局灶性脑部症状。影像学为单侧脑皮层 FLAIR 皮层高信号，少见双侧受累。单侧脑皮层脑炎伴癫痫发作被认为是 MOG 抗体相关疾病的特异性临床表型，预后相对良好。

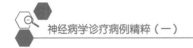
MOG 抗体疾病主要累及视神经、脊髓，导致视力丧失和截瘫等。当该病累及颅脑时，可以呈现脑病、脑炎、MS 或 ADEM 样表现。也就是说 MOG 抗体疾病的临床表型是多变的，比如儿童 MOG 抗体疾病多以 ADEM 形式起病，成人更多的是视神经脊髓炎型。

单侧脑皮层脑炎的病理研究有限，国外的研究结果提示单侧脑皮层脑炎有着特殊的病理机制。在脑膜、皮层存在轻微的非感染性炎性改变时，主要为淋巴细胞浸润，无明显的脱髓鞘性改变。

文献报道，单侧脑皮层脑炎患者早期多被误诊为病毒性脑膜炎、无菌性脑膜炎、蛛网膜下腔出血等疾病。血 MOG 抗体 IgG 阳性（常用 CBA 法）可以对其做出及时、精确的诊断。

病例点评

脑 FLAIR 序列皮层高信号多见于凸面蛛网膜下腔出血（convexal subarachnoid hemorrhage，cSAH）、脑膜炎、软脑膜癌转移、烟雾病和 Sturge-Weber 综合征、线粒体脑病、克雅病、高浓度吸氧、大动脉闭塞后代偿的软脑膜血管、单侧脑皮层脑炎等。本例患者脑 MRA、SWI 检查结合多次腰椎穿刺检查，排除 cSAH、脑膜炎、脑转移等诊断；存在放射冠脑梗死，为非责任病灶，考虑为并发症；激素治疗有效，单向病程，符合单侧脑皮层脑炎。

现有资料及临床经验证明，对于存在精神、行为异常症状的病例，应及时行血液、脑脊液自身免疫性脑炎抗体检测和中枢神经系统脱髓鞘系统疾病抗体的检测。及时应用大量激素、免疫治

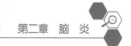
疗有效，注意预防激素的不良反应。累及单侧皮层的 MOG 抗体疾病对激素治疗敏感性高，很少复发。

参考文献

[1] OGAWA R, NAKASHIMA I, TAKAHASHI T, et al.MOG antibody-positive, benign, unilateral, cerebral cortical encephalitis with epilepsy[J]. Neurol Neuroimmunol Neuroinfl-amm, 2017: 4(2): e322

[2] BUDHRAM A, MIRIAN A, LE C, et al.Unilateral cortical FLAIR-hyperintense Lesions in Anti-MOG-associated Encephalitis with Seizures (FLAMES): Characterization of a distinct clinico-radiographic syndrome[J]. J Neurol, 2019, 266(10): 2481-2487.

[3] SALAMA S, KHAN M, PARDO S, et al.MOG antibody-associated encephalomyelitis/ encephalitis[J]. Multiple Sclerosis, 2019, 25(11): 1427-1433.

[4] WANG L, ZHANGBAO J, ZHOU L, et al.Encephalitis is an important clinical component of myelin oligodendrocyte glycoprotein antibody associated demyelination: a single-center cohort study in Shanghai, China[J]. Eur J Neurol, 2019: 26(1): 168-174.

（鹿跟涛）

病例 22 新型隐球菌脑膜炎

病历摘要

基本信息

患者，男，72 岁，因"反复抽搐伴意识不清 14 天"入院。

现病史：患者家属代诉患者 14 天前无明显诱因下出现肢体抽搐、意识不清，表现为双上肢屈曲、双下肢强直，持续数分钟后抽搐停止，神志逐渐转为清醒，但有言语不清、对答不切题的现象。上述症状反复发作，无呕吐、发热等不适，病后到当地医院就诊，行头颅 MRI 检查提示脑梗死，具体治疗过程不详，经治疗后患者仍有反复抽搐发作，为进一步诊治到我院就诊。

既往史：有外伤致"右眼失明"病史。近两年来，有记忆力下降表现，未诊治。否认高血压、糖尿病、冠心病、血脂异常病史。

家族史、个人史：无特殊。

体格检查

一般查体：体温 36.8℃，脉搏 68 次 / 分，呼吸 21 次 / 分，血压 140/81mmHg。两肺呼吸音粗，闻及少量湿啰音，心界不大，律齐，心音有力，各瓣膜听诊区未闻及杂音，腹平软，无压痛、反跳痛，肝、脾肋下未触及，肝肾区无叩痛，肠鸣音正常。双下肢无水肿。

神经系统检查：意识模糊，不能言语，右眼失明，左侧瞳孔不规则，直径为 4.0 mm，对光反射迟钝，眼球无震颤，伸舌不配合，双侧肢体肌张力高，肌力检查不配合，右侧 Babinski 征 (+)，右侧踝阵挛 (+)，双侧肢体感觉不配合，颈抵抗，克氏征可疑阳性。GCS 评分 8 分（睁眼 2 分，语言 1 分，运动 5 分）。

辅助检查

实验室检查： 血细胞分析示白细胞计数 $12.0 \times 10^9/L$，中性粒细胞百分数 85.8 %，淋巴细胞百分数 5.8 %，超敏 C 反应蛋白 7.22 mg/L；凝血功能示 D － 二聚体 5.45 mg/L，电解质示血钾 3.07 mmol/L，肿瘤标志物示铁蛋白 1113.0 ng/mL，ANCA 核斑点型 1：320，红细胞沉降率 53 mm/L，单纯疱疹病毒 1 型抗体 IgG 322.400 AU/mL，肝功能、肾功能、血脂、心肌酶、血浆氨、酮体、血乳酸、血气分析、淀粉酶、随机血糖、输血前 4 项、类风湿 2 项大致正常。行腰椎穿刺术，测脑压 140 mmH$_2$O，脑脊液涂片未见隐球菌、细菌、真菌、抗酸杆菌。血清及脑脊液自身免疫性脑炎 20 项（包含副肿瘤综合征相关抗体）阴性。脑脊液常规＋生化检查示有核细胞数为 0，脑脊液总蛋白 1107mg/L，脑脊液氯化物 117.6mmol/L，脑脊液葡萄糖 4mmol/L，同步外周血检查，结果示血清钾 2.69mmol/L，钠 132.8mmol/L，氯 94.5mmol/L，血糖 8.65mmol/L。

其他检查： 心电图示窦性心律；T 波改变。长程脑电图示持续性弥漫性慢波活动，右侧大脑半球多灶性（右中央、右顶、右枕为主）大量中高波幅尖波活动。

影像学检查：

胸部 CT：右肺多发结节；考虑左肺上叶下舌段炎症；肺气

肿，右肺中叶支气管扩张；动脉硬化。

头颅 MRI+MRA+DWI+MRV+SWI+ 增强：颅内多发病变，符合感染性病变，考虑脑炎、脑膜炎；考虑小脑蚓部、右侧小脑半球、左侧基底节 – 放射冠区、两侧顶枕叶区多发脑梗死；头颅 MRA 示右侧椎动脉稍细；头颅 MRV 检查未见异常；SWI 提示脑内未见微小出血灶、静脉畸形、异常铁沉积及钙化灶（图 22-1 至图 22-9）。

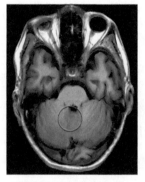

T₁ 序列小脑蚓部低信号。

图 22-1　头颅 MRI（1）

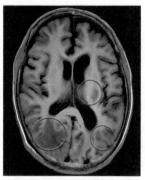

T₁ 序列左侧基底节区、右枕叶多发低信号。

图 22-2　头颅 MRI（2）

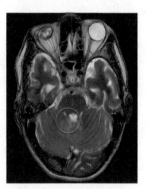

T₂ 序列小脑蚓部高信号。

图 22-3　头颅 MRI（3）

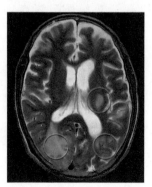

T₂ 序列左侧基底节区、右枕叶多发高信号。

图 22-4　头颅 MRI（4）

NOTES

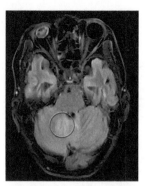

FLAIR 序列小脑蚓部高信号。

图 22-5 头颅 MRI（5）

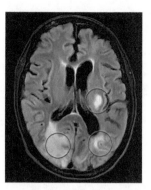

FLAIR 序列左侧基底节区、右枕叶多发高信号。

图 22-6 头颅 MRI（6）

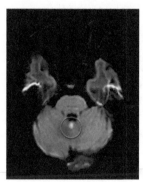

DWI 序列小脑蚓部高信号。

图 22-7 头颅 MRI（7）

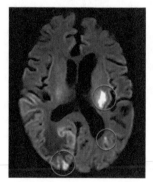

DWI 序列左侧基底节区、右枕叶多发高信号。

图 22-8 头颅 MRI（8）

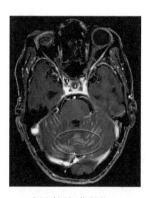

小脑软脑膜强化。

图 22-9 头颅 MRI 增强

诊断

新型隐球菌脑膜炎。

定位诊断：脑膜、小脑、枕叶、基底节区。

定性诊断：感染性疾病。

鉴别诊断

颅内转移瘤：可表现为颅内多发脑实质及脑膜异常，临床中需注意排除转移瘤的可能，患者相关检查无肿瘤病灶，故诊断颅内转移瘤依据不足。

淋巴瘤：MRI 也可表现为小脑软脑膜强化，但患者左侧基底节区病灶与淋巴瘤表现不符，故诊断淋巴瘤的依据不足。

治疗

患者刚入院时诊断不明确，不完全排除病毒性脑炎，给予抗病毒、脱水、抗癫痫等对症治疗。入院第 10 天，脑脊液培养结果回报新型隐球菌。建议转到传染病专科医院继续治疗。患者家属不同意继续治疗，签字自动出院。患者出院回家后 1 周死亡。

病例分析

新型隐球菌属于条件致病菌，主要存在于鸽子及其他禽类粪便中或被禽类粪便污染的土壤中，在机体免疫低下时致病。临床表现各异，包括发热、渐进性头痛、精神和神经症状（精神错乱、易激动、定向力障碍、行为改变、嗜睡等）。脑脊液压力异常增高，淋巴细胞数轻度、中度增多，蛋白质含量增高，糖含量降低。首先，新型隐球菌脑膜炎头颅 MRI 表现为血管间隙扩大、胶状假性囊肿、脑膜强化、隐球菌肉芽肿、继发性血管炎、脑积水。首先，本例患者的脑脊液压力不高，有核细胞数为 0，不符合典型新型隐球菌脑膜炎的脑脊液特点。其次，本例患者头颅MRI 检查提示病灶多发且累及皮层，引起癫痫反复发作，患者自身免疫性脑炎抗体检测未见异常，新型隐球菌脑膜炎一般不累及皮层，故在临床相对少见。再次，患者头颅 MRI 检查有脑膜强化表现，但脑膜强化并非新型隐球菌脑膜炎所特有，其他免疫炎性疾病、肿瘤等也可出现脑膜强化表现。最后，患者头颅 MRI 提示多发脑梗死灶，但病灶不符合脑血管分布，考虑为新型隐球菌感染后继发血管炎表现。综上，本例患者的临床表现、脑脊液检查、MRI 检查均不符合典型新型隐球菌脑膜炎的表现，故在诊疗过程中，存在一定的难度。

病例点评

新型隐球菌脑膜炎临床症状、脑脊液表现、MRI 表现复杂多样，本例患者头颅 MRI 提示多发病灶，考虑为新型隐球菌感染后继发血管炎表现，临床上相对少见，最终通过脑脊液培养出新型隐球菌确诊。在临床工作中，一旦遇到 MRI 多发病灶的病例，应综合考虑定性诊断，避免漏诊、误诊。

参考文献

[1] 贾建平，陈生弟. 神经病学 [M]. 北京：人民卫生出版社，2019.

[2] 王云灿，何俊瑛，卜晖，等. 新型隐球菌性脑膜炎 [J]. 中国现代神经疾病杂志，2013,13（1）：16–23.

（高云轻　阙娴婷）

病例23　2型糖尿病相关高毒力肺炎克雷伯杆菌致重症颅内感染

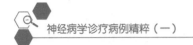
病历摘要

基本信息

患者，男，60岁，因"发现血压升高4年，头晕、胸闷1个月。"来诊。

现病史： 患者自诉4年前发现血压升高，收缩压最高超过200mmHg，舒张压不详，长期服用琥珀酸美托洛尔缓释片、培哚普利、吲达帕胺片治疗（具体剂量不详），血压控制尚可，近1个月来监测血压示收缩压低于100mmHg，舒张压不详。1个月前无明显诱因出现胸闷，部位以胸骨中下段为主，为阵发性闷胀感，与活动无明显相关，每次持续数分钟，程度轻，尚可忍受，伴有口干、多饮、多尿、烦渴、视物模糊、肢体乏力，自觉步态不稳，无呼吸困难，无肢端麻木不适，无视物旋转，偶有头晕，症状较轻，当时未诊治。因上述症状反复发作入住心血管内科。近3个月体重下降约10kg。

既往史： 体健。否认患有脑梗死、心肌梗死等慢性病史，否认结核病、肝炎等传染病病史。否认药物、食物过敏史。否认外伤史、手术史。预防接种史不详。

个人史： 患者出生并生长于原籍。有多年吸烟史，量不定，否认饮酒史。否认疫区居住史。

家族史：无特殊。

体格检查

一般查体：体温 36.6℃，脉搏 99 次 / 分，呼吸 20 次 / 分，血压 81/58mmHg。急性面容，心、肺、腹查体未见明显异常。

神经系统查体：神志清，语利，对答切题，高级神经功能检查未见异常，双侧额纹对称，双侧鼻唇沟无变浅，示齿、口角无歪斜，伸舌居中，双侧瞳孔等大等圆，直径为 3.0mm，光反射存在，余颅神经查体未见异常。四肢肌力、肌张力正常，双侧感觉对称。双侧腱反射对称（++），病理征未引出，脑膜刺激征（-）。

辅助检查

实验室检查：电解质 6 项提示钠 120.9 mmol/L，氯 80.3 mmol/L。β - 羟丁酸（酮体）1.75 mmol/L。血气分析提示 pH 7.430，二氧化碳分压 26.8 mmHg，氧分压 60.3 mmHg，标准碳酸氢盐 20.1 mmol/L，实际碳酸氢盐 17.4 mmol/L，标准剩余碱 -5.3 mmol/L，实际剩余碱 -6.9 mmol/L。血糖（空腹）15.07 mmol/L。糖化血红蛋白（HbA1c）20.30%，尿 2 项提示葡萄糖（2+），酮体（1+）；尿潜血（3+），白细胞酯酶（1+），红细胞计数 79/μL，尿液白细胞计数 101/μL。

其他检查：心电图提示窦性心律；完全性右束支传导阻滞；QTc 延长。

影像学检查：胸部 X 线提示两肺、心、膈未见明确异常。头颅 CT 平扫（图 23-1）考虑右侧基底节区腔隙性脑梗死。

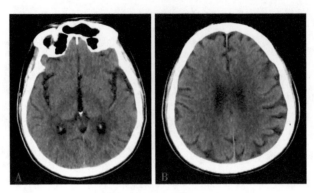

图 23-1　头颅 CT

诊疗经过

患者入住心血管内科后给予调控血压、血糖等对症处理。住院第 4 天晚上如厕后出现双下肢无力伴言语不清，但不能表述言语不清具体发生的时间。神经系统查体：神志清，气促明显，部分运动性失语，精神欠佳，高级神经功能检查不能配合，额纹对称，眼睑对称，眼球无凝视，眼球各方向活动尚可，无眼震，双侧瞳孔等大等圆，直径约为 2.0 mm，对光反射、集合反射存在，余颅神经查体不能配合，四肢肌张力正常，右侧肢体肌力 5- 级，左侧肢体肌力 5 级，未见不自主运动，四肢感觉对称，四肢腱反射（++），病理征未引出，脑膜刺激征（-）。急查头颅 CT 考虑右侧基底节区腔隙性脑梗死，轻度脑白质疏松、脑萎缩。

当时未能明确是否存在急性缺血性脑卒中，建议完善头颅多模式 CT 检查，患者家属拒绝，为进一步治疗转神经内科。转入后次日患者出现意识障碍，脑膜刺激征（+）。行腰穿脑脊液检查（图 23-2）：压力 90 mmH$_2$O，脑脊液常规 + 生化示脑脊液呈米汤样，红细胞（+++），浑浊，有凝块，红细胞计数 11 000 × 10^6/L，有核细胞计数 124 229 × 10^6/L，单核细胞百分数 28.9%，多核细胞百分数 71.1%，蛋白定性阳性，脑脊液总蛋白 3563.0 mg/L，脑脊液氯化物 99.6 mmol/L，脑脊液葡萄糖 2.49 mmol/L，腺苷脱氨酶 36.5 U/L。同时进一步完善脑电图，提示广泛性慢波活动，可监测前头部为主全导联大量棘波活动。胸部 CT 检查（图 23-3）考虑两肺血源性肺脓肿，两侧胸腔少量积液。

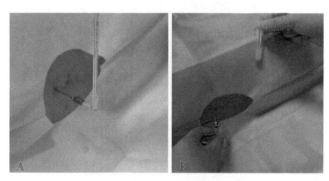

图 23-2　第一次腰椎穿刺检查

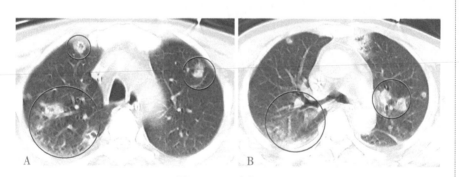

图 23-3　胸部 CT

患者脑脊液、血培养、痰培养均培养出肺炎克雷伯菌。抗感染治疗后复查，腰椎穿刺后（图 23-4）可见脑脊液逐渐转清。脑脊液常规＋生化示红细胞（++++），混浊，有凝块，红细胞计数 14 500 × 10^6/L，有核细胞计数 110 × 10^6/L，单核细胞百分数 33%，多核细胞百分数 67 %，蛋白定性阳性，脑脊液总蛋白 2649.0 mg/L，脑脊液氯化物 99.6 mmol/L，脑脊液葡萄糖 9.68 mmol/L，腺苷脱氨酶 123.5U/L。

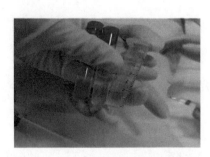

图 23-4　治疗后复查脑脊液

诊断

化脓性脑膜炎（肺炎克雷伯菌）；脓毒症休克；肺脓肿；
2 型糖尿病

诊断依据：患者老年男性，有糖尿病，急性起病，主要表现
为意识障碍，查体可见脑膜刺激征（＋），脑脊液呈化脓性脑膜炎
表现，脑脊液、血液及痰液均培养出肺炎克雷伯菌。

鉴别诊断

病毒性脑膜炎：是由病毒感染脑膜引起的急性疾病，是最常
见的脑膜炎类型。绝大多数病人会出现发热、头痛、颈部僵硬、
恶心等症状。细菌或涂片结果常为阴性，脑脊液结果一般呈现出
轻度蛋白升高或正常，本例患者的脑脊液检查结果不符合，故不
考虑病毒性脑膜炎。

新型隐球菌脑膜炎：通常隐匿起病，病程迁延，脑神经尤其
视神经最先受累，脑脊液白细胞计数通常低于 500×10^6/L，墨汁染
色可见新型隐球菌。本例患者脑脊液检查结果不符合新型隐球菌脑
膜炎。

治疗

先后给予美罗培南 1g ，6 小时 1 次，利奈唑胺 200mg ，12

小时1次抗感染，控制血糖等对症支持治疗。患者病情逐渐好转。

随访

患者出院时计算力下降，余查体无特殊。复查头颅 MRI（图
23-5）提示幕上脑室系统扩大，脑沟、脑裂未见明显增宽。复查
胸部 CT（图 23-6）提示两肺血源性肺脓肿大部分病灶较前缩小。

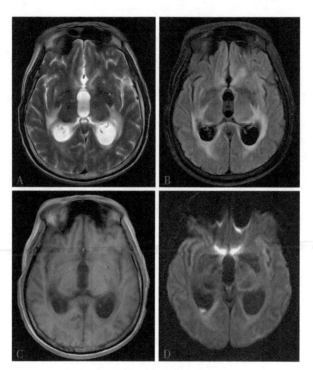

图 23-5　复查头颅 MRI

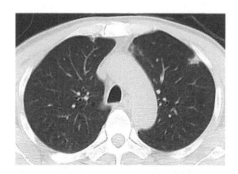

图 23-6　复查胸部 CT

病例分析

本例患者为老年男性，病程长，起病形式隐匿、不典型。最初以头晕、胸闷为主要症状入住心血管科，入院后病情变化迅速且不典型，加重时以类似脑血管病症状为主要表现，最后血液、脑脊液及痰液均培养出肺炎克雷伯菌，考虑为2型糖尿病相关高毒力肺炎克雷伯菌化脓性脑膜炎，诊治过程较为曲折，值得深思。

高毒力肺炎克雷伯菌是肺炎克雷伯菌的新型变种，具有毒力强、易播散的特点，主要引起肝脓肿合并多部位侵袭性感染，包括眼、肺和中枢神经系统的感染等，该病致残率、致死率均较高。糖尿病是肺炎克雷伯菌感染的最重要的危险因素，相关研究显示，控制不佳的糖尿病与肺炎克雷伯菌的远处转移感染相关。化脓性脑膜炎和脑脓肿多由化脓性细菌引起，社区感染最常见的病原菌是链球菌和葡萄球菌，肺炎克雷伯菌也是社区和医院获得性感染最重要的致病菌之一。本例患者最终考虑为由高毒力肺炎克雷伯菌引起的重症颅内感染。本例患者慢性病程，急性起病，病情变化多样，先是出现"多饮、多尿、消瘦"等典型糖尿病症状，后出现肢体无力、言语不清等神经系统缺损症状，最终迅速发展至昏迷。脑脊液提示化脓性感染，细菌培养为肺炎克雷伯菌，常用抗生素均敏感。可惜因病情变化未能完善头颅MRI检查，患者目前有脑炎后遗症，合并脑积水，但所幸患者无生命危险。

病例点评

本例患者先是以糖尿病症状起病，出现病情变化时无法辨别脑卒中和脑炎，临床表现多样且均不典型，若医师经验不足很容易造成误诊、漏诊。脑炎的起病形式千变万化，治疗起来也相当棘手，临床医师应多积累脑炎的诊治经验，不断提高自身水平。

参考文献

[1] 刘献清, 凌保东, 赖巧, 等. 高毒力肺炎克雷伯杆菌相关研究及相关肝脓肿治疗策略 [J]. 国外医药（抗生素分册）,2020,(41),6:454–458.

[2] 杨艳丽, 臧淑妃, 张秋玲, 等 .2 型糖尿病患者肺炎克雷伯菌感染败血症的临床特征分析 [J]. 中华医院感染学杂志 ,2017,27(22):5119–5121.

（李　通　卢华文　陈晓萍）

第三章
神经系统变性疾病

病例 24 多系统萎缩

病历摘要

基本信息

患者，女，57岁，农民，主因"渐进性行走不稳6年，言语含糊10个月"入院。

现病史：6年前出现步态不稳，呈渐进性，主要表现为站立欠稳、步态蹒跚，行走时两腿分开，尚可独立行走，无言语含糊、声音嘶哑，无肢体无力、麻木，无饮水呛咳、吞咽困难，无肢体震颤、强直，无四肢抽搐、意识障碍及大小便失禁等。当时未重视，一直未诊治。后上述症状逐渐加重，就诊于外院，诊断为"小脑萎缩"，对症治疗（具体不详）后症状缓解不显著。随后逐渐出现饮水呛咳，步态不稳较前明显加重，表现为无法独立行走，只能在他人搀扶下缓慢行走。10个月前出现言语含糊，表现为语速缓慢、发音不清，声音断续顿挫，伴小便溺身、大便干结，四肢末端发凉，期间发生2次起身站立时意识丧失、跌倒在地，无口吐白沫、双眼上翻、四肢抽搐，持续3～5分钟意识转清，醒后未诉特殊不适。现为求诊治，遂来我院，门诊以"小脑萎缩待查"收住我科。发病以来，患者食欲、休息可。

既往史：否认结核病、肝炎等传染病病史；否认高血压、糖尿病、心脏病等病史；否认手术、外伤史，否认输血史；预防接种史不详；否认药物、食物过敏史。

个人史、家族史：无特殊。

生育史：育1子1女，均体健。

体格检查

一般查体：体温36.3 ℃，脉搏72次/分，呼吸18次/分。血压：卧位，左上肢110/80 mmHg，右上肢115/83 mmHg；站立位，左上肢75/55 mmHg，右上肢78/56 mmHg。心、肺、腹查体未见明显异常。

神经系统查体：神志清，精神一般，高级皮层功能检查未见明显异常。构音障碍，颅神经检查未见明显异常。四肢肌力5级，肌张力增高，四肢腱反射亢进。双侧痛温觉及深感觉对称正常。双侧指鼻试验、轮替试验、跟－膝－胫试验阳性。闭目难立

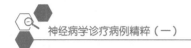

征检查不能配合。双侧病理征（－）。

辅助检查

实验室检查：血常规、肝功能、肾功能、电解质、血糖、血脂、肿瘤标志物、血播（乙型肝炎病毒表面抗原、丙型肝炎病毒抗体、梅毒螺旋体抗体、艾滋病抗体）、凝血功能均未见明显异常。

影像学检查：心脏彩超示射血分数 64%，左心室收缩功能正常，舒张期顺应性减低。胸部 CT 示两肺散在炎性结节灶，心脏外形大。头颅 MRI 示脑白质缺血脱髓鞘改变（Fazekas Ⅲ 级），老年性脑萎缩，桥脑、小脑为著（图 24-1，图 24-2）。

其他检查：心电图正常。

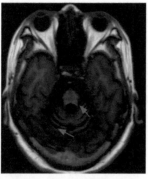 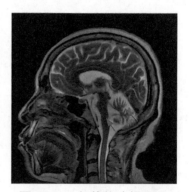

图 24-1　冠状位头颅 MRI 平扫 T_1WI 示脑桥、小脑萎缩

图 24-2　矢状位头颅 MRI 平扫 T_2WI 示脑桥、小脑萎缩

诊断

根据 2008 年 Gilman 等制定的第 2 版诊断标准，多系统萎缩（multiple system atrophy，MSA）的诊断基于自主神经障碍、帕金森综合征、小脑功能障碍和锥体束损害 4 种功能障碍的组合及其严重程度，分为"可能的""很可能的""确诊的" 3 个等级。本

例患者表现为小脑性共济失调＋自主神经功能障碍，故诊断"很可能的 MSA"依据充足。

鉴别诊断

脊髓小脑性共济失调（spinocerebellar ataxia，SCA）：SCA 是一组由基因突变导致的小脑、脑干、脊髓退行性变，以进行性小脑性共济失调、构音障碍为主要临床表现，可伴有锥体外系症状、锥体束症状、认知障碍、视力障碍、肌阵挛、眼肌麻痹等其他神经系统体征的遗传性疾病。患者可有家族史，不出现严重的自主神经功能障碍。影像上 SCA 患者与以小脑性共济失调为突出表现的临床亚型(MSA-C)患者有重叠，通过基因筛查可明确诊断。

病因不明的散发成年发病的共济失调（sporadic adult-onset ataxia of unknown etiology，SAOA）：SAOA 主要指成年发病的、没有明确家族史的进展性共济失调，现病因未明，患者疾病进展相对较慢，不出现严重的自主神经功能障碍。MSA-C 型患者可早期出现进展性自主神经功能障碍，借助 MRI、DAT-SPECT 进行鉴别。

治疗

住院后针对直立性低血压导致的晕厥，嘱患者适当饮用淡盐水，夜间抬高床头、穿弹力袜、口服盐酸米多君（禁睡前服用，以免出现卧位高血压）进行升压治疗；给予丁苯酞软胶囊进行脑保护治疗。经治疗后患者未再发生晕厥，立位血压较前升高，步态不稳及言语含糊改善不显著。

随访

出院后 1 个月患者坚持饮用淡盐水，采用夜间抬高床头、穿

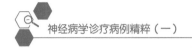

弹力袜、口服盐酸米多君等方法升高血压，治疗后症状稳定，未再发生晕厥，但是步态不稳及言语含糊较前无明显改善，未出现帕金森综合征表现。出院 3 个月后自诉坚持以上干预方式，但病情较出院时变化不显著。

病例分析

MSA 是一组成年期发病、散发性的神经系统变性疾病，临床表现为不同程度的自主神经功能障碍、对左旋多巴类药物反应不良的帕金森综合征、小脑性共济失调和锥体束征等；本病会先后累及锥体系统、锥体外系、自主神经系统，造成不同的临床表现，最终出现这 3 个系统全部损害的病理和临床表现。

本病的发病机制不清楚，可能有两条途径：一是原发性少突胶质细胞病变假说，即出现以 α-突触核蛋白阳性包涵体为特征的少突胶质细胞变性，导致神经元髓鞘变性脱失，激活小胶质细胞，诱发氧化应激，进而导致神经元变性死亡；二是神经元本身的 α-突触核蛋白异常聚集，造成神经元变性死亡，其异常聚集的原因尚未明确，可能与遗传易感性和环境因素有关。MSA 患者很少有家族史，全基因组单核苷酸多态性关联分析显示，α-突触核蛋白基因（*SNCA*）rs11931074、rs3857059 和 rs3822086 位点多态性可增加 MSA 的患病风险。其他候选基因包括微管相关蛋白 *tau* 基因（microtubule-associated protein tau gene，MAPT）、*Parkin* 基因等。环境因素的作用尚不十分明确，有研究提示职业、生活习惯（如有机溶剂、塑料单体和添加剂暴露，重金属接触，从事农业工作）可能增加 MSA 发病风险，但这些危险因素尚未完全

NOTES

证实。

临床表现：临床上主要分为 2 型。以帕金森综合征为突出表现的临床亚型称为 MSA-P 型，以小脑性共济失调为突出表现的临床亚型称为 MSA-C 型。具体表现为以下 3 种。①自主神经功能障碍：尿失禁、尿频、尿急、尿潴留、直立性低血压、吞咽困难、瞳孔大小不等、哮喘、呼吸暂停和呼吸困难，斑纹和手凉（有特征性）。②帕金森综合征：是 MSA-P 型亚型的突出症状，特点是运动迟缓，肌强直和震颤，双侧同时受累，但轻重可不同。多数患者对左旋多巴治疗反应不佳，1/3 的患者有效，维持时间短，易出现异动症。③小脑性共济失调：是 MSA-C 型亚型的常见症状，表现为进行性步态和肢体共济失调，从下肢开始且下肢的表现突出，并有明显的构音障碍和眼球震颤表现。

辅助检查：①卧立位血压，站立 3 分钟内血压较平卧位时下降 ≥ 30/15 mmHg，且心率无明显变化者为阳性（体位性低血压）。②头颅 MRI 可见壳核、脑桥、小脑中脚和小脑等有明显萎缩，第四脑室、脑桥小脑脚池扩大，壳核背外侧缘条带状弧形高信号、脑桥基底部"十字征"和小脑中脚高信号。③肛门括约肌肌电图示失神经改变。④ [123]I- 间碘苄胍心肌显像，可帮助区别自主神经功能障碍是交感神经节前病变还是节后病变。

根据本例患者出现小脑性共济失调+自主神经功能障碍的表现，诊断为"很可能的 MSA"。

本病应与血管性帕金森综合征、进行性核上性麻痹、皮质基底节变性、路易体痴呆相鉴别。

由于 MSA 目前无法明确诊断，必须要靠脑组织活检，所以很多专家希望通过一些生物标志物来帮助临床诊断和判断预后。

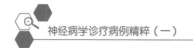
①脑脊液标志物：神经丝轻链蛋白、miRNA 家族、α-突触核蛋白；②血液标记物：辅酶 Q10、miR-30c-5p、生长分化因子 15；③影像学：MRI 结构成像（脑桥十字征、壳核裂隙征）、MRI 功能成像（DTI 可定量评估脑白质纤维束的完整性、走行方向及其损伤程度）、PET/CT。

本病多数患者预后不良。从首发症状进展到运动障碍（锥体系、锥体外系和小脑性运动障碍）和自主神经系统功能障碍的平均时间为 2 年（1～10 年）；从发病到需要协助行走、借助轮椅、卧床不起和死亡的平均间隔时间各为 3 年、5 年、8 年和 9 年。研究显示，MSA 对自主神经系统的损害越重，对黑质纹状体系统的损害越轻，患者的预后越差。

目前常见的治疗方案如改良"鸡尾酒"疗法，即在原有的"鸡尾酒"疗法中，加入丁苯酞注射液联合治疗，以改善 MSA 患者的部分临床症状，但远期效果不确定。改善患者头晕、晕厥、二便障碍等自主神经功能障碍可服用益髓汤（红参、黄芪、鹿角胶、熟地黄、熟附片、肉桂、枸杞、当归、麦冬、肉苁蓉、火麻仁、山萸肉、仙鹤草、陈皮）。改善小脑性共济失调症状可依据"治痿独取阳明"的理论，针灸取穴百会、风府、足三里等获得满意的疗效。以吞咽困难为主要表现者可采用针灸治疗 1 个月，效果显著。

病例点评

本病由于临床少见，认识不足，极易误诊、漏诊。本例患者从发病到诊断历时较长，临床表现为典型的自主神经功能障碍（表现为直立性低血压、便秘、小便失禁）+小脑性共济失调症状

（表现为步态不稳、步态蹒跚）＋典型的影像学表现（脑桥、小脑萎缩），更支持"很可能的 MSA"。治疗上目前无特异性的治疗方法，主要针对本例患者的自主神经功能障碍即直立性低血压进行治疗，治疗后患者明显无黑矇、意识障碍的发作，但头晕较前改善不显著。希望本病例能够增加临床医师对本病的认识，及早诊断和治疗，减少误诊率。

参考文献

[1] 卢林广，焦玲 . 多系统萎缩的生物学标记物研究进展 [J]. 癫痫与神经电生理学杂志，2021，30（3）：180-184.

[2] SUGIYAMA A, YOKOTA H, YAMANAKA Y, et al. Vertical pons hyperintensity and hot cross bun sign in cerellar-type multiple system atrophy and spinocerebellar ataxia type 3[J]. BMC Neurol，2020，20（1）：157.

[3] 邱峰，刘建国，张海玲，等 . 改良"鸡尾酒"疗法对多系统萎缩的疗效观察 [J]. 中华老年心脑血管病杂志，2014，（9）：958-960.

[4] 张沛然，郭改会，顾卫红，等 . 益髓汤为主的综合方案治疗多系统萎缩疗效分析 [J]. 中国中药杂志，2014，39（15）：2968-2971.

[5] 姜婧 . 针药结合治疗多系统萎缩验案 1 则 [J]. 天津中医药，2018,35(3):208-209.

[6] 齐晓环，毛正芬，于涛 . 针刺治疗多系统萎缩吞咽困难 1 例 [J]. 中医杂志，2019，60（23）：2068-2070.

（李晨曦　贺亚龙　范百亚）

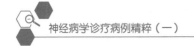

NOTES

病例 25　神经元核内包涵体病

病历摘要

基本信息

患者，女，59 岁，退休职员，因"肢体无力 22 年，加重伴意识障碍 3 年"于 2022 年 7 月 15 日入院。

现病史：2000 年，患者无明显诱因下出现双下肢无力，缓慢进展，呈对称性，逐渐出现跑步和行走困难，伴有双下肢麻木，于我院神经内科就诊，行肌电图检查示运动神经传导速度减慢，神经活检示轴索变性，诊断为"腓骨肌萎缩症"，给予营养神经治疗，病情控制平稳。2006 年，患者开始出现反复意识障碍，主要在上厕及紧张时出现，伴大汗淋漓，无肢体抽搐，持续数秒钟即可苏醒。门诊随诊，无特殊异常体征。继续进行营养神经治疗。2012 年，患者双下肢麻木无力加重，行走跛行，肌肉萎缩，再次住院，对症治疗后病情稳定。2014 年，患者出现排尿费劲、淋漓不尽、尿频、尿急，至我院行泌尿系超声检查提示残余尿约210 mL，考虑"神经源性膀胱"。给予促进神经修复、营养神经、改善微循环等对症治疗，结合针灸、电刺激、行为治疗、支持治疗等综合康复治疗，后患者能自主排尿。2018 年，患者双下肢无力症状加重，时有反酸、恶心，不愿进食。2019 年 1 月患者出现精神淡漠，对周围事物不感兴趣，沉默寡言，少动。2019 年 3 月，患者病情进展明显，无法独立行走，精神症状显著，易激惹，言语不清。至某医院进一步诊治，临床表现、影像学改变及病理改变符合神经元核内包涵体病。2021 年，患者表情淡漠、懒言少动加重，一年内因呼吸系统、泌尿系统等感染反复发热 3 次。2022 年，患者出现口角及全身发作性不自主抽动，于 2022 年 7 月 15 日住院治疗。

既往史：否认高血压、糖尿病、冠心病等慢性病史。否认特殊用药史。

家族史及个人史：否认近亲有相关神经肌肉疾病及精神疾病史。个人史无特殊。

体格检查

一般查体：体温 37.5℃，脉搏 77 次 / 分，呼吸 18 次 / 分，血压 109/65mmHg。

神经系统查体：嗜睡，认知查体不合作，未见自发性眼震，双眼阵发性向左凝视，双侧瞳孔等大等圆，直径约为 3 mm，对光反射正常。下颌居中，角膜反射存在。鼻唇沟对称，伸舌、咽反射不配合。四肢未见自主活动，肌力检查不配合，左侧肢体肌张力低，右侧肢体肌张力高。双上肢腱反射（+），双下肢腱反射（－）。双下肢远端肌肉萎缩，呈倒立的香槟酒瓶状。感觉、共济检查不配合。右侧病理征(+)，左侧病理征未引出，脑膜刺激征(－)。

辅助检查

病理检查（2019 年 6 月 12 日）：皮肤组织一枚，大小为 1.3 cm×0.2 cm×0.1 cm。

光镜：苏木精 - 伊红染色，送检皮肤组织表皮未见角化过度，棘层无增厚，部分基底层细胞富含色素颗粒，真皮内血管和附属器周围未见炎性细胞浸润。部分小汗腺上皮细胞核内隐约可见嗜伊红包涵体样结构。

免疫组化：p62 和泛素染色示小汗腺上皮和成纤维细胞胞核内可见阳性包涵体样物质沉积。

病理诊断：结合临床表现、影像学改变及病理改变符合神经元核内包涵体病。

实验室检查：

2022 年 7 月 15 日：尿干化学分析示蛋白质 2+↑；隐血 2+↑；白细胞 3+↑；尿胆原 +−↑；尿液沉渣镜检示白细胞计数 548/μL↑；尿培养示多重耐药大肠埃希菌 + 金黄色葡萄球菌金黄亚种 > 10 万 cfu/mL。血气分析示 pH 7.506↑；二氧化碳分压 31.50 mmHg↓；氧分压 128.90 mmHg↑；二氧化碳总量 21.0 mmol/L↓。电解质示钠 130.90 mmol/L；氯 90.70 mmol/L↓；钾 4.28 mmol/L。血常规示白细胞计数 13.5×10^9/L↑；中性粒细胞百分数 81.7%↑；淋巴细胞百分数 13.2%↓；嗜酸性粒细胞百分数 0.1%↓；中性粒细胞计数 11.0×10^9/L↑；单核细胞计数 0.68×10^9/L↑；嗜酸性粒细胞计数 0.01×10^9/L。肝肾功能未见明显异常；肌钙蛋白 I 0.42 μg/L↑；N 末端脑利尿钠肽前体 3580.0 pg/mL；超敏 C 反应蛋白 28.51 mg/L↑。心酶谱示乳酸脱氢酶 260 U/L↑；二聚体 6190.0 μg/L↑。

2022 年 7 月 29 日复查：尿培养示白色念珠菌 0.5 万 cfu/mL。血常规示白细胞计数 10.9×10^9/L↑；中性粒细胞百分数 81.5%↑；淋巴细胞百分数 11.7%↓；中性粒细胞计数 8.9×10^9/L↑；红细胞计数 3.40×10^{12}/L↓；血红蛋白 108 g/L↓；血细胞比容 0.33↓；肝功能示白蛋白 29.8 g/L↓；总蛋白 58.5 g/L↓。电解质示钠离子 134.5 mmol/L↓；氯离子 95.8 mmol/l↓；尿干化学分析示白细胞

+- ↑。超敏 C 反应蛋白 11.68 mg/L ↑；

2022 年 8 月 14 日复查：血常规示红细胞 3.49×10^{12}/L ↓；血红蛋白 109g/L ↓；血细胞比容 0.343 ↓；白细胞计数 8.0×10^9/L；中性粒细胞百分数 60.4%；淋巴细胞百分数 31.0%；血小板计数 232.0×10^9/L。肝功能示白蛋白 33.5 g/L ↓；总蛋白 64.9 g/L ↓；前白蛋白 168 mg/L ↓。电解质正常范围。

其他检查：心电图示窦性心动过速；ST–T 改变。

影像学检查：

2019 年 2 月 15 日头颅 MRI+MRA：两侧额叶皮层下片状白质变性，SWI 未见明显微出血灶（图 25-1）。

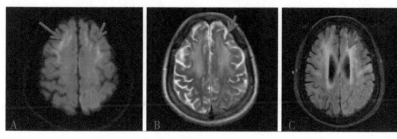

图 25-1　头颅 MRI（2019 年 2 月 15 日）

2019 年 3 月 8 日头颅 MRI+MRA：两侧额叶、左侧顶叶皮层下片状脑白质变性，左侧顶枕叶病灶较前新发（图 25-2）。

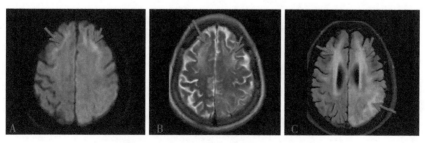

图 25-2　头颅 MRI（2019 年 3 月 8 日）

2021 年 3 月 15 日头颅 MRI+MRA：两侧额叶、顶枕叶皮层下

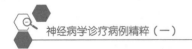

脑白质变性，右侧顶枕叶病灶较前（2019 年 3 月 8 日）新发，请结合临床。两侧侧脑室旁缺血灶（图 25-3）。

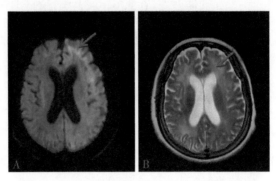

图 25-3 头颅 MRI（2021 年 3 月 15 日）

2022 年 7 月 15 日 CT 颅脑＋胸部＋全腹部平扫：两侧大脑半球白质病变。蝶窦、左侧上颌窦黏膜囊肿，鼻咽部少量积液。两肺下叶胸膜下少许间质性渗出，两肺下叶纤维化灶，左肺硬结灶。右肾萎缩，双肾多发结石，双肾及左侧输尿管盆段积水，双肾周渗出；膀胱结石。结直肠积便，直肠扩张，直肠下端管壁增厚。

2022 年 7 月 22 日头颅 MRI+MRA：检查所见双侧对称性、弥漫性脑白质病变，右侧额叶皮髓质交接区 DWI 高信号，左侧额叶见片状脑脊液样 T_2WI 高信号。脑沟、脑室增宽。SWI 序列颅内未见微出血。左侧大脑中动脉 M2 段以远稀疏，左侧大脑后动脉纤细（图 25-4）。

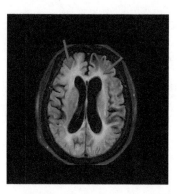

图 25-4　头颅 MRI（2022 年 7 月 22 日）

诊断

结合临床和影像学改变及病理改变，神经元核内包涵体病诊断明确。

鉴别诊断

脆性 X 相关震颤 / 共济失调综合征（fragile X-associated tremor/ataxia syndrome，FXTAS），是由 X 染色体智能低下 1 型（fragile X mental retardation 1，FMR1）患者的 5'UTR 中 CGG 重复的大量扩增引起的一种迟发性 X 连锁遗传性神经退行性病变。其临床症状和病理学表现与神经元核内包涵体病类似。典型的临床表现为智能迟缓和小脑共济失调，也可表现为锥体外系症状、认知障碍等。亦可出现 DWI 上的皮髓交界区高信号。不过目前尚无 FXTAS 核内包涵体皮肤病理的相关文献报道，如发现 FMR1 基因突变可确诊为 FXTAS。

皮层下动脉硬化脑病，也称为 Binswanger 病，为老年人脑动脉硬化基础上，大脑半球白质弥漫性脱髓鞘脑病。临床特点为阶段性发展的痴呆及反复出现的脑卒中发作，有长期严重的高血压病史。外周血管病理可以发现高血压小动脉硬化导致的内膜肥厚。

MRI 表现为不同程度的脑萎缩及脑室扩张，脑室周围白质弥漫性损害，一般没有皮髓质交界处 DWI 高信号。

其他需要鉴别的疾病还包括多系统萎缩、脊髓性小脑共济失调、齿状核红核苍白球丘脑底核萎缩、Creutzfeldt–Jakob 病和代谢性脑病等。

需要特别注意的是，仅活检发现存在神经元核内包涵体并不能诊断神经元核内包涵体病，因其亦可见于亨廷顿病、脊髓小脑性共济失调、阿尔茨海默病等多种神经退行性疾病，仍需结合临床和影像学改变，甚至基因检测结果综合诊断。

诊疗过程

患者尿培养提示多耐大肠杆菌及金葡菌感染，给予万古霉素 + 哌拉西林治疗 5 天后好转。症状性癫痫给予左乙拉西坦控制欠佳，加用丙戊酸钠控制可，未见大发作。夜间血压持续低于 90/50 mmHg，给予多巴胺泵入 1 周后血压波动在 110/75 mmHg，较平稳，停用升压药物。营养神经、改善脑代谢对症处理。患者体温恢复正常范围，嗜睡状态出院。

随访

患者于 2022 年 12 月在家中死亡。

病例分析

神经元核内包涵体病是一种以中枢和周围神经系统神经元细胞核内嗜酸性透明包涵体形成为特征的慢性进展性神经退行性疾病。临床表现复杂多样，可出现皮层、锥体束、锥体外系、小脑、周围神经及自主神经等受损的症状。

1968 年，Lindenberg 等报道了 1 例儿童期起病的行为异常和共济失调的 28 岁男性患者，尸检发现其脑和内脏器官细胞内存在大量的嗜酸性核内包涵体。

1980 年，Sung 等报道了 1 例类似症状的 21 岁女性患者，尸检病理证实中枢、外周及自主神经中存在大量相似的核内包涵体，其内未见病毒成分，与炎症无明确关系，且病程长达十余年，学者们认为此包涵体是一种特殊类型，故提出了神经元核内透明包涵体病（neuronal intranuclear hyaline inclusion disease，NIHID）的概念。但因为诊断依赖活检，此后 30 年间该病报道仅有 40 例。核内包涵体病（intranuclear inclusion body disease，INIBD）、神经元核内包涵体病（neuronal intranuclear inclusion disease，NIID）等术语都曾见于诸文献，但目前应用较广泛的为 NIID。

2011 年 Sone 等发现 NIID 患者皮肤组织内存在嗜酸性包涵体，简化了该病的诊断方法，之后被报道的 NIID 患者数量迅速增加。

2019 年研究者发现 NIID 为 *NOTCH2NLC* 基因 5' UTR 区 GGC 重复扩展突变所致。

病因和发病机制：NIID 的病因和致病机制尚未明确。NIID 的神经元核内包涵体常见于形态学完好的神经元中，即使病理证实其大量存在，也不一定伴有神经元的丢失和变性，提示核内包涵体对神经元可能并无直接细胞毒性。

临床特点：NIID 通常为亚急性或慢性起病，病程 1～44 年不等，患者 2～78 岁均有报道，男女比例约为 1∶2。根据发病年龄可分为儿童型、青少年型和成人型，异质性高。我国及东亚地区主要以成年型 NIID 为主。儿童及青少年患者常以共济失调或精神行为异常为首发表现，而成年起病者常以痴呆或肢体无力为早期症状。成年型 NIID 发病年龄存在 2 个高峰期：30 岁左右发病者以肢体无力为主要表现；55 岁左右发病者以认知障碍为主要表现。部分患者在应激事件后更易发生。成人型 NIID 的主要症状：①中枢神经系统受累包括痴呆、共济失调、发作性意识障碍、行为异常、亚急性脑炎样表现、强直、震颤、癫痫发作、卒中样发作；②周围神经受累包括感觉障碍、远端肌力下降；③自主神经受累包括瞳孔缩小、尿失禁、呕吐、晕厥。

影像学特点：目前普遍认为，皮髓交界区的 DWI 高信号是 NIID 的特征性影像表现。为从额顶颞叶皮髓质交界区开始，随着病情发展向大脑后部延伸，形成皮质下"鸡冠花样"或"绸带征"的 DWI 高信号，如出现需高度怀疑本病诊断。此外，胼胝体 DWI 高信号、对称性脑白质病变、广泛的脑萎缩、皮质肿胀和增强、沿小脑中轴对称分布的小脑白质病变也可提示 NIID 的诊断。

病理学特点：在早期确诊 NIID 主要依靠尸检、直肠及腓肠神经活检。大体观察主要可见脑萎缩，即脑组织体积缩小、重量减轻、脑沟增宽、脑回变窄。组织病理学特点为广泛存在于中枢神经系统、周围神经系统、自主神经系统神经元细胞核内的嗜酸性透明包涵体；光镜下可见此包涵体邻近核仁，呈圆形，直径为 1.5 ～ 10μm，苏木精 - 伊红常规染色呈嗜酸性，免疫组化染色可见泛素和 p62 阳性，电镜下可见其由无膜结构的纤维物质组成（图 25-5 e，图 25-5 f）。此外，该包涵体在骨骼肌细胞和肝细胞之外的体细胞内也广泛存在，如脂肪细胞、汗腺细胞、肾小管细胞等。

2011年后皮肤活检逐渐成为 NIID 的主要确诊手段。头颅 MRI 和免疫组化的结果见图 25-5。

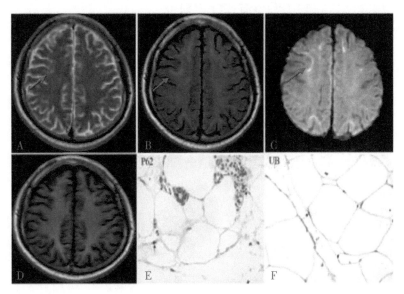

累及额叶和顶叶皮质下区的条状高信号在 T_2WI（A）和 FLAIR（B）显示。同样区域的改变在 T_1WI 显示为低信号（D）。值得注意的是，DWI 中皮质髓质交界处显示更突出的高信号（C）。免疫组化的病理结果（E,F）显示包涵体的存在，表现为 p62 和泛素抗体在一些汗腺细胞，脂肪细胞和成纤维细胞的细胞核中呈强阳性染色。

图 25-5　头颅 MRI 和免疫组化的结果

（资料来源：Qin X, Chen H, Zhou C, et al. Neuronal intranuclear inclusion disease: two case report and literature review[J]. Neurol Sci. 2021;42(1):293-296.）

基因检查：正常成年人 *NOTCH2NLC* 基因 5' 区域 GGC 生理性重复次数不超过 40 次，重复次数超过 60 次则具有致病性。临床表型以震颤为主要表现的患者 GGC 重复次数更接近 60 次，以帕金森综合征为主要表现的患者 GGC 重复次数在 80 次左右，以认知障碍为主要表现的患者 GGC 重复次数在 120 次左右，而以肌无力为主的患者 GGC 的重复次数达到 200 次。目前报道的成年型 NIID 患者均为杂合性突变导致的常染色体显性遗传。对于婴幼儿型和青少年型 NIID 要考虑是否存在纯合变异的可能。同一家系内

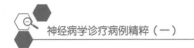

不同代系成员中 *NOTCH2NLC* 基因 GGC 重复次数是否存在差异需要进一步研究。此外，*NOTCH2NLC* 基因 GGC 重复扩展突变与核内包涵体之间的关系也有待深入研究。

电生理检查：NIID 患者正中神经、胫神经和腓总神经最常受累，可见运动及感觉神经传导速度减慢，而波幅降低在肢体无力型患者中相对多见。表现为癫痫发作的患者脑电图上有时可见痫样放电。

脑脊液检查：较常出现脑脊液蛋白轻度升高，但也可完全正常。

诊断：NIID 目前尚无统一的诊断标准，根据临床表现结合 DWI 皮髓交界区高信号可疑诊，通过皮肤、脑或神经活检发现特征性的嗜酸性核内包涵体，并行基因检测排除其他遗传性疾病方可最终确诊。

治疗及预后：NIID 尚无特异性治疗手段，还未发现能够使包涵体消失或神经功能恢复的方法，对症处理可能延缓某些症状（如癫痫发作、痴呆、帕金森综合征）的发展，但均不能阻断本病的进程。在表现为亚急性脑炎的病例中，短期大剂量激素冲击治疗对于减轻脑水肿和改善意识状态可能有效，但长期激素治疗效果尚未可知。本病儿童型平均生存期不超过 10 年，预后较差；青少年型病程稍长，但通常在 20 岁左右死亡；成人家族型患者生存期可达 40 余年。病程后期患者常因卧床不起、反复发生肺炎等其他感染而死亡。

病例点评

本例患者总病程有 22 年余，症状进行性加重，主要表现为精神症状、卒中样发作、癫痫、周围神经病、自主神经功能紊乱。影像学检查提示新发病灶，有明显加重表现 3 次。反复住院对症治疗后可稍缓解，但无法控制病程进展，最终死亡。本例患者表现出典型的成人型 NIID 中枢神经系统受累症状，如痴呆、共济失调、发作性意识障碍、行为异常、亚急性脑炎样表现、强直、震颤、癫痫发作、卒中样发作等表现。同时本例患者的感觉障碍、远端肌力下降等周围神经受累表现确实存在的，但在体格检查时往往因受到患者神志和精神状态的影响而不显著。本例患者的自主神经受累主要表现为排尿不畅。

NIID 是一种罕见的神经系统变性病，近年来随着影像认识的提高、皮肤活检病理的普及，特别是致病基因的明确，NIID 患者的生前诊断率有了极大提高。然而，无论是临床谱系的扩大，还是致病基因的确定，既带来关于 NIID 全新的认识，又带来更多待解决的问题。我国学者已经诊断了相当数量的 NOTCH2NLC 基因 GGC 重复扩展突变相关疾病患者，可充分利用我国的临床资源优势，协同建立 NIID 临床和生物样本数据库，进一步深入 NIID 的临床诊疗研究和基础机制研究。

目前本病尚无有效的治疗。对于发作性脑病患者使用激素治疗并无肯定疗效，无论是否使用其进行治疗，几乎所有患者在数日或数周内均有不同程度的恢复。部分长期留置尿管或者膀胱造瘘患者反复发生尿路感染，并在此基础上使脑病发作，因此在管理 NIID 患者时，要注意应激事件对 NIID 患者的预后影响。

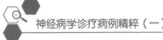
NOTES

参考文献

[1] LINDENBERG R, RUBINSTEIN L J, HERMAN M M, et al. A light and electron microscopy study of an unusual widespread nuclear inclusion body disease.A possible residuum of an old herpesvirus infection[J]. Acta Neuropathologica,1968, 10(1): 54−73.

[2] SUNG JH, RAMIREZ−LASSEPAS M, MASTRI AR, et al. An unusual degenerative disorder of neurons associated with a novel intranuclear hyaline inclusion (neuronal intranuclear hyaline inclusion disease). A clinicopathological study of a case[J]. J Neuropathol Exp Neurol, 1980, 39(2): 107−130.

[3] SONE J, TANAKA F, KOIKE H, et al. Skin biopsy is useful for the antemortem diagnosis of neuronal intranuclear inclusion disease[J]. Neurology, 2011, 76(16): 1372−1376.

[4] 洪道俊, 王朝霞. 神经元核内包涵体病的再认识 [J] . 中华神经科杂志 ,2020,53 (10): 741−745.

[5] Qin X, Chen H, Zhou C, et al. Neuronal intranuclear inclusion disease: two case report and literature review[J].. Neurol Sci，2021，42(1):293−296.

（顾津瑜　周　永　朱向阳）

第四章
神经系统脱髓鞘疾病

病例 26　视神经脊髓炎谱系疾病

📋 病历摘要

基本信息

患者，女，29岁，因"发热10天，四肢无力伴嗜睡8天"入院。

现病史：患者家属代诉患者10天前无明显诱因出现发热，体温最高38.2℃，服用退热药物后好转，伴咽痛、乏力、食欲缺乏，8天前患者出现四肢无力，伴嗜睡、头晕，无头痛、呕吐、肢体抽搐等，为进一步诊治到我院就诊，拟"脑炎"收入我科。

既往史：癫痫病史 10 余年（5 岁时有头部外伤史），不规律服用左乙拉西坦片、卡马西平片、托吡酯片等药物抗癫痫治疗，约每月发作 1 ～ 2 次。

家族史、个人史：无特殊。

体格检查

一般查体：体温 36.3℃，脉搏 86 次 / 分，呼吸 20 次 / 分，血压 108/79mmHg。

神经系统查体：嗜睡，语言含糊，高级神经功能下降，双瞳孔等大等圆，直径约为 3.0mm，对光反射灵敏，双眼无凝视、眼震，双眼球各方向运动充分。双侧鼻唇沟对称，伸舌不能配合。四肢肌张力正常，肌力检查不能配合，四肢均可见自主活动，双侧腱反射（＋＋），双侧病理征（＋），脑膜刺激征（＋），感觉及共济运动检查不能配合。

辅助检查

实验室检查：血细胞分析示白细胞计数 2.9×10^9/L，电解质示钾 2.78 mmol/L，钠 121.6 mmol/L，氯 81.6 mmol/L，尿常规、大便常规、C 反应蛋白、红细胞沉降率、心肌酶、肝功能、胰腺生化 2 项、血清肌钙蛋白 T、凝血 4 项、降钙素原测定、甲状腺功能 3 项、葡萄糖 6 - 磷酸脱氢酶缺陷筛查、输血前 4 项、呼吸道感染病原体检验、随机血糖、ANCA 测定、抗核抗体、维生素 B_{12} 等未见明显异常。腰穿脑脊液检查：压力 170 mmH$_2$O，脑脊液常规、生化未见异常。中枢神经系统脱髓鞘病抗体检测提示血清 AQP4 抗体为 1∶100。脑脊液 AQP4 抗体为 1∶10。自身免疫性脑炎相关抗体 6 项均为阴性。

　　影像学检查：心脏 B 超提示三尖瓣轻度关闭不全，左心室收缩功能测定在正常范围。腹部、泌尿系统、子宫 B 超未见异常。头颅 MRI+MRA+ 增强：下丘脑区异常信号影（炎性病变待查）（图 26-1 至图 26-3）；左额叶脑软化灶；考虑松果体囊肿；头颅 MRA 扫描未见异常；增强扫描未见强化。颈椎 + 胸椎 + 腰椎 MRI 平扫提示颈髓（颈 6 水平）异常信号（图 26-4），炎性病变待查。胸椎 MRI、腰椎 MRI 扫描未见明显异常。

　　其他检查：常规脑电图示 α 波减少，慢波增多，以前头部为主大量间断性高至极高波幅慢波活动。视觉诱发电位提示双侧 P100 波形可引出，波形分化差呈"W"形，双侧潜伏期明显延长。

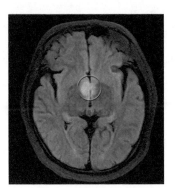
图 26-1　头颅 MRI 提示 FLAIR 下丘脑区高信号

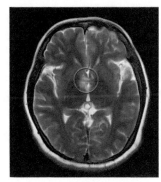
图 26-2　头颅 MRI 提示 T_2 序列下丘脑区高信号

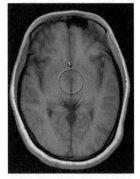
图 26-3　头颅 MRI 提示 T_1 序列下丘脑区低信号

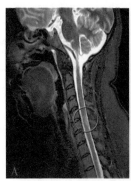
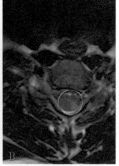
图 26-4　颈髓 MRI 脂肪抑制序列提示颈 6 水平异常信号

诊断

视神经脊髓炎谱系疾病。

定位诊断：患者嗜睡，定位下丘脑；患者有四肢无力的表现，定位于脊髓。

定性诊断：患者青年女性，急性起病，有发热、上呼吸道感染的前驱表现，主要表现为嗜睡、四肢无力，实验室检查提示血清 AQP4 抗体阳性，MRI 提示下丘脑及脊髓病变，根据 2021 年《中国视神经脊髓炎谱系疾病诊断与治疗指南》，支持诊断为视神经脊髓炎谱系疾病。

鉴别诊断

韦尼克脑病：该病的 MRI 表现也可为第三脑室和中脑导水管周围对称性 T_2 高信号，但常有大量饮酒史或其他原因导致维生素 B_1 缺乏，本例患者无相关病史，故韦尼克脑病依据不足。

生殖细胞瘤：也可有第三脑室周围病变，发病年龄以 10～25 岁多见，但患者急性起病，伴脊髓病变，故不考虑。

治疗

大剂量激素甲泼尼龙 1g 冲击治疗，1 次 / 天，5 天后逐渐减量至强的松片口服，人免疫球蛋白 0.4g/（kg·d），连用 5 天。硫唑嘌呤 50mg，2 次 / 天，口服，患者病情好转出院，出院后继续予激素、免疫抑制剂口服长期维持治疗。

病例分析

视神经脊髓炎谱系疾病（neuromyelitis optica spectrum disorders，

NMOSD）是一种免疫介导的以视神经和脊髓受累为主的中枢神经系统炎性脱髓鞘疾病，发病机制主要与 AQP4-IgG 抗体相关。病变多位于室管膜周围 AQP4 高表达区域，如延髓极后区、丘脑、下丘脑、第三和第四脑室周围、脑室旁、胼胝体、大脑半球白质等。NMOSD 有 6 组核心临床症候：视神经炎、急性脊髓炎、极后区综合征、急性脑干综合征、急性间脑综合征和大脑综合征。本例患者有感染的前驱症状，还有困倦、嗜睡、低钠血症的间脑综合征表现，影像学检查提示下丘脑及脊髓病变，AQP4-IgG 抗体阳性，支持 NMOSD。

病例点评

　　本例患者以嗜睡作为主要表现，病灶主要位于下丘脑，为急性间脑综合征，不同于 NMOSD 常见的视神经炎、极后区综合征，临床上较为少见。间脑病变不仅见于 NMOSD，还可见于韦尼克脑病、生殖细胞瘤、髓鞘少突胶质细胞糖蛋白相关疾病等，临床上需注意鉴别。

参考文献

[1] 中国免疫学会神经免疫分会 . 中国视神经脊髓炎谱系疾病诊断与治疗指南（2021 版）[J]. 中国神经免疫学和神经病学杂志，2021，28，（6）：423-426.

[2] 周佩洋，李星阅，高平 . 韦尼克脑病的诊治进展 [J]. 卒中与神经疾病，2020，27（1）：142-145.

[3] 刘孟辉，彭双林，刘建玲，等 . 颅内不典型生殖细胞瘤 MRI 表现 [J]. 临床放射学杂志，2017，36（8）：1062-1066.

（覃百灵　侯宇婷）

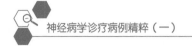
病例 27　抗髓鞘少突胶质细胞糖蛋白 G 抗体相关疾病

病历摘要

基本信息

患者，女，37岁。因"头晕、头痛15天，视物重影2天"入院。

现病史：患者诉15天前无明显诱因出现头晕、头痛。头晕表现为后枕部持续性昏沉感，伴视物旋转，可随体位变化加重，头痛为阵发性搏动样胀痛，伴恶心、食欲缺乏、乏力，同时有咽部异物感、下腹隐痛，无发热、呕吐、肢体抽搐等。入院1周前曾在外院就诊（具体诊治过程不详），头晕、头痛未见明显缓解。入院2天前患者突发视物重影，伴视物不清，为进一步诊治来我院就诊。

既往体健，个人史、家族史无特殊。

体格检查

一般查体：体温36.7℃，脉搏97次／分，呼吸19次／分，血压102/71mmHg。心、肺、腹查体未见异常。

神经系统检查：神志清，构音清。双侧瞳孔等大等圆，直径为3mm，对光反射存在，眼球无震颤，右侧眼球运动正常，左侧眼球外展受限，余各方向运动正常。鼻唇沟对称，口角无歪斜，伸舌居中，四肢肌力5级，双侧肢体肌张力正常，指鼻试验和跟－膝－胫试验稳准，闭目难立征阴性，病理征（－），脑膜刺激征（－）。

辅助检查

实验室检查：血细胞分析示白细胞计数 10.9×10^9/L，中性粒细胞绝对值 7.62×10^9/L，超敏 C 反应蛋白＞ 5.0 mg/L，常规 C 反应蛋白 5.99 mg/L。血脂分析示总胆固醇 5.19 mmol/L，甘油三酯 2.01 mmol/L，低密度脂蛋白胆固醇 3.85 mmol/L，红细胞沉降率 33 mm/h。风湿 3 项、免疫功能检测、心肌酶、肾功能、凝血功能、纤溶 2 项、随机血糖、二便常规、肝功能、胰腺生化 2 项、输血前 4 项、甲状腺功能、糖化血红蛋白、肿瘤标志物、ENA 抗体谱未见明显异常。腰穿脑脊液检查：压力 150 mmH$_2$O，脑脊液常规、生化未见异常，脑脊液病原学检查未见异常。

其他检查：心电图示窦性心律；T 波改变。

影像学检查

颅脑 CT 平扫未见病变。

腹部 + 泌尿系超声、妇科超声未见明显异常。

头颅 MRI 示脑桥、延髓异常信号灶（图 27-1、图 27-2）；头部 MRA 示右侧优势型椎动脉，右侧完全、左侧部分胚胎型大脑后动脉；头颅 DWI、MRV 检查未见异常。

头颅 MRI 平扫 + 增强（图 27-3、图 27-4）：脑桥 - 延髓异常信号灶，炎性脱髓鞘假瘤、炎性病变待查。

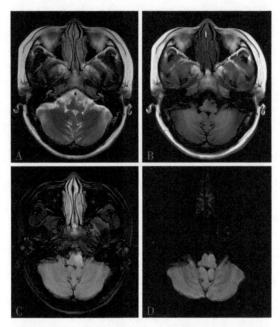

图 27-1　MRI 示脑桥、延髓异常信号灶

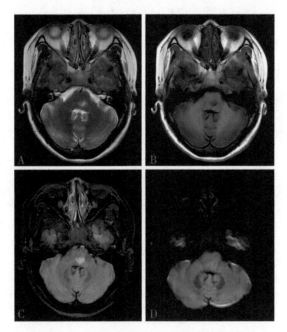

图 27-2　MRI 示脑桥、延髓异常信号灶

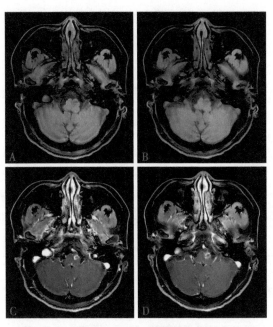

图 27-3　MRI 增强示延髓异常信号灶（1）

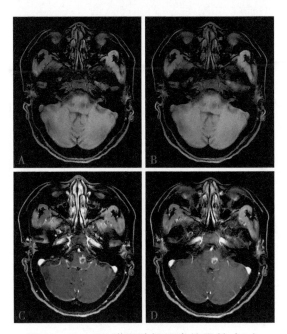

图 27-4　MRI 增强脑桥异常信号灶（2）

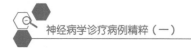

NOTES

中枢神经系统脱髓鞘病鉴别诊断报告提示（表 27-1、表 27-2）：血清及脑脊液 MOG 抗体阳性。

表 27-1 中枢神经系统脱髓鞘病鉴别诊断谱（血）报告单

项目	检测方法	结果	参考值/范围
抗水通道蛋白 4 抗体（AQP4）	CBA 法	阴性（-）	阴性（-）
抗髓鞘少突胶质细胞糖蛋白抗体（MOG）	CBA 法	阳性（+）1:32	阴性（-）
抗胶质纤维酸性蛋白（GFAP）抗体	CBA 法	阴性（-）	阴性（-）
抗髓鞘碱性蛋白抗体（MBP）	CBA 法	阴性（-）	阴性（-）

表 27-2 中枢神经系统脱髓鞘病鉴别诊断谱（脑脊液）报告单

项目	检测方法	结果	参考值/范围
抗水通道蛋白 4（AQP4）抗体	CBA 法	阴性（-）	阴性（-）
抗髓鞘少突胶质细胞糖蛋白抗体（MOG）	CBA 法	阳性（+）1:32	阴性（-）
抗胶质纤维酸性蛋白（GFAP）抗体	CBA 法	阴性（-）	阴性（-）
抗髓鞘碱性蛋白抗体（MBP）	CBA 法	阴性（-）	阴性（-）

诊断

抗髓鞘少突胶质细胞糖蛋白 G 抗体相关疾病（MOGAD）。

定位诊断：患者头晕、恶心、视物旋转、视物重影，查体可见左侧眼球外展受限，结合头颅 MRI 可见延髓、脑桥异常信号，定位于脑干。

定性诊断：患者青年女性，急性起病，主要表现为头晕、恶心、视物旋转、视物重影，血清 MOG-IgG 检测阳性，头颅 MRI 平扫+增强可见延髓、脑桥异常信号，根据 2023 年最新的 MOGAD 诊断标准，符合 MOGAD 诊断。

鉴别诊断

视神经脊髓炎谱系疾病（NMOSD）：一组自身免疫介导的以

视神经和脊髓受累为主的中枢神经系统炎性脱髓鞘疾病，好发于青壮年，有 6 组核心临床症候：视神经炎、急性脊髓炎、极后区综合征、急性脑干综合征、急性间脑综合征和大脑综合征。血清 AQP4 抗体阳性可协助诊断。本例患者主要以头晕、眼球活动障碍为主要临床表现，头颅 MRI 提示以脑桥、延髓受累为主，血清及脑脊液 AQP4 抗体阴性。目前不支持 NMOSD。

其他抗体介导的脑干炎：其他如 GAD65 抗体阳性的自身免疫性脑干炎，可出现孤立脑干损害的表现，但本例患者为青年女性，急性起病，以头晕、眼球障碍为主要临床表现，头颅 MRI 提示脑桥、延髓异常信号，需进一步完善自身免疫性脑炎相关抗体检查进一步鉴别诊断。

治疗

住院期间予甲泼尼龙 1000 mg，1 次 / 天，5 天；甲泼尼龙 500 mg，1 次 / 天，5 天；甲泼尼龙 240 mg，1 次 / 天，5 天；甲泼尼龙 120 mg，1 次 / 天，5 天，逐渐减量至口服。同时给予补钾、补钙、护胃、营养神经等治疗。随后给予醋酸泼尼松片 60 mg，口服，1 次 / 天，出院后逐渐递减至维持量 10 mg，1 次 / 天，维持约 6 个月。

随访

住院治疗 17 天后复查，头颅 MRI 平扫 + 增强 + 颈椎 MRI+ 胸椎 MRI：脑桥 – 延髓异常信号灶范围较前缩小、强化减退（图 27-5、图 27-6）；颈椎 MRI 平扫未见异常；胸椎 MRI 平扫未见异常。

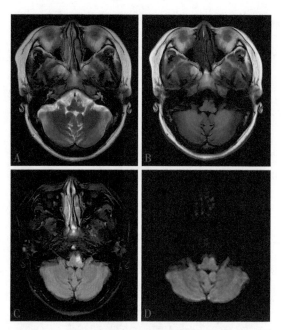

图 27-5　MRI 示脑桥、延髓异常信号灶（3）

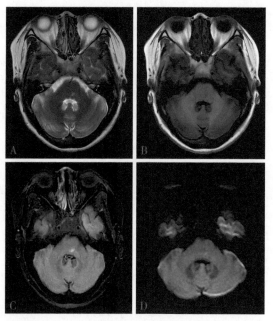

图 27-6　MRI 示脑桥、延髓异常信号灶（4）

出院后 1 个月复查头颅 MRI 平扫 + 增强（图 27-7）：脑桥 -延髓异常信号灶范围较前缩小。患者左眼球外展受限基本恢复，视物重影及视物不清明显好转。

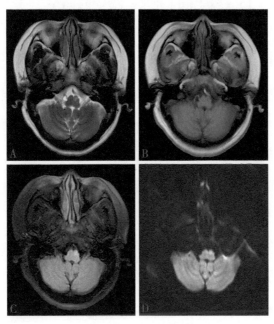

图 27-7　MRI 示脑桥、延髓异常信号灶（5）

病例分析

根据 2023 年最新的 MOGAD 诊断标准：①核心临床脱髓鞘事件，包括视神经炎、脊髓炎、急性播散性脑脊髓炎、脑部单灶或多灶性症状、脑干或小脑症状、大脑皮质脑炎；②血清 MOG-IgG 检测阳性；③排除其他疾病。满足以上 3 个标准即可诊断MOGAD。

MOGAD 的急性期治疗包括激素冲击、静脉注射人免疫球蛋白和血浆置换。激素治疗应以"早期、足量、逐渐递减"的原则进行。50%～90% 的 MOGAD 患者应用激素冲击治疗有效。成人甲泼尼龙冲击量为 500～1000 mg/d，儿童甲泼尼龙冲击量为 20～30 mg/（kg·d），但上限不超过 1000 mg/d，每 3～5 天剂量减半，逐渐减至 10～15 mg 的维持剂量。治疗时间少于 3 个月患者的复发概率是治疗时间更长患者的两倍，因此建议小剂量激素维持治疗超过 6 个月。激素冲击时需要注意患者血糖增高、低钾血症、低钙血症和消化道溃疡等并发症。可给予保护胃黏膜、补钾、补钙等对症支持治疗。若激素冲击无效，可按 400 mg/（kg·d）的剂量给予人免疫球蛋白静脉注射，总疗程为 5 天。重症患者还可行血浆置换，但尚无证据显示血浆置换应该优先于激素冲击。对于已出现复发的 MOGAD 患者应进行缓解期预防复发的治疗，对于初次发作的 MOGAD 患者是否需要长期免疫调节治疗有待进一步观察，需要根据患者受累部位、病情轻重、MOG-IgG 滴度和阳性持续时间等综合评估。

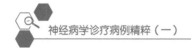

病例点评

本例患者表现为首次发病的脑干脑炎，未出现视神经炎、脊髓炎等表现，临床上容易误诊和漏诊。详尽的病史、查体、MOG-IgG 抗体的筛查、头颅及视神经 MRI 有助于本病的诊断。如果患者确诊为 MOGAD，则应该尽早激素冲击或静脉注射人免疫球蛋白。早期治疗对降低 MOGAD 的复发率和致残率十分重要。虽然 MOGAD 在急性期临床表现严重，但治疗后症状基本可恢复，复发率和致残率低于 NMOSD 和 MS。

参考文献

[1] BANWELL B,BENNETT J L, MARIGNIER R, et al，Diagnosis of myelin oligodendrocyte glycoprotein antibody–associated disease: International MOGAD Panel proposed criteria[J]. Lancet Neurol. 2023, 22 (3) : 268–282.

[2] 中国免疫学会神经免疫分会 . 抗髓鞘少突胶质细胞糖蛋白免疫球蛋白 G 抗体相关疾病诊断和治疗中国专家共识[J]. 中国神经免疫学和神经病学杂志2020, 27,（2），86–95.

（王子军　韦　圆）

病例 28　以超长节段横贯性脊髓炎为表现的视神经脊髓炎谱系疾病

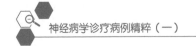

病历摘要

基本信息

患者，男，24 岁，无业，因"头痛、发热 2 天，加重伴四肢无力 1 天"入院。

现病史：患者 2 天前于感冒后出现全头部疼痛，以前额部为著，呈针扎样，头痛程度中等，日常活动可独立完成，测体温最高 39.2℃，自行口服"复方氨酚烷胺片"（用量不详），头痛及发热未见缓解。1 天前患者头痛程度加重，无法自行完成吃饭、上厕所等日常活动，只能卧床休息，头痛性质同前，伴恶心、呕吐，共呕吐 3 次，非喷射性，呕吐物中无咖啡色物质，同时出现四肢无力，双手握拳力量减弱，双上肢上抬力量可，双下肢完全无法自主活动并伴有麻木感，大小便失禁，无视物模糊，无胸部束带感。发病以来，患者精神萎靡，睡眠增多，食欲差，体重无变化。

既往史：发病前 1 周感冒，表现为鼻塞、流清涕，3 天后好转，未服药。藏毛窦病史，骶尾部病变处反复破溃感染 2 年余。否认近期疫苗接种史。

个人史：生活不规律，经常熬夜打电子游戏。否认吸烟饮酒史。

婚育史：未婚未育。

家族史：家中独子，父母体健。

NOTES

体格检查

一般查体：体温 38.6℃，呼吸 25 次 / 分，脉搏 100 次 / 分，血压 163/109 mmHg。发育正常，体型肥胖，BMI 指数为 39.79 kg/m^2（身高 170 cm，体重 115 kg）。心、肺、腹查体未见明显异常。

神经系统查体：嗜睡，语速慢，高级皮层功能减退，对答基本切题，反应迟钝，计算力、定向力均差，双侧瞳孔直径左：右 =3：3 mm，对光反应灵敏，眼球运动正常，面纹对称，伸舌居中，双上肢近端肌力 5 级，远端肌力 4 级，双下肢肌力 0 级，双上肢肌张力正常，双下肢肌张力减低，双侧肱二头肌、肱三头肌、桡骨膜反射（++），双侧膝腱反射、跟腱反射消失，双侧 Babinski 征未引出。面部皮肤针刺觉正常，颈部及以下皮肤针刺觉减退，四肢音叉振动觉和关节位置觉减退。颈硬伴抵抗，颏胸距 2 横指，Kernig 征（−），Brudzinski 征（−）。

辅助检查

实验室检查：血常规示白细胞计数 15.80×10^9/L，中性粒细胞百分数 86.7%；电解质示钠 122.3 mmol/L，氯 87.6 mmol/L；男性肿瘤全项测定示细胞角蛋白 19 片段 9.01 ng/mL，神经元特异性烯醇化酶 44.13 ng/mL；同型半胱氨酸 60.1 μmol/L，红细胞沉降率 75 mm/h，降钙素原 2.09 ng/mL，血浆 D- 二聚体 58.23 mg/L；肝肾功能、血糖血脂、甲状腺功能、尿常规、抗核抗体、抗中性粒细胞胞浆抗体、自身抗体谱、结核杆菌特异性细胞免疫反应检测均未见异常。

住院第 1 天腰椎穿刺：脑脊液压力 320 mmH$_2$O，脑脊液常规示白细胞计数 303×10^6/L，红细胞计数 0；脑脊液生化示脑脊液蛋白 2622 mg/L，脑脊液 IgM 6.52 mg/L，葡萄糖 2.20 mmol/L；脑脊液

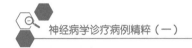

AQP4-IgG 滴度 1 ： 32，血清 AQP4-IgG 滴度 1 ： 100；脑脊液及血清中均可见寡克隆区带，提示血脑屏障破坏；脑脊液抗酸染色、墨汁染色、细菌培养、TORCH 检测均阴性；院外脑脊液病原微生物宏基因组检测示细菌、真菌、病毒、寄生虫均未检出疑似病原体。

住院第 4 天复查腰穿：脑脊液压力 180 mmH$_2$O，脑脊液常规示白细胞计数 67×10^6/L；脑脊液生化示脑脊液蛋白 623 mg/L，脑脊液 IgM 6.52 mg/L，葡萄糖 2.20 mmo1/L。

影像学检查：

颈胸椎 MRI：延髓下段、颈 1～胸 9 椎体节段脊髓呈稍长 T$_1$、长 T$_2$ 信号改变，结合病史考虑炎性改变。颈胸椎增强 MRI：颈 4 椎体平面脊髓偏左侧点片状强化影（图 28-1）。

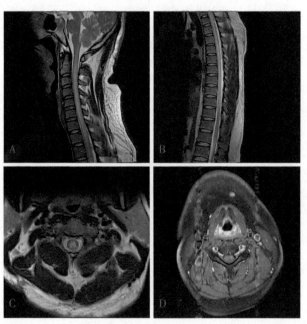

A：颈椎 MRI 矢状位：延髓下段、颈 1 椎体以下脊髓 T$_2$ 高信号；B：胸椎 MRI 矢状位：胸 9 椎体以上脊髓 T$_2$ 高信号；C：MRI 轴位：病灶呈中央性分布；D：增强 MRI：髓内点片状强化影。

图 28-1　颈胸椎 MRI 平扫 + 增强

胸部 CT：双肺下叶胸膜下坠积性炎症。

头颅 MRI：未见确切异常。

其他检查： 脑电图示广泛轻度异常脑电图。心电图示窦性心动过速；大致正常心电图。

诊断

NMOSD。

定位诊断： 患者双下肢麻木，颈部及以下对称性深浅感觉减退，定位于后角感觉神经元、脊髓丘脑侧束、薄束、楔束，病变上界在颈 1～颈 2 脊髓节段（损害的上界比查体的感觉障碍平面高 1-2 个节段）；患者四肢无力，双下肢无力为著，双上肢腱反射正常，双下肢腱反射未引出，双侧 Babinski 征未引出，定位于双侧锥体束（考虑处于脊髓休克期）；尿便失禁，定位于双侧尿便高级中枢传出纤维；头痛，颈硬伴抵抗，定位于脑膜；综合定位于脊髓（病变上界在颈 1～颈 2 脊髓节段）、脑膜。

定性诊断： 患者青年男性，急性起病，主要表现为四肢瘫，下肢重于上肢，感觉障碍伴尿便障碍，血清及脑脊液 AQP4-IgG 均阳性，脊髓 MRI 提示超长节段脊髓炎性病变（颈 1～胸 9），根据 2015 年国际 NMO 诊断小组提出的诊断标准，符合 AQP4-IgG 阳性的 NMOSD 诊断。

鉴别诊断

急性播散性脑脊髓炎：多在感染或疫苗接种后急性发病，表现为脑实质、脑膜、脑干、小脑和脊髓等部位受损的症状和体征，故症状和体征表现多样。患者常出现发热、呕吐、嗜睡、昏迷，随着疾病进展出现偏瘫、偏盲、共济失调、震颤等表现，影

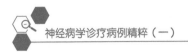

像学显示皮质下脑白质多发病灶，以脑室周围多见。本例患者为青壮年男性，存在前驱感染史，发病急，起病时有头痛、发热的症状，继而出现四肢无力，考虑同时存在脑病症状及脊髓受累症状，故考虑该病。但本例患者影像学检查仅提示脊髓受累，头颅MRI正常，血清及脑脊液AQP4-IgG阳性，故除外该病。

多发性硬化：是一种免疫介导的中枢神经系统慢性炎性脱髓鞘性疾病，常累及脑室周围、近皮质、视神经、脊髓、脑干和小脑，病变具有空间多发和时间多发的特点。多发性硬化的脊髓病灶多小于2个椎体节段，病灶往往偏于脊髓一侧，脊髓也很少有水肿及增粗的表现。本例患者为青年男性，以急性脊髓炎起病，故考虑该病，但本例患者脊髓病变节段长（大于3个椎体节段），血清及脑脊液AQP4-IgG阳性，故除外该病。

吉兰-巴雷综合征：是一种自身免疫介导的周围神经病，主要损害多数脊神经根和周围神经，也常累及脑神经。常急性起病，以对称性双侧肢体无力、腱反射减弱或消失为主要临床表现，脑脊液存在蛋白-细胞分离现象。本例患者起病急，主要表现为四肢无力，查体双下肢腱反射消失，病理征未引出，故可考虑吉兰-巴雷综合征，但本例患者起病急，症状迅速达峰，查体存在感觉障碍平面，脊髓MRI提示脊髓长节段病变，故除外该病。

治疗

本例患者临床诊断为NMOSD，不除外合并中枢神经系统感染。住院第1天开始给予头孢曲松钠2 g，静脉滴注，1次/天抗感染治疗；住院第4天AQP4-IgG结果回报后开始给予甲泼尼龙1 g，静脉滴注，1次/天，持续3天；甲泼尼龙500 mg，静脉滴注，

1 次 / 天，持续 3 天；甲泼尼龙 250 mg，静脉滴注，1 次 / 天，持续 3 天；甲泼尼龙 120 mg，静脉滴注，1 次 / 天，持续 3 天；后改为泼尼松片 60 mg，口服，1 次 / 天，逐渐递减治疗。同时给予营养神经、补钙补钾、护胃等药物对症治疗。患者于激素冲击治疗第 3 天双下肢无力明显好转，双下肢肌力恢复至 3 级。

出院时患者可在家人搀扶下行走，出院当日神经系统查体：神志清，语利，高级皮层功能正常，双上肢肌力 5 级，双下肢肌力 4 级，双侧肱二头肌、肱三头肌反射（++），双侧膝腱反射、跟腱反射（++），双侧 Babinski（+）。颈部及以下皮肤针刺觉稍减退，四肢音叉振动觉和关节位置觉稍减退。颈无抵抗。

随访

出院后 1 个月门诊复查，患者泼尼松片减至 40 mg，1 次 / 天，双下肢稍力弱，可自行走路，双下肢肌力 5- 级，加用吗替麦考酚酯片 0.5 g，口服，2 次 / 天，建议激素减量至 10 mg 时暂维持治疗，继续门诊随诊复查。

出院后 3 个月门诊复查，患者已基本恢复正常状态，仅有双足轻微麻木感。

病例分析

NMOSD 是一组自身免疫介导的以视神经和脊髓受累为主的中枢神经系统炎性脱髓鞘疾病。NMOSD 发病率相对较低，我国年均发病率为 0.278/10 万。该病好发于青壮年人群，平均发病年龄约 40 岁，复发率及致残率高，90% 以上为多时相病程。NMOSD 有 6 组核心临床症候：视神经炎、急性脊髓炎、极后区综合征、急性脑干综合征、急性间脑综合征和大脑综合征。临床上多以严重的视神经炎和长节段横贯性脊髓炎（longitudinally extensive transverse myelitis，LETM）为主要临床特征。NMOSD 中急性脊髓炎患者多起病急，症状重，临床表现为病变水平以下的截瘫、感觉障碍、尿便及性功能障碍。

NMOSD 的确切病因和发病机制尚不明确。目前认为主要与 AQP4 抗体介导的免疫机制有关。AQP4 在中枢神经系统中主要在脊髓、视神经、脑干、下丘脑和脑室周围区域表达，特别是血脑屏障、室管膜周围和软膜下区，AQP4 在中枢神经系统中的富集区域与 NMOSD 易患部位相对应。AQP4 存在于星形胶质细胞的足突上，当相关免疫耐受破坏时，T 淋巴细胞募集细胞因子，浆细胞产生 AQP4 抗体，其与 AQP4 分子结合，产生炎症反应损害星形胶质细胞，影响其对少突胶质细胞和神经元的支持及保护作用，引发少突胶质细胞和神经元损伤，最终导致中枢神经系统脱髓鞘改变。因此，NMOSD 的脱髓鞘病变是继发于星形胶质细胞损伤的结果。AQP4-IgG 是该病高度特异性的生物标志物，特异度高达 90%，敏感度约 70%。检测血清 AQP4-IgG 可用于判断患者临床分期及疾病活动性。

有学者认为，NMOSD 的发病可能与感染相关。可能的机制包括两方面：一是微生物感染刺激固有免疫系统，可能导致共刺激分子和促炎细胞因子的表达增强，造成免疫调节失衡引起发病；二是有些感染可通过分子模拟机制产生免疫反应，从而诱导髓鞘溶解。有研究发现 NMOSD 患者与正常对照组相比，幽门螺杆菌、肺炎衣原体感染率较高。本例患者发病时存在高热，外周血及脑脊液中白细胞数均升高，红细胞沉降率及降钙素原高，抗

感染治疗后脑脊液白细胞数较治疗前明显下降，虽然脑脊液病原学未检出病原体，但考虑不除外本例患者发病与感染存在相关性。

NMOSD 患者的 MRI 显示特征性脊髓纵向延伸的长节段横贯性损害，矢状位可见连续病变，脊髓病变长度多超过 3 个椎体节段，轴位病变多累及中央灰质和部分白质，呈圆形或"H"形，急性期病变可见明显肿胀，呈长 T_1 长 T_2 表现，增强后部分呈斑片样、线样强化，相应脊膜也可强化。慢性恢复期可见脊髓萎缩或空洞。少数严重患者脊髓 MRI 病变长度 > 10 个椎体节段，有学者称之为超长节段横贯性脊髓炎（ultra-longitudinally extensive transverse myelitis，u-LETM）。既往报道 u-LETM 患者多数病情严重，预后差。本例患者为青年男性，急性病程，以四肢无力（下肢重于上肢）、感觉障碍及尿便障碍为主要表现，脊髓 MRI 提示超长脊髓节段异常信号（颈 1～胸 9），符合 u-LETM 的特征。本例患者病变波及延髓下段，病情凶险，但经及时治疗，最终恢复良好，未遗留明显神经功能缺损，仍需密切临床随访。

NMOSD 的治疗分为急性期治疗、序贯治疗（预防复发治疗）、对症治疗和康复治疗。早期激素治疗可以促进患者神经功能恢复，激素可序贯减量并小剂量维持。效果不佳或病情严重的情况可行静脉注射人免疫球蛋白或血浆置换治疗。对于 AQP4-IgG 阳性患者，一经诊断应尽早开始序贯治疗，并坚持长程治疗。吗替麦考酚酯为 T 细胞免疫抑制剂，具有强大的抑制淋巴细胞增殖作用，能减少 NMOSD 的复发和减缓神经功能障碍进展。本例患者口服激素减量至 40 mg 时加用吗替麦考酚酯片 0.5 g，2 次 / 天，口服，随访患者病情稳定，目前无临床复发。

NOTES

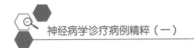

病例点评

本例患者表现为首次发病的急性横贯性脊髓炎，未出现视神经炎、极后区综合征等表现，临床上容易误诊和漏诊。详尽的病史及查体、AQP4 抗体的筛查、头颅及脊髓 MRI 有助于本病的诊断。以 u–LETM 为特征的 NMOSD 患者往往短期复发率高，预后较差，因此小剂量激素和免疫抑制剂的应用对于缓解期的治疗和改善预后尤为重要。

参考文献

[1] WINGERCHUK D M, BANWELL B, BENNETT J L, et al. International consensus diagnostic criteria for neuromyelitis optica spectrum disorders[J]. Neurology, 2015, 85(2): 177–189.

[2] HUDA S, WHITTAM D, BHOJAK M, et al. Neuromyelitis optica spectrum disorders[J]. Clin Med (Lond), 2019, 19(2): 169–176.

[3] 中国免疫学会神经免疫分会 . 中国视神经脊髓炎谱系疾病诊断与治疗指南（2021版）[J]. 中国神经免疫学和神经病学杂志，2021，28（6）：423–436.

[4] FIALA C, ROTSTEIN D, PASIC M D. Pathobiology, diagnosis, and current biomarkers inneuromyelitis optica spectrum disorders[J]. J Appl Lab Med, 2022, 7(1):305–310.

[5] 李静，刘家伶，林永忠 . 水通道蛋白 4 抗体阳性视神经脊髓炎谱系疾病的发病机制研究进展 [J]. 中华神经医学杂志，2021，20（4）：422–426.

[6] 张伟赫，矫毓娟，焦劲松，等 . 超长节段横贯性脊髓炎临床特点分析 [J]. 中华医学杂志，2011，（35）：2464–2467.

[7] 王维，王化冰 . 视神经脊髓炎谱系疾病 [J]. 中华神经科杂志，2022，55（5）：511–519.

（娄　展　范　磊　岳秉宏）

第五章
神经－肌肉接头和肌肉疾病

病例 29　*SLC5A7* 基因相关先天性肌无力综合征

病历摘要

基本信息

患者，男，48 岁，主因"眼睑下垂 20 年余"来院。

现病史： 患者 20 年前自感眼球活动不佳，后逐渐伴有双侧眼睑下垂，未予重视。近两年自觉双侧眼睑下垂较前加重，症状无明显波动。外院诊断为"重症肌无力"，给予溴吡斯的明 1 片，

NOTES

每天4次，口服，无明显好转，因服药后腹胀停药。现至我院就诊，拟"肌无力待查"收住入院。患者长期夜间工作，睡眠饮食可，大小便正常，体重无变化。

既往史：体健，否认毒物接触史。否认结核病、肝炎等传染病病史。否认药物、食物过敏史。否认外伤、手术史。预防接种史不详。

家族史：否认家族史、遗传史。

体格检查

一般查体：体温36.6℃，心率69次/分，血压133/85 mmHg，呼吸20次/分。心、肺听诊无异常，腹软，肝脾肋下未触及。

神经系统查体：神志清，精神可，语利，双侧上眼睑覆盖至3～9点，双眼球上视、下视、内收及外展活动受限，双侧瞳孔等大等圆，直径为3.0 mm，直接、间接对光反射正常，辐辏反射消失，眼震查体不配合，视野无缺损。双侧鼻唇沟对称，咽反射存在，伸舌居中，颈软，双侧肢体肌张力、肌力正常，双侧Babinski征（－）。

辅助检查

实验室检查：血常规、尿常规、粪便常规、生化、凝血功能、甲状腺功能均未见异常。病毒免疫、自身抗体谱、免疫球蛋白、红细胞沉降率、C反应蛋白、类风湿因子、抗链球溶血素"O"、肿瘤指标均未见异常。肌酸激酶354 U/L；肌酸激酶同工酶13.30 ng/mL；肌红蛋白158.80 ng/mL。重症肌无力抗体5项（AChR抗体、MuSK抗体、LRP4抗体、连接素抗体、RyR抗体）未见异常。新斯的明实验阴性。遗传性肌肉疾病基因检测结果显

示本例患者存在 *SLC5A7* 基因杂合变异 c.1496A ＞ C。

影像学检查：胸部 CT 见右上肺磨玻璃结节（胸外科会诊不考虑恶性结节，随诊），颅脑 MRI＋MRA 及 MRI 增强未见异常。感觉运动传导电位：所检运动神经末端潜伏期及传导速度正常范围（尺神经、正中神经、面神经下颌支、面神经额支、腓总神经），感觉传导速度及波幅正常范围（尺神经、正中神经、腓浅神经）。肌电图：双上肢近端可疑肌源性损害，双下肢正常；重复段刺激未见递增或递减现象。

诊断

定位诊断：①患者多眼外肌活动受限，故定位于肌肉接头病变或肌肉病变；②患者有提上睑肌及双侧眼外肌活动受限，对光反射正常，辐辏反射不配合，定位于动眼神经外侧核及正中核、展神经核，考虑分离性眼肌麻痹，故定位于脑干；③获得性动眼神经损伤（缺血性、免疫等）可导致上睑下垂及眼肌麻痹而并不涉及瞳孔，故定位于周围神经。

定性诊断：自身免疫性疾病（重症肌无力）、肿瘤（Lambert Eaton 综合征）；遗传性疾病（肌营养不良等）；血管病、炎症（脑干病变、周围神经等）。结合血液实验室检查及相关器械检查，最终定位于神经肌肉接头，定性为遗传性疾病。

故诊断为先天性肌无力综合征（突触前综合征）。

鉴别诊断

重症肌无力（眼肌型）：病变仅位于眼外肌，出现上睑下垂和复视。但本例患者无病态疲劳表现，重复神经电刺激及新斯的明试验不支持。

眼肌型肌营养不良：20～30岁缓慢起病，最初表现为双侧眼睑下垂伴头后仰和额肌收缩，其后累及眼外肌，可有复视。但该病为常染色体显性遗传，患者无相关家族史。

线粒体脑肌病——慢性进行性眼外肌麻痹（chronic progressive external ophthalmoplegia，CPEO）：任何年龄均可发病，儿童期起病多见。首发症状为眼睑下垂和眼肌麻痹，缓慢进展为全眼外肌瘫痪，眼球运动障碍，因两眼外肌对称受累，复视并不常见，对新斯的明不敏感。但患者并无易疲劳感，血气未见乳酸升高，头颅影像学不支持。

治疗

本例患者仅表现为眼肌型先天性肌无力综合征，口服乙酰胆碱酯酶抑制剂出现胃肠道痉挛等不良反应，治疗效果不佳，故拒绝用药。眼科会诊后建议行双眼睑上抬术，但有诱发结膜炎等术后并发症的风险。目前暂进行物理康复治疗。

随访

出院后1年，患者眼睑下垂症状较前无明显变化，未行眼睑上抬术，自行使用双眼皮贴改善下垂症状。

病例分析

先天性肌无力综合征（congenital myasthenic syndromes，CMS）是一组由遗传缺陷导致的神经肌肉传递障碍疾病，属于神经肌肉接头疾病。根据突变基因编码蛋白的表达位置，将该病分为突触前综合征、突触基底层相关综合征、突触后综合征、糖基化缺陷障碍等亚型。

CMS 的发病机制为负责神经肌肉信号传递的蛋白质功能异常。突触前（神经末梢）和突触后（肌肉纤维）区间被含有特定基底层的突触裂隙所分隔。根据发病机制，可将突触前综合征分为影响轴突运输（*MYO9A*）、影响乙酰胆碱合成和回收（*CHAT*、*SLC5A7*、*SLC18A3*、*PREPL*）、影响突触囊泡胞吐（*SNAP25B*、*SYT2*、*VAMP1*、*VNC13A*），目前共涉及 9 个致病基因。*SLC5A7* 致病基因主要编码半胆碱敏感性高亲和力胆碱转运蛋白 1（CHT1），该转运蛋白的功能是将乙酰胆碱酯酶水解乙酰胆碱产生的胆碱从突触间隙导入神经末梢。而基因型 *SLC5A7* 则导致 CHT1 摄取胆碱障碍，引发一系列综合征。

Pardal-Fernandez 于 2018 年发表病例报道：患者为健康且非血亲父母的第 1 个男婴，基因型为 *SLC5A7* 杂合子，出生后呼吸困难，体格检查显示严重肌张力减退、缺乏自主呼吸、肢体半屈的自发异常姿势、运动能力低下、对刺激缺乏反应、无惊吓反射。文献多报道 *SLC5A7* 突变更多影响的是突触前膜高亲和胆碱转运体功能，其临床表现往往症状严重，如脊柱侧弯、低肌张力等。本例患者为成年型且表现为单纯眼肌型，较为罕见。

药物治疗：①乙酰胆碱酯酶抑制剂（溴吡斯的明），尽管大多数 CMS 患者受益于乙酰胆碱酯酶抑制剂，但一些肌无力症状可能仍然难以治疗；② 3，4- 二氨基吡啶（3，4-DAP），除了乙酰胆碱酯酶抑制剂之外，还可以使用钾通道阻滞剂 3，4-DAP，这种药物可增加乙酰胆碱的释放，延长突触前动作电位；③乙酰胆碱受体阻滞剂，氟西汀、奎尼丁在慢通道综合征中作为长效通道阻滞剂，可缩短乙酰胆碱受体通道的开放

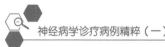

时间，阻止突触后膜去极化的进程；④麻黄碱（肾上腺素能激动剂），在治疗不同类型的 CMS 中起到了积极的作用；⑤ β$_2$ 受体激动剂（沙丁胺醇），对几种 CMS 亚型有效，此外，对于对乙酰胆碱酯酶抑制剂有反应的 CMS 患者，它可能会减轻长期抗胆碱酯酶治疗对终板精细结构造成的有害影响。

常见的非药物治疗包括物理治疗、言语治疗、肢体矫形器、胃管置入、呼吸机辅助通气等。

病例点评

本病例诊断的难点在于患者的主要临床表现为双侧眼睑下垂，需考虑多种疾病，如定位于肌肉接头病变或肌肉病变的重症肌无力（眼肌型）、慢性进行性眼外肌麻痹、眼肌型肌营养不良等遗传、免疫疾病，还需考虑脑干神经核病变及周围神经病，通过完善检查逐一排除。最终结合基因诊断考虑患者为 CMS（突触前综合征）。患者为成年发病，症状较轻，基因型罕见，目前暂无中文文献报道；但患者拒绝进一步完善 Sanger 测序验证，并未对患者父母进行相同基因突变位点验证。治疗方面，患者服药后效果不佳拒绝治疗，暂不明确 3，4-DAP、氟西汀、奎尼丁、肾上腺素能激动剂等药物的疗效。

参考文献

[1] 刘志梅，沈新明，方方 . 先天性肌无力综合征诊治进展 [J]. 中华实用儿科临床杂志，2021，36（11）：876-880.

[2] NICOLE S, AZUMA Y, BAUCHÉ S, et al. Congenital myasthenic Syndromes or inherited

disorders of neuromuscular transmission: recent discoveries and open questions[J].

J Neuromuscul Dis, 2017, 4(4):269-284.

[3] PARDAL-FERNÁNDEZ J M, CARRASCOSA-ROMERO M C, ÁLVAREZ S, et al. A

new severe mutation in the SLC5A7 gene related to congenital myasthenic syndrome type

20[J]. Neuromuscul Disord, 2018, 28(10):881-884.

[4] 肖婷，吴丽文. 先天性肌无力综合征的诊治进展 [J]. 中国当代儿科杂志，2020，

22（6）：672-676.

（钱新宇　杨　华）

病例 30 线粒体脑肌病

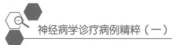

病历摘要

基本信息

患者男性，38岁，已婚，自由职业者。

第一次住院（2017年2月4日）

因"发热、头痛10天余，胡言乱语2天"入院。

现病史：患者于入院前10天出现发热，伴鼻塞、流涕、咳嗽、咳痰，后出现头痛（具体时间不详），头痛性质不详，无呕吐。入院前2天出现胡言乱语，不理解他人言语，至外院就诊。测体温39.5 ℃，腰椎穿刺检查（外院，2017年2月3日）示压力140 mmH$_2$O；脑脊液常规示无色透明，细胞计数2/μL；生化示脑脊液糖3.8 mmol/L，氯化物113 mmol/L，蛋白质600 mg/L。血常规正常。脑电图：异常成人脑电图，各区慢波活动增多，前头部为著，左侧前额、中颞区不典型尖慢波发放。考虑病毒性脑炎，给予脑保护、抗病毒等治疗，患者症状无好转。为进一步系统诊治来我院就诊。

既往史、家族史：无特殊。

体格检查

一般查体：体温38.1 ℃，脉搏98次/分，呼吸18次/分，血压115/73 mmHg。发育正常，营养良好。心、肺、腹查体正常。

神经系统查体：谵妄状态，双侧瞳孔等大等圆，直径约为 3.0 mm，对光反射灵敏，双侧鼻唇沟对称，伸舌居中，四肢肌张力、肌力正常，腱反射对称存在，双侧病理征未引出，脑膜刺激征（－）。

辅助检查

实验室检查：血常规示白细胞计数 7.0×10^9/L，中性粒细胞百分数 59.4%，血红蛋白 134 g/L，淋巴细胞百分数 25.4%。肝功能、肾功能、血糖、血脂、电解质、心肌酶谱未见异常。血清病毒抗体、TORCH 阴性。

2017 年 2 月 13 日复查腰椎穿刺，脑脊液压力 110 mmH$_2$O。脑脊液标本示有核细胞计数 30×10^6/L，单核细胞百分数 50%，多核细胞百分数 50%，乳酸 5.3 mmol/L，氯离子 119.5 mmol/L，葡萄糖 4.07 mmol/L，微量总蛋白 150.4 mg/L，IgG 53.8 mg/L，IgA、IgM 在正常范围内。

影像学检查：2017 年 2 月 16 日头颅 MRI 平扫＋增强提示：左侧颞枕顶叶皮层信号异常，T$_1$–FLAIR 呈低信号，T$_2$WI、T$_2$–FLAIR 呈高信号，DWI 呈高信号，脑炎可能性大（图 30–1）。

其他检查：动态脑电图监测中枕叶见痫样放电，左侧显著，广泛重度异常脑电图。

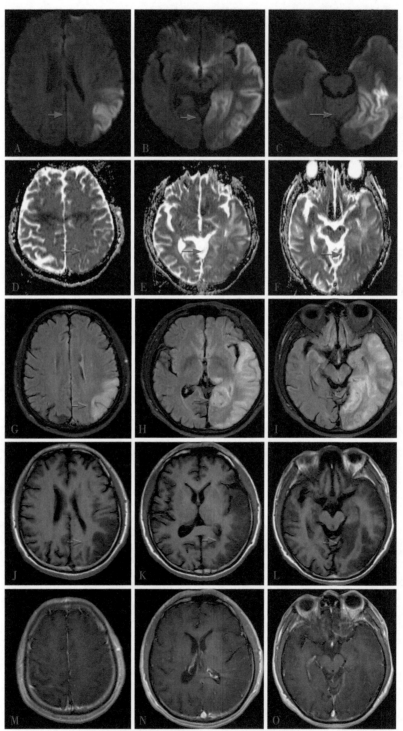

A、B、C.颅脑 MRI DWI 序列：左侧颞顶枕区大片高信号影；D、E、F. ADC 序列对应区域低信号；G、H、I. T_2-FLAIR 序列；J、K、L. T_1-FLAIR 序列；M、N、O. 增强序列。

图 30-1　头颅 MRI 平扫＋增强（2017 年 2 月 16 日）

诊断及治疗

　　诊断：病毒性脑炎。

　　治疗：住院期间给予抗病毒、脑保护、适当脱水、小剂量激素减轻炎症反应、预防癫痫等治疗。

出院时情况

　　患者无发热，无头痛，胡言乱语较前有所好转，不能理解他人语言，不能回答问题及完成指令动作，无肢体抽搐，食纳、睡眠可，二便正常。心、肺、腹查体正常。神经专科查体：神志清，对答不切题，双侧瞳孔等大等圆，直径约为 3.0 mm，对光反射灵敏，鼻唇沟对称，伸舌居中，四肢肌张力、肌力正常，腱反射对称存在，双侧病理征未引出，脑膜刺激征（－）。

　　2017 年 4 月 30 日门诊复诊情况：出院后恢复尚可，能简单交流，能自行做饭，未发生肢体抽搐。

第二次住院（2017 年 6 月 21 日）

　　因"言行异常 2 天"入院。

　　现病史：入院前 2 天家属发现其言语较多，未在意，入院当天中午患者出现反应迟钝，嗜睡，有发作性上身抖动，无意识丧失，为进一步诊治来院，急诊拟"中枢神经系统感染"收入院。至病区时患者突发意识不清，呼之不应，头面部及口角抽搐，头歪向右侧，口吐白沫，有小便失禁，给予苯巴比妥肌内注射、地西泮静脉注射后症状停止，意识转清，但言语对答欠佳。追问病史，家属诉其发病前 2 天有流涕，未有发热、咳嗽。

体格检查

　　一般查体：体温 37.6 ℃，脉搏 98 次/分，呼吸 18 次/分，血压 116/76 mmHg，心、肺、腹查体正常。

神经系统查体：神志清，反应迟钝，查体欠配合，双侧瞳孔等大等圆，直径为 3 mm，对光反射可，双侧鼻唇沟对称，四肢肌力尚可，腱反射（＋），病理征（－）。颈软，Kernig 征、Brudzinski 征（－）。

辅助检查

实验室检查：尿酸 600 μmol/L；空腹血糖 6.8 mmol/L；甘油三酯 3.32 mmol/L；凝血全套：D- 二聚体 1740.0 μg/L，纤维蛋白原 1.45 g/L，降钙素原 0.055 ng/mL。肝功能、肾功能、心肌酶谱、C 反应蛋白、尿常规、感染性标记物、血清病毒抗体、TORCH、贫血 3 项、甲状腺功能 5 项正常。2017 年 6 月 23 日复查腰椎穿刺，脑脊液压力为 190 mmH$_2$O。脑脊液标本：有核细胞计数 2×10^6/L，乳酸 4.2 mmol/L，氯离子 118.2 mmol/L，葡萄糖 4.71 mmol/L，微量总蛋白 383.1 mg/L，IgG 51.8 mg/L，IgA、IgM 在正常范围内。脑脊液外送自身免疫性脑炎抗体检测阴性。

影像学检查：2017 年 6 月 22 日头颅 MRI 见图 30-2。

其他检查：动态脑电图及蝶骨电极脑电图提示大致正常脑电图。

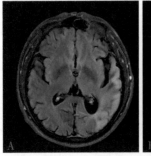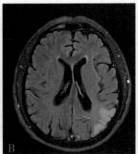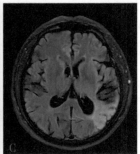

左侧颞枕顶叶皮层信号异常，脑炎治疗后复查，较前（2017 年 2 月 16 日）相仿。

图 30-2　头颅 MRI（2017 年 6 月 22 日）

诊断及治疗

诊断：①症状性癫痫（复杂部分性发作继发全面性发作）；②病毒性脑炎。

治疗：给予抗癫痫、抗病毒、脑保护、适度脱水降颅压等治疗。

出院时情况

患者神志清，精神可，体温正常，对答不完全切题，计算力、判断力、近事记忆下降，未再有癫痫发作，食纳、睡眠可，大小便正常。

第三次住院（2018 年 6 月 21 日）

因"头痛伴视物模糊 2 天"入院。

现病史：患者入院前 2 天出现头痛及视物模糊，无恶心、呕吐，无意识障碍，入院当天晨起时患者上述症状加重，伴步态不稳，遂至我院就诊，查随机血糖 35.50 mmol/L。颅脑平扫示左侧颞顶枕叶低密度灶，急诊拟诊为"糖尿病"收住内分泌科。后因"急起右上肢麻木无力 3 天，伴有答非所问、言语混乱等精神症状"于 2018 年 6 月 26 日转至神经内科。

体格检查

一般查体：体温 36.9 ℃，脉搏 83 次/分，呼吸 18 次/分，血压 110/72 mmHg。心、肺、腹查体正常。

神经系统查体：意识清晰，反应迟钝，记忆力、计算力、理解力减退。眼睑无下垂，眼球各方向运动正常，未见眼震，双侧瞳孔等大等圆，直径约为 3 mm，对光反射正常。下颌居中，角膜反射存在，双侧鼻唇沟对称，口角无低垂，听力正常，咽反射存在，耸肩、转颈正常，伸舌居中。右上肢肌力 3 级，余肢体肌力正常。四肢腱反射正常，深浅感觉检查不配合。闭目难立征不配合，双侧 Babinski 征（−），脑膜刺激征（−）。

辅助检查

糖化血红蛋白：12.3%。

葡萄糖＋C 肽＋胰岛素（0 分钟）（2018 年 6 月 21 日）：

（0 h）葡萄糖 3.550 mmol/L、胰岛素 224.69 pmol/L、C−肽 0.23 ng/mL

（0.5 h）葡萄糖 10.24 mmol/L、胰岛素 183.95 pmol/L、C−肽 0.69 ng/mL

（1 h）葡萄糖 14.83 mmol/L、胰岛素 157.53 pmol/L、C−肽 0.97 ng/mL

（2 h）葡萄糖 19.41 mmol/L、胰岛素 171.72 pmol/L、C−肽 2.41 ng/mL

（3 h）葡萄糖 15.47 mmol/L、胰岛素 128.42 pmol/L、C−肽 2.68 ng/mL

自身抗体谱阴性。免疫全套示补体 C4 0.56 g/L。心电图示窦性心律，T 波改变。心脏超声、颈部血管超声、下肢血管超声未见明显异常。2018 年 6 月 23 日头颅 MRI 见图 30-3。

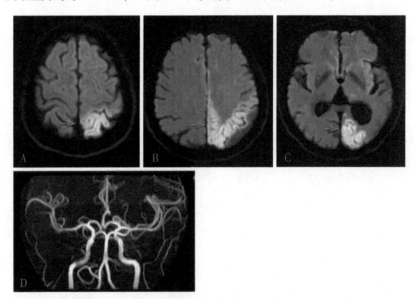

左侧顶枕叶皮层信号异常，DWI 呈高信号，左侧顶枕叶皮层水肿伴缺血可能大。颅内 MRA 未见明显异常。A、B、C. DWI 序列；D. MRA。

图 30-3　头颅 MRI（2018 年 6 月 23 日）

诊断及治疗

诊断：① ACI（左侧顶枕叶）；②症状性癫痫；③认知功能障碍；④ 2 型糖尿病。

治疗：给予抗血小板聚集、调节血脂、稳定斑块、控制癫痫、监控血糖、改善认知功能等治疗。

出院时情况

患者病情尚稳定，一般生命体征平稳，意识清晰，反应迟钝，记忆力、计算力、理解力减退。双侧瞳孔等大等圆，双侧鼻唇沟对称，口角无低垂，听力正常，咽反射存在，耸肩、转颈正常，伸舌居中。右上肢肌力 3 级，余肢体肌力正常。四肢腱反射正常，Babinski 征（－），脑膜刺激征（－）。

第四次住院（2020 年 7 月 2 日）

因"言语含糊伴听力下降 1 天"入院。

现病史：患者于入院前 1 天中午无明显诱因突然出现左耳听力下降，之后言语含糊，伴反应迟钝，无肢体麻木，无四肢活动障碍，无行走不稳，遂至我院急诊。查急诊血糖 7.10 mmol/L；颅脑 CT 平扫示左侧颞顶枕叶低密度影；急诊血常规、电解质无异常。拟"脑梗死"收入院。

体格检查

一般查体：体温 36.5 ℃，脉搏 75 次/分，呼吸 20 次/分，血压 130/68 mmHg。心、肺、腹查体未见明显异常。

神经系统查体：意识清晰，混合性失语，双侧瞳孔等大等圆，直径约为 3 mm，对光反射灵敏。双侧额纹对称，双侧鼻唇沟

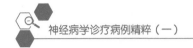

对称，伸舌居中。左耳听力下降（听力检查不能配合）。四肢肌力、肌张力正常，腱反射（＋），双下肢病理征（－），双侧指鼻试验（－），闭目难立征（－）。颈软，Kernig 征、Brudzinski 征（－）。

辅助检查

血尿粪常规、肝肾功能、血脂、心酶谱、甲状腺功能 3 项、肿瘤普查、感染性标志物均未见明显异常；空腹血糖 6.55 mmol/L，糖化血红蛋白 5.5%；ANCA、自身抗体谱阴性。2020 年 7 月 4 日头颅 MRI 见图 30-4。

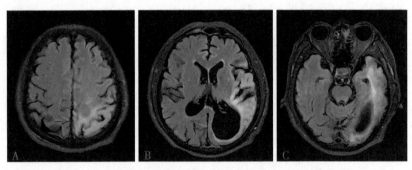

左侧额颞顶叶梗死可能大，伴软化灶形成。左侧侧脑室后角扩大。

图 30-4 头颅 MRI（2020 年 7 月 4 日）

诊断

病史总结见表 30-1。

表 30-1 病史总结

发病时间	主诉
2017 年 2 月 4 日	发热、头痛 10 天余，胡言乱语 2 天
2017 年 6 月 21 日	言行异常 2 天
2018 年 6 月 21 日	头痛、眼花伴视物模糊 2 天
2020 年 7 月 2 日	言语含糊伴听力下降 1 天

症状多样化，包括头痛、认知能力下降、癫痫、卒中样发作、内分泌紊乱（血糖升高）、听力下降。每次都是累及左侧颞顶枕叶。

初步诊断：线粒体脑肌病伴高乳酸血症和卒中样发作（mitochondrial encephalomyopathy with lactic acidosis and stroke-like episodes，MELAS）待查。

鉴别诊断

脑梗死：急性起病可出现偏瘫、失语等局灶性神经功能缺损，影像学检查有助于鉴别。

自身免疫性脑炎：泛指一类由自身免疫机制介导的脑炎，可表现为癫痫发作，精神行为异常，近记忆力障碍。脑电图、头颅MRI和腰椎穿刺等可鉴别。

病毒性脑炎：急性或亚急性起病，发病前后多有发热，脑实质受累征象包括癫痫或癫痫持续状态、意识障碍、局灶性神经损伤。脑电图、头颅MRI、腰椎穿刺可鉴别。

中枢神经系统血管炎。①原发性中枢神经系统血管炎：发病年龄高峰为50岁左右，多见于男性，发病形式多样，可呈急性、慢性、亚急性起病，临床最常见的症状为头痛，也可表现为认知障碍、颅神经受累、癫痫等，MRI常见多发梗死灶，血管造影可出现异常，病理上为肉芽肿性血管炎。皮层下联合软脑膜的组织活检发现原发的血管透壁性损害及血管破坏性炎性反应是诊断该病的金标准。②继发性中枢神经系统血管炎：是指一类继发于系统性血管炎、结缔组织病、自身免疫性疾病或感染性疾病等的中枢神经系统血管炎，多有原发疾病，可伴肾脏、关节、肌肉等受累表现，实验室检查有红细胞沉降率、C反应蛋白等炎症指标升高，自身免疫抗体或血常规异常，根据病史、体格检查及其他相关辅助检查一般不难鉴别。

进一步检查

进一步完善相关检查：2020年7月11日血氨43.1 μmol/L，血清乳酸3.4 mmol/L，肌酸激酶、乳酸脱氢酶在正常范围内。肌电图、腰椎穿刺和自描听力检查不能配合。血尿丙酮酸结果未见异常。2020年7月16日头颅MRS见图30-5。线粒体全基因组报告见图30-6。代谢病质谱分析见图30-7。

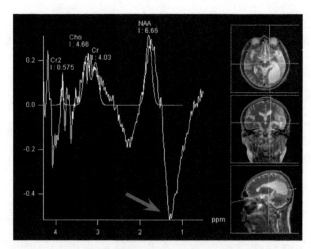

病灶区MRS示ppm1.3处倒立乳酸双峰，提示线粒体脑肌病卒中样发作可能大。

图30-5　头颅MRS（2020年7月16日）

检测项目：线粒体全基因组分析（mtDNA）　　　　　检测方法：PCR，Sanger测序

检测结果：

送检样本检测到1个致病性突变位点。

样本名称	检测基因	核苷酸变化	遗传方式	相关疾病或表型
	MT-TL1	m.3243A > G	母系遗传	1. 线粒体脑肌病伴高乳酸血症和卒中样发作（MELAS） 2. 母系遗传伴耳聋性糖尿病（MIDD）

图30-6　线粒体全基因组报告

针对 *MT-TL1* 基因 m.3243A ＞ G 进行 PCR-Sanger 测序结果如下：

姓名	变异	测序结果
	m.3243A>G	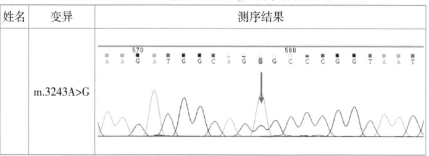

分析结果择要：所测氨酸与酰基肉碱无显著异常。

图 30-7　代谢病筛查质谱分析

治疗

给予精氨酸、B 族维生素、辅酶 Q10、艾地苯醌、左乙拉西坦、降糖药治疗。

出院时情况

用药 1 周后，患者言语稍有改善，能说简单的词语。

病例分析

线粒体脑肌病是一组累及多系统的复杂疾病，伴有广泛的生化和遗传缺陷。MELAS 是研究相对较多的一类线粒体脑肌病，其发病率约为 1/6000。MELAS 最常见的病因是线粒体 DNA *MT-TL1* 基因（OMIM 590050）的错义突变（m.3243 A ＞ G），该基因编码线粒体中两种亮氨酸转运 RNA 的其中一种。MELAS 也可由线粒体 DNA 的其他位点突变及核基因突变引起，如 *POLG* 基因突变。

MELAS 的发病年龄多在 40 岁左右，大多有母系遗传家族史。临床表现主要包括发作性头痛、脑卒中样发作（失语、偏瘫、偏盲、偏身感觉障碍等）、癫痫发作、精神行为异常、恶心、呕

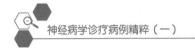

吐、活动不耐受，患者多伴有身材矮小、智能减退、糖尿病、神经性耳聋，但上述症状缺乏特异性，反复发作后可致持续性和进行性听力、视力、智力低下，以及运动障碍，最终可导致死亡。辅助检查包括生化检查、电生理检查、影像学检查、病理检查、基因检测。

（1）生化检查：有临床提示意义的主要是血清和脑脊液乳酸值，其次还有肌酸激酶、乳酸脱氢酶等。

（2）影像学检查：线粒体脑肌病的 MRI 表现多样。

以大脑皮质灰质损害为主，多累及大脑半球后部颞顶枕叶，以 MELAS 为多见，其特点是不按解剖血管分布，累及皮质和皮质下白质，可见皮质的层状异常信号。

对称性双侧基底节、丘脑、脑干等灰质核团损伤的异常信号，可见于 Leigh 病。由于灰质核团的细胞代谢活动比白质纤维强，容易受累。

灰质和白质散在的异常信号，见于 Kearns-Sayre 综合征（KSS 综合征）；白质病变多侵犯较新的周围白质，即皮质下和三角区后部白质。

（3）基因检测：线粒体脑肌病属于基因突变引起的疾病，因此基因检测是其诊断的金标准。基因突变包括很多类型，最常见的类型有点突变、缺失突变及重复突变等，很多基因存在热点突变。目前全基因组二代测序已全面开展，很多致病基因被发现，但 mtDNA 突变在不同组织存在巨大的差异，需要依据线粒体脑肌病的类型选择不同的组织标本进行检查。不同类型的线粒体脑肌病具有不同的基因突变，MELAS 最常见的是 mtDNA 的 A3243G 点突变。

NOTES

　　目前国内外缺乏明确的线粒体脑肌病诊断标准，在临床中可以根据临床特征、常规生化检查结果、头颅 MRI 及电生理改变，考虑线粒体病的可能性，进一步行基因检测明确诊断。当患者临床特征、生化结果、头部 MRI、肌肉活检、电生理符合上述表现时，基因检测结果可进一步证实和分型，线粒体脑肌病诊断成立。

　　线粒体脑肌病无特效治疗。饮食疗法包括高蛋白、高碳水化合物、低脂饮食。药物治疗：①改善能量代谢（精氨酸、ATP、艾地苯醌、辅酶 Q10、辅酶 A、B 族维生素、左卡尼汀）；②对症治疗。基因治疗有待研究。

📋 病例点评

　　本例患者是一位 38 岁的男性，出现多样化临床症状，包括头痛、认知能力下降、癫痫、卒中样发作、内分泌紊乱、听力下降，否认家族史，病程较复杂，反复住院，曾误诊为病毒性脑炎、脑梗死。颅脑 MRI 显示左侧颞顶枕叶病变，新旧病变同时存在，病变范围不符合血管分布区。最终通过外周血第二代 DNA 测序建立了线粒体脑肌病的诊断。此患者为典型的 DNA *MT-TL1* 基因突变，是最常见的 A3243G 点突变。

　　线粒体脑肌病的临床表现形式复杂多样且缺乏特异性，易误诊为其他疾病，从而延误治疗。基因检测是其诊断的金标准。治疗方面目前无特殊治疗方法，仍以对症治疗和护理为主。

　　根据这份病例，建议临床医师在患者临床表现多样、反复发作或影像表现与病史不符时，询问患者家族史，适时进行基因检测。成人中风样发作结合独特的 MRI 结果是线粒体脑肌病的关键

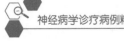
诊断特征，基因检测仍是疾病诊断的金标准。随着科技的进步和人类知识体系的逐步完善，相信在不久的将来，线粒体脑肌病的基因检测、诊断和治疗将会取得突破性的进展。

参考文献

[1] 姚生，郑日亮，毕鸿雁，等 . 线粒体 DNA A3243G 点突变在成年患者中的临床特点 [J]. 中华神经科杂志，2007，40（4）：220-224.

[2] 黄瑜，马隆佰，田序伟，等 . 15 例线粒体脑肌病 MRI 影像学表现 [J]. 岭南急诊医学杂志，2019，24（4）：337-339.

[3] 李军强，王天成 . 线粒体脑肌病的研究进展 [J]. 癫痫杂志，2021，7（5）：440-444.

（李新玲　周　永　董政协　朱向阳）

第六章
头痛相关疾病

病例 31　反复癫痫发作的可逆性脑血管收缩综合征

病历摘要

基本信息

患者，女，54 岁。

第一次住院（2022 年 1 月 16 日）

因"发作性意识不清伴抽搐 2 天"入院。

现病史：患者于 2 天前无诱因地出现发作性意识不清，发作时眼球凝视，左侧肢体抽搐，上肢屈曲，下肢阵挛，伴牙关

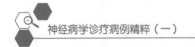

紧闭，持续约 1 分钟后缓解，发作后言语不连贯，思维跳跃，于 2022 年 1 月 16 日住院治疗。

既往史：肝硬化病史 10 年余，好转后未再诊治。6 个月前发现重度食管静脉曲张；1 个月前因"消化道出血"住院治疗。2 型糖尿病病史 10 年余，血糖控制在 7.0 mmol/L 左右。

家族史：父亲患糖尿病，余亲属身体健康。

体格检查

一般查体：体温 36.9 ℃，脉搏 82 次/分，呼吸 18 次/分，血压 155/53 mmHg，神志清，精神差，贫血貌，心、肺、腹查体无明显异常。

神经系统查体：逆行性遗忘（对当日下午发生的事情部分不能记忆），双眼向左侧凝视，无眼震，颈部无抵抗，四肢肌力、肌张力正常，病理反射（−）。

辅助检查

实验室检查：（2022 年 1 月 16 日）血常规示血红蛋白 80 g/L；凝血功能示 D- 二聚体 2.13 mg/L；离子、甲状腺功能、心肌标志物正常。尿常规示尿糖（1+），酮体（2+），细菌 24 / μL。生化全项，葡萄糖 17.89 mmol/L，血氨正常。肿瘤标志物示甲胎蛋白 133.00 ng/mL，胃泌素释放肽前体 18.96 pg/mL，铁蛋白 8.30 ng/mL，肌红蛋白 21.00 ng/mL。

影像学检查：（2022 年 1 月 16 日）颅脑 CT 示多发缺血灶、软化灶。（2022 年 1 月 22 日）肝脏彩超示慢性肝病声像图，肝硬化，分隔胆囊结石，脾大。（2022 年 1 月 25 日）颅脑 MRI（图 31-1 至图 31-4）+MRA（图 31-5）：①右侧枕叶、颞叶及额顶肿胀并信号异常，考虑代谢系统疾病，癫痫持续状态待查。②双侧

基底节肌内囊后肢 T_1WI 高信号，考虑代谢系统疾病，肝性脑病待查。③右侧乳突炎表现。④右侧大脑中动脉重度狭窄，左侧大脑中动脉中度狭窄，右侧大脑后动脉中度狭窄。

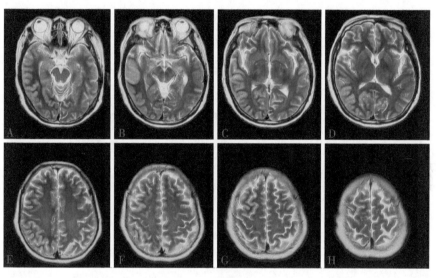

图 31-1　颅脑 MRI T_2

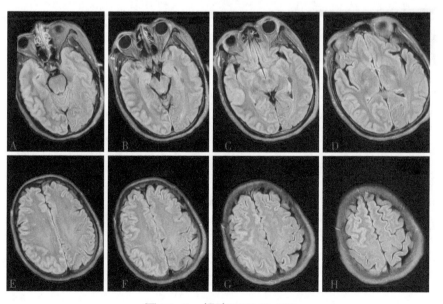

图 31-2　颅脑 MRI FLAIR

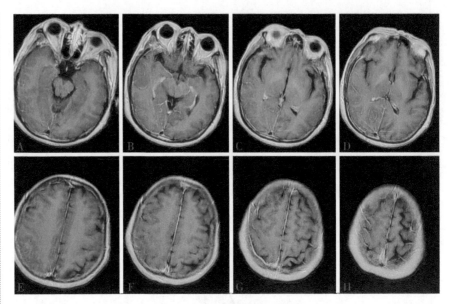

图 31-3　颅脑强化 MRI

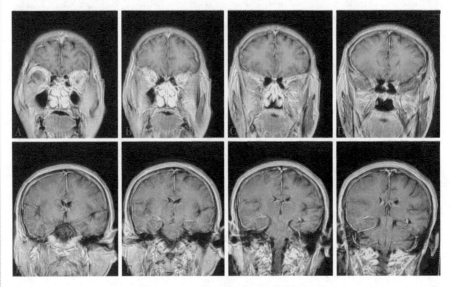

图 31-4　颅脑强化 MRI 轴位

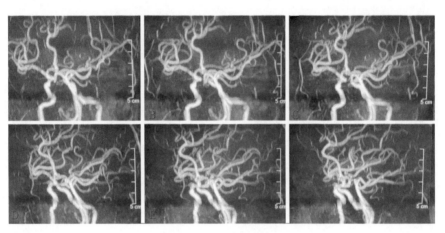

图 31-5　颅脑 MRA

其他检查：心电图正常。（2022 年 1 月 20 日）脑电图示边缘状态脑电图及脑电地形图。

初步诊断

①继发性癫痫（脑血管性、代谢性、脑占位、肝性脑病待查）；②脑动脉狭窄；③2 型糖尿病；④中度贫血；⑤肝硬化失代偿期；⑥乙型病毒性肝炎；⑦白细胞减少。

治疗

（1）应用甘露醇 125 mL，12 小时 1 次；尼莫地平 30 mg，3 次/日；左乙拉西坦 0.5 g，2 次/天；甘精胰岛素控制血糖。

（2）入院后 2022 年 1 月 17—24 日每天发作数次，发作情况基本同前，发作持续时间缩短至 30～40 秒。

（3）2022 年 1 月 27 日患者症状缓解，自动出院。

第二次住院（2022 年 1 月 29 日）

现病史：2022 年 1 月 29 日患者再次出现发作性意识不清、肢体抽搐，发作情况同前，发作时间延长，发作次数频繁，发作间期出现言语不清，左侧肢体无力，急诊再次入院治疗。

体格检查

一般查体：体温 36.3 ℃，脉搏 96 次/分，呼吸 19 次/分，血压 129/80 mmHg。神志恍惚，精神差，贫血貌，心、肺、腹查体无明显异常，四肢无畸形。

神经系统查体：计算力、判断力检查欠合作，逆行性遗忘（对当日发生的事情部分不能记忆），不完全运动性失语，双眼向左侧凝视，无眼震，鼻唇沟对称，伸舌左偏，颈部无抵抗，左侧肌力 3 级，左侧肌张力低，左病理反射可疑阳性，浅感觉正常。

辅助检查

实验室检查：（2022 年 1 月 30 日）血常规示血细胞比容 0.285，血红蛋白 83.0 g/L；凝血功能示 D- 二聚体测定 2.80 mg/L，纤维蛋白（原）降解产物 6.21 μg/mL。尿常规示白细胞定量 88.0/μL，细菌计数 102.0/μL。生化全项示葡萄糖 10.97 mmol/L，血氨正常。（2022 年 2 月 5 日）脑脊液检查示蛋白定量＜ 0.1 g/L，无白细胞，氯化物 124.7 mmol/L。脑脊液抗酸杆菌涂片检查未查到抗酸杆菌；脑脊液细菌培养示无致病菌生长；脑脊液细菌涂片检查示阴性。

影像学检查：（2022 年 2 月 5 日）颅脑 MRI（图 31-6 至图 31-9）示脑内少许缺血灶；右侧大脑半球肿胀、脑沟变浅，考虑缺血所致；SWI 序列未见明显异常低信号灶；鼻窦炎。

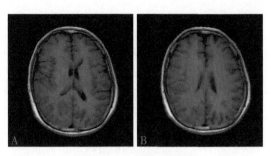

图 31-6　颅脑 MRI T_1

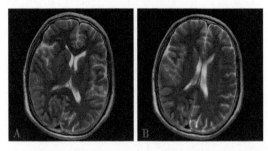

图 31-7　颅脑 MRI T_2 示右侧大脑半球肿胀、脑沟变浅

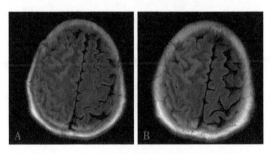

图 31-8　颅脑 MRI FLAIR 示右侧大脑半球肿胀、脑沟变浅

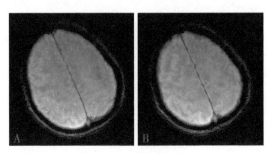

图 31-9　颅脑 SWI

治疗

①左乙拉西坦 0.5 g，2 次 / 天；奥卡西平、咪达唑仑微量泵入；②乙酰谷酰胺改善脑代谢，甘露醇、甘油果糖脱水治疗；③甘精胰岛素、门冬胰岛素控制血糖；④支链氨基酸改善肝代谢。

（2022 年 2 月 7 日）出院时患者未再出现肢体抽搐，查体：神志清，言语欠清晰，伸舌居中，颈软，左侧肢体肌力 5- 级，双侧 Babinski 征（－）。

随访

出院后 3 个月随访 3 次，患者未再出现癫痫发作。出院后 3 个月复查颅脑 MRI，病灶消失。

最终诊断

可逆性脑血管收缩综合征。

鉴别诊断

脑血管病：脑梗死或者脑出血都可以造成癫痫发作，尤其颞叶部位的损害更会出现癫痫发作，靠近皮层的病损部位也会诱发癫痫发作，其中以癫痫起病的更有可能是脑出血，颅脑 MRI 检查排除脑出血，考虑脑梗死可能；

代谢性脑病：体内生化改变造成脑组织内环境变化使血脑屏障发生障碍，导致脑功能紊乱的一组疾病的总称。常见的临床表现包括头痛、意识障碍、癫痫发作，典型的临床表现有双侧对称病灶，其中以皮质、深部核团、脑室周围白质常见。常见的病因：①多器官功能衰竭所致的内源性中毒，肝昏迷、尿毒症、呼吸衰竭、糖尿病；②外源性中毒，中枢神经系统抑制药物过量，酶抑制药物（有机磷农药、氰化物、砷、镁等）、酸性物质或代谢产物所致酸中毒（甲醇）；③水和电解质代谢紊乱，碱中毒、酸中毒、高钠血症、低钠血症等；④感染，为细菌毒素和异常产物影响了脑细胞酶的活动，常见于败血症、细菌性痢疾等感染引起的中毒性脑病；⑤癌肿，其毒素和分泌的类似胰岛素样物质影响细胞代谢；⑥内分泌失调，甲状腺危象、肾上腺皮质功能减退、皮质醇增多等；⑦其他原因，如中暑昏迷等。

颅脑占位：最容易出现的临床表现是头痛，根据占位的范围及部位可出现不同的神经功能缺损体征，癫痫发作也是常见的临床表现之一，颅脑占位一般病程较长，起病以缓慢或亚急性起病多见。

肝性脑病：属于代谢性脑病的一种，是急、慢性肝功能严重障碍或各种门静脉 – 体循环分流异常所致的，以代谢紊乱为基础，伴随神经精神异常的综合征，患者可有头痛、精神行为异常表现，严重时会出现昏迷，颅脑 MRI 可见双侧基底节或苍白球附近 T_1 高信号，常常为对称分布。本例患者存在慢性乙型病毒性肝炎及肝硬化，考虑肝性脑病可能。

病例分析

可逆性脑血管收缩综合征（reversible cerebral vasoconstriction syndrome，RCVS）是一组相对少见的临床影像综合征。1988年由 Call 和 Fleming 首次报告。主要临床特点为突发霹雳头痛（thunderclap headache，TCH），伴或不伴局灶神经功能缺损及癫痫发作。典型的血管改变表现为颅内前后循环中等程度血管节段

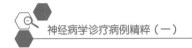

性、多灶性狭窄，类似"串珠样"改变，通常于发病后1～3个月自行恢复正常。好发于20～50岁女性患者。

临床表现：RCVS的主要临床表现包括头痛、局灶神经功能缺损与癫痫发作。头痛是RCVS最主要甚至是唯一的临床表现，常有一定的诱发因素，头痛发作突然，常伴有尖叫、恶心、呕吐、恐光及畏声等躯体症状。部分患者还可出现局灶神经功能缺损与癫痫发作。缺损症状的表现形式取决于病变损害的部位，常见的有视物模糊、瘫痪、麻木、构音障碍、失语及共济失调等，意识障碍相对少见，昏迷仅在极少数患者中出现。这些症状的出现往往提示患者存在颅内并发症，包括TIA、出血性脑卒中、脑梗死及可逆性后部白质脑综合征（posterior reversible encephalopathy syndrome，PRES）。尽管TCH是RCVS最常见的临床表现，但它并非是诊断RCVS的必需条件。TCH缺如的非典型RCVS患者的比例高达15%。其他临床表现包括癫痫发作、脑病、局灶性神经功能缺损、意识障碍等。

诊断依据为以下几点。

（1）急骤发作的剧烈头痛，伴或不伴局灶性神经功能缺损症状或癫痫发作。

（2）MRA显示有脑血管节段性收缩；RCVS影像学表现包括凸面蛛网膜下腔出血、脑梗死、脑出血和可逆性脑水肿四大特征。

（3）无动脉瘤性蛛网膜下腔出血的证据。

（4）脑脊液检查基本正常。

（5）发病后12周内DSA异常逆转恢复正常；如果患者在检查完成前死亡，应尸检排除如血管炎、颅内动脉粥样硬化、动脉瘤性蛛网膜下腔出血等可表现为有头痛和脑卒中的疾病。

病例点评

本例患者以癫痫起病，给予改善脑代谢、抗癫痫治疗后症状完全缓解。首次发病颅脑 MRI 检查可见右侧枕叶、颞叶及额顶肿胀且信号异常，症状缓解后行影像学检查相关病灶消失，肢体肌力改善，出院 3 个月随访未再发作，符合 RCVS 中可逆性脑水肿的表现。可逆性脑水肿是 RCVS 的类型之一，常在起病后的几天之内出现。脑水肿累及皮层和皮层下白质，常表现为枕叶和后顶叶 T_2WI 及 FLAIR 高信号，也可累及其他脑区包括额叶、颞叶、基底节、深部白质和脑干。脑水肿通常在 1 个月左右恢复。

目前 RCVS 的推荐治疗包括去除可疑的触发因子、重症监护、缓解症状、控制血压和预防癫痫发作。部分前瞻性和回顾性研究表明钙通道阻滞剂（如口服或静脉使用尼莫地平）可缓解症状。相反，血管舒张剂需慎用，因为它可能影响患者的脑灌注压。虽然 RCVS 的血管舒缩异常为可逆的，但考虑到 RCVS 可合并脑卒中等并发症而致永久的神经功能损害，故目前认为对出现 TCH 反复发作、严重的血管痉挛及局灶神经功能缺损者均需积极处理。病情允许时及早行 DSA 检查。

大多数 RCVS 患者预后良好，一些患者可能会遗留持续的神经功能缺陷，不过极少有患者因此死亡。及时排除诱发因素可以阻止疾病进展，因此早期识别非常重要，可避免不必要的诊断性检查，并尽早给予患者适当的管理。

参考文献

[1] DUCROS A. Reversible cerebral vasoconstriction syndrome [J]. Lancet Neurol, 2012,

11(10):906-917.

[2] ARRIGAN M T, HERAN M K S, SHEWCHUK J R. Reversible cerebral vasoconstriction syndrome: an important and common cause of thunderclap and recurrent headaches [J]. Clin Radiol, 2018, 73(5):417-427.

[3] MILLER T R, SHIVASHANKAR R, MOSSA-BASHA M, et al. Reversible cerebral vasoconstriction syndrome, part 1: epidemiology, pathogenesis, and clinical course [J]. AJNR Am J Neuroradiol, 2015, 36(8):1392-1399.

[4] CAPPEIEN-SMITH C, CALIC Z, CORDATO D. Reversible cerebral vasoconstriction syndrome: recognition and treatment[J]. Curr Treat Options Neurol, 2017,19(6):21.

（胡佩银　鹿跟涛　杜红全）

病例 32 "针刀"治疗后诱发的头痛

病历摘要

基本信息

患者，男，37岁，医生，因"头痛3天"于2021年2月6日入院。

现病史：患者3天前因腰痛不适，于疼痛科进行针刀治疗，后出现头痛，主要表现为钝痛，以前额部和后枕部为主，平卧时明显缓解，坐位及站位后加重，症状持续，曾于外院补液治疗后好转。

既往史及家族史：高脂血症病史3年，平素口服瑞舒伐他汀钙片10 mg/片，每晚1片；焦虑状态6个月，服用氟哌噻吨美利曲辛片0.5 mg：10 mg/片，早上、中午各1片；否认结核病、肝炎等传染病病史。有青霉素过敏史。否认外伤、手术史。预防接种史不详。否认家族史、遗传史。

体格检查

一般查体：体温36.5 ℃，心率73次/分，血压110/75 mmHg，呼吸16次/分。心肺听诊无异常，腹软，肝脾肋下未触及。

神经系统查体：神志清，精神可，语利，双侧瞳孔等大等圆，直径为3.0 mm，直接、间接对光反射正常，视野无缺损。双侧鼻唇沟对称，咽反射存在，伸舌居中，四肢肌张力、肌力正常，双侧Babinski征（－），脑膜刺激征（－）。

辅助检查

实验室检查：血常规示白细胞计数 11.31×10^9/L，血红蛋白 171 g/L，血细胞比容 0.496，中性粒细胞绝对值 7.84×10^9/L；生化示谷丙转氨酶 48 U/L，谷氨酰转移酶 160 U/L，胆固醇 5.26 mmol/L，低密度脂蛋白胆固醇 3.86 mmol/L；凝血功能示 D- 二聚体 530 ng/mL。男性肿瘤全套示铁蛋白 651.12 ng/mL。甲状腺功能全套、糖化血红蛋白、同型半胱氨酸、叶酸、维生素 B_{12} 未见异常。

影像学检查：

甲状腺及颈部淋巴结：甲状腺实质回声欠均。

血管彩超：右侧颈总动脉斑块形成，双侧颈内动脉及颈外动脉内膜回声增强欠光整；双侧颈内静脉血流通畅；双侧椎动脉内膜回声增强欠光整；双侧锁骨下动脉内膜回声增强欠光整。双下肢深静脉血流尚通畅；双下肢动脉未见明显异常。

腹部彩超：肝实质回声密集稍粗，胆囊壁毛糙。

泌尿系彩超：双肾未见明显异常。

心脏彩超：静息状态下，心内结构未示明显异常。

头颅 MRI 检查：未示明显异常（图 32-1）。

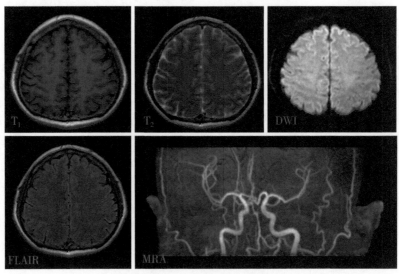

图 32-1　头颅 MRI 检查

头颅 CT 平扫（2021 年 2 月 5 日）未见异常。颈椎 MRI 提示颈椎生理曲度变直，颈 4～颈 6 椎间盘变性膨出。

其他检查：心电图大致正常。

初步诊断

①低颅压头痛待查；②高脂血症；③颈椎病。

本病诊断主要依靠典型的临床表现，即体位性头痛。

鉴别诊断

血管性头痛：慢性头痛，与体位无关，呈轻中度胀痛，持续数小时至数天，影像学检查未示器质性病变，脑脊液正常。

蛛网膜下腔出血：多表现为喷射性呕吐，头痛与体位无明显关系，常伴意识障碍，颈项强直明显，脑脊液压力较高。

肥厚性硬脑膜炎：主要表现为与体位无关的顽固性头痛、多组颅神经损害、癫痫发作及眼部症状，脑脊液压力多为正常或偏高。

颈椎病：可有体位性头痛，但还存在单侧颈肩部、上肢疼痛麻木、腱反射改变等，颈椎 MRI 常显示椎间盘突出。

治疗

入院时患者仍有腰痛不适，拒绝腰椎穿刺；给予积极补液（2000 mL/d）、降脂、止痛等治疗，患者头痛症状改善。

病情演变：2021 年 2 月 9 日患者头痛症状加重，位于双侧额部，左侧为著，呈发作性胀痛，与体位变化无关。再次沟通，患者同意腰椎穿刺，测颅内压示 205 mmH$_2$O，留取脑脊液 6 mL 送检，观察脑脊液无色透明；脑脊液常规示白细胞计数 4×10^6/L；单核细胞绝对值 3×10^6/L；脑脊液生化示腺苷脱氨酶 0.7 U/L，葡萄糖 3.08 mmol/L，氯 121.6 mmol/L；蛋白质 0.78 g/L；脑脊液细胞学

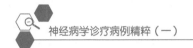

未见异常；同步抽取外周血，血常规示白细胞计数 12.65×10^9/L，中性粒细胞绝对值 11.81×10^9/L，淋巴细胞百分数 5.5%；D- 二聚体 717 ng/mL；红细胞沉降率 12 mm/h。MRI+MRV+SWAN：头颅MRI 未示明显异常；头颅 MRV 提示上矢状窦显示欠清；SWAN 示左顶叶血栓影，左顶叶皮层静脉扩张（图 32-2）。

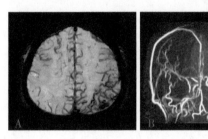

图 32-2　MRI+MRV+SWAN（2021 年 2 月 9 日）

考虑静脉窦血栓形成，进一步查因，完善降钙素原、肝炎免疫抗体+艾滋病抗体+梅毒抗体、免疫球蛋白、补体测定、抗链球菌溶血素 O、类风湿因子、抗环瓜氨酸肽、磷脂综合征、自身抗体、自身抗体谱、ANCA 3 项均未见异常；外送检查狼疮抗凝物、蛋白 C、蛋白 S、抗凝血酶Ⅲ、抗磷脂综合征 8 项未见异常。

后续诊疗思路：患者为青年男性，初始表现为典型的低颅压头痛，大量补液后患者头痛性质有所改变。头痛主要位于双侧额部，左侧为著，与体位变化无关，平躺及起立后均可出现。头痛呈发作性，口服布洛芬止痛效果不佳。完善腰椎穿刺示脑脊液压力 205 mmH$_2$O，常规及生化未见异常。头颅 MRV 示上矢状窦显示欠清；SWAN 示左顶叶血栓影，左顶叶皮层静脉扩张。考虑颅内静脉血栓形成，分析原因为针刀治疗后，脑脊液容量减少，出现低颅压综合征，导致静脉血流速度减慢，静脉血黏度增高，脑组织下沉牵拉静脉导致湍流和静脉腔狭窄，颅内静脉血栓形成，静脉回流受阻，导致高颅压综合征，患者头痛性质发生改变。停止补液，加用低分子肝素钙 5000 U，每 12 小时皮下注射 1 次，改善循环等治疗（图 32-3 至图 32-5）。

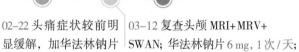

02-17 复查头颅平扫 +MRV+SWAN；D- 二聚体 400 ng/mL

02-25 出院 华法林钠片 3 mg，1 次 / 天 维持 INR 2 ~ 3

05-22 随访患者症状完全改善，停服华法林

02-22 头痛症状较前明显缓解，加华法林钠片 3 mg，1 次 / 天，与低分子肝素叠加使用 3 天

03-12 复查头颅 MRI+MRV+SWAN；华法林钠片 6 mg，1 次 / 天；INR 1.41，D- 二聚体 113 ng/mL

图 32-3　治疗经过

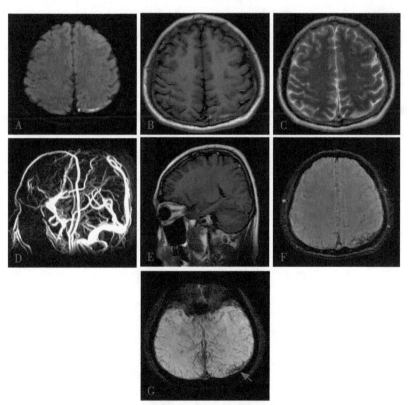

A、B、C. DWI 示上下矢状窦部分属支呈条状高信号影；D、E、F、G：头颅 MRV 示上矢状窦显示欠清；SWAN 示左顶叶皮层静脉扩张。考虑静脉血栓形成。

图 32-4　复查 MRI+MRV+SWAN（2021 年 2 月 17 日）

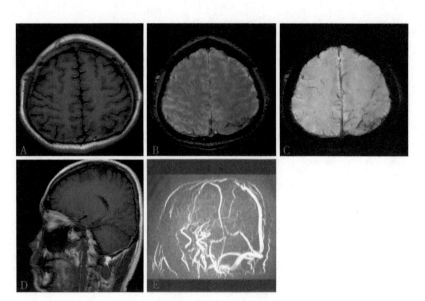

头颅 MRV 示上矢状窦显示较细；左顶叶皮层静脉扩张。较前（2021 年 2 月 17 日）变化不明显。

图 32-5　复查头颅 MRI＋MRV＋SWAN（2021 年 3 月 12 日）

病例分析

　　低颅压头痛继发于颅内静脉血栓形成的具体机制目前尚不清楚，可能与机体的代偿机制有关，包括以下几个方面：①颅腔是一个封闭的结构，脑脊液容量减少会引起静脉结构的扩张，导致静脉系统血流速度减慢，促进静脉内血栓形成；②脑脊液容量减少可引起脑组织下垂，而脑组织下垂会导致静脉受到牵拉，损伤静脉内膜，促进静脉血栓形成；③由于脑脊液容量减少，脑脊液被重吸收到静脉系统的容量随之减少，引起静脉系统内血液黏稠度增加，促进静脉系统血栓形成。

　　抗凝治疗是 CVST 首选的治疗方法，不仅能减少患者的病死率和致残率，而且即使对于合并颅内出血的患者，也不会增加再次颅内出血的风险。无抗凝治疗禁忌证的 CVST 患者应根据体重给予皮下低分子肝素治疗或静脉肝素治疗（依据剂量调整），目标值使部分活化凝血酶原时间增长一倍，然后转为口服华法林。监测 INR 值并调整华法林剂量，目标值为 2.0～3.0。抗凝持续时间：对于病因明确且临床症状改善的患者，华法林可使用 3 个月；对于病因不明确的高凝状态者可服用华法林 6～12 个月；对于复发性 CVST 患者可考虑终身抗凝。

最新研究结果显示，达比加群酯胶囊和其他非维生素 K 口服抗凝剂也偶尔适用于 CVST 患者。对于采用达比加群酯胶囊或华法林治疗的 CVST 患者，其出现复发性静脉血栓栓塞症（venous thromboembolism，VTE）的风险很低，两种药物出血的风险相似，提示 CVST 患者采用达比加群和华法林预防复发性 VTE 都是安全和有效的。按照该研究结果，CVST 的抗凝策略为低分子肝素抗凝 5～15 天，稳定后换为达比加群酯胶囊（每次 150 mg，2 次/天），并立即停用低分子肝素，维持半年。

病例点评

本例患者因低颅压头痛入院，期间头痛性质发生改变，继发颅内静脉血栓形成。诊疗过程提示临床工作中应注重查体及疾病变化，及时完善相关辅助检查并进行复查，以免漏诊疾病。早期识别低颅压头痛有助于更早地采取相应的治疗措施，预防并发症的出现，提高患者生活质量。

对于 CVST 合并头痛的患者，除常见的 CVST 继发高颅压综合征的诊断外，还要考虑低颅压头痛继发 CVST 的可能，可以通过腰椎穿刺术和头颅 MRI、MRV、SWAN 协助诊断，以免误诊误治。

参考文献

[1] 张礼萍，卢林. 低颅压综合征合并静脉窦血栓形成 1 例并文献复习 [J]. 山东医药，2020，60（26）：77-79.

[2] FERRO J M, COUTINHO J M, DENTALI F, et al. Safety and efficacy of dabigatran etexilate vs dose-adjusted warfarin in patients with cerebral venous thrombosis: a randomized clinical trial[J]. JAMA Neurology, 2019, 76(12):1457-1465.

（朱　婕　翟羽佳）

病例 33　以头痛为唯一表现的可逆性胼胝体压部病变综合征

病历摘要

基本信息

患者，女，35 岁，农民。因"头痛 10 天"于 2022 年 7 月 27 日入院。

现病史：患者 10 天前感冒后出现头痛，表现为全头部闷胀痛，以后枕部、左颞部及左眼眶为著，无恶心、呕吐，吃饭、上厕所等日常生活能独自勉强完成，头痛症状持续存在，咳嗽及排便时头痛程度加重，加重时患者只能卧床休息，伴有恶心，无呕吐。病程中无发热，无视物模糊，无肢体抽搐，无畏光、畏声，无肢体活动障碍，无言语不利，就诊于当地医院，行头颅 CT 检查未见明显异常，给予改善循环及对症止痛药物（具体不详）治疗，患者头痛改善不佳，伴头闷及头不清醒感。自发病后，患者精神状态欠佳，紧张、焦虑，食欲、睡眠欠佳，大小便正常，体重无变化。

既往史：发病前 1 周有感冒史，仅有鼻塞、流清涕，无发热。高血压病史半年，血压最高 200/110 mmHg，平素间断口服厄贝沙坦氢氯噻嗪片 0.15 g，1 次 / 天，血压控制良好。否认糖尿病、脑血管病等病史。

个人史：否认避孕药、减肥药服用史，否认吸烟饮酒史。

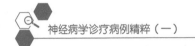

婚育史：已婚，育有 2 子 1 女。

家族史：父亲体健，母亲患有高血压病史。

体格检查

一般查体：体温 36.0℃，呼吸 24 次 / 分，脉搏 97 次 / 分，血压 148 /99 mmHg。

神经系统查体：神志清，言语流利，高级皮层功能未见明显异常。双瞳孔直径左∶右 =3∶3 mm，对光反应灵敏，眼球运动正常，面纹对称，伸舌居中，四肢肌力 5 级，肌张力正常。四肢腱反射正常，双侧 Babinski 征（−）。感觉共济检查未见异常，Romberg 征（−）。颈无抵抗，Kernig 征（−），Brudzinski 征（−）。

视觉模拟评分法（visual analogue scale，VAS）为 7 分（一般状态）；9 分（头痛加重时）。

辅助检查

实验室检查：血常规、凝血功能、血浆 D- 二聚体、血糖、血脂、肝功能、电解质、便常规、甲状腺功能、叶酸、维生素 B_{12}、术前 4 项、抗核抗体、抗中性粒细胞胞浆抗体、自身抗体谱均未见明显异常。同型半胱氨酸 17.4 μmol/L；红细胞沉降率 30 mm/h；肾功能示血清肌酐 110.8 μmol/L，尿酸 518 μmol/L；内生肌酐清除率 57.55 mL/min；尿常规示白细胞计数 144.17/μL，白细胞高倍视野 25.66/HPF，细菌 644.17/μL，细菌高倍视野 114.66/HPF，潜血 1+；尿细菌培养示革兰阳性球菌、杆菌生长；腰椎穿刺示脑脊液压力 300 mmH₂O，脑脊液生化示葡萄糖 4.65 mmol/L。脑脊液常规、脑脊液 TORCH、脑脊液细菌培养均未见异常。

其他检查：心电图示窦性心律；T 波改变。Ⅱ、Ⅲ、aVF、V4～V6 导联 T 波低平、双向；不正常心电图。脑电图示不规则 α 波，较多 β 节律，无癫痫波。

　　影像学检查：

　　心脏超声：静息状态下心内结构及血流未见异常。

　　颈动脉超声：双侧颈动脉内 - 中膜不均稍增厚。

　　双肾及肾血管超声：未见异常。

　　肾上腺薄层 CT 扫描：未见异常。

　　胸部 CT：左肺上叶舌段钙化灶，考虑双侧胸膜局部增厚。

　　2022 年 7 月 28 日，头颅 MRI（图 33-1，图 33-2）+ 头颅 MRA：胼胝体压部可逆性脑病待查，脑内少量缺血灶。颅内动脉硬化，右侧椎动脉发育较细。

　　2022 年 7 月 28 日，头颅 MRV（图 33-3）：直窦血流信号不均匀。

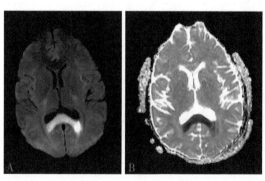

A. 胼胝体压部 DWI 高信号；B. 胼胝体压部 ADC 低信号。

图 33-1　头颅 DWI+ADC

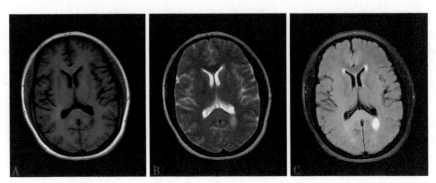

A. 左侧胼胝体压部 T_1 低信号；B、C. 左侧胼胝体压部 T_2、FLAIR 高信号。

图 33-2　头颅 MRI

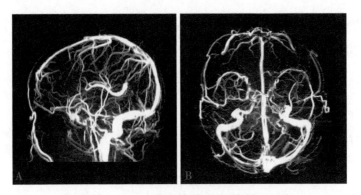

图 33-3　MRV 可见直窦血流信号不均匀

诊断

可逆性胼胝体压部综合征。

定位诊断：患者主要表现为头痛，查体未及阳性体征，定位于颅内痛敏结构（脑膜、血管等）。

定性诊断：患者为中年女性，急性起病，发病前 1 周有感冒史，主要表现为头痛。FLAIR 胼胝体压部高信号与 DWI 不匹配，不符合脑梗死影像学表现，考虑可逆性胼胝体压部综合征。病因考虑与上呼吸道病毒感染有关。

鉴别诊断

静脉窦血栓：是以脑静脉回流受阻为特征的一种特殊脑血管疾病，主要表现为颅内压增高症状，如头痛、呕吐、视物模糊等。本例患者主要表现为头痛，腰椎穿刺提示颅压升高，MRV 提示直窦显影欠佳，故考虑静脉窦血栓。但患者临床症状轻，DWI 提示胼胝体病灶，不符合静脉窦血栓影像特征，亦非直窦引流区，故除外。

可逆性后部脑病综合征：常伴原发疾病，如高血压脑病、肾脏疾病、子痫等，MRI 主要位于大脑后部，DWI 呈等或低信号，ADC 高信号，无强化。本例患者影像学表现不符合。

急性播散性脑脊髓炎：与可逆性胼胝体压部综合征相比，该病的病程较长，临床症状较重，MRI 常表现为双侧皮质下白质的非对称性病变，可强化。本例患者临床表现不符合。

多发性硬化：多呈复发缓解的过程，MRI 病变多位于侧脑室周围并垂直于脑室壁，开环强化是其典型特征。本例患者首次发病，影像学病灶不符合多发性硬化特征，复查病灶完全消失，不支持该病。

治疗

住院期间给予苯磺酸氨氯地平片 5mg，1 次 / 天，口服，血压控制在 130/80mmHg 左右。与患者充分沟通病情，告知该病预后良好，减轻其焦虑情绪。

治疗效果：患者头痛症状消失，VAS 为 0 分，胼胝体压部病灶范围较前明显缩小。

随访

出院 5 个月后门诊复查，患者未再出现头痛，复查头颅 MRI 提示 DWI 胼胝体压部高信号完全消失。

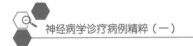

可逆性胼胝体压部综合征（reversible splenial lesion syndrome，RESLES）是近年来提出的一种由各种病因引起的累及胼胝体压部的临床影像综合征。其特点为 MRI 上可见 SCC 的卵圆形、非强化病灶，一段时间后可完全消失，预后较好。

胼胝体位于大脑纵裂底部，是两侧大脑半球间最大的联合纤维束，其中 SCC 相接枕叶，连接两侧大脑半球的感觉性语言区、运动性语言区及视觉听觉区，故 SCC 损伤可能出现视觉障碍、失读、错读等胼胝体失连接症状。胼胝体主要接受大脑前动脉的胼周动脉、前交通动脉、大脑后动脉及脉络膜动脉前后循环双重供血，不易低灌注及缺血，因此 SCC 病变较少见。RESLES 的病因较多，既往报道的常见病因包括感染（以上呼吸道和消化道感染为主）、代谢紊乱（严重低血糖、高钠血症）、高原性脑水肿、癫痫发作和抗癫痫药的使用、抗肿瘤药的使用。少见病因包括营养不良、维生素 B_{12} 缺乏、系统性红斑狼疮、甲状腺功能亢进、尿毒症等。有研究报道其亦可发生于疫苗接种后。

RESLES 的发病机制尚未明确，可能由多种机制共同导致。多数学者认为 SCC 的细胞毒性水肿是本病重要的病理生理学机制。兴奋性神经毒性水肿是由神经元细胞外液的谷氨酸浓度上升引起，谷氨酸和 NMDA 受体结合介导钠离子进入细胞内，从而产生细胞毒性水肿。由于胶质细胞和神经鞘中也存在谷氨酸的再摄取，故可出现髓鞘内水肿。影像学上多数病灶弥散受限伴ADC值降低，亦支持细胞毒性水肿。目前还无法解释为何多种原因都可以引起相似的影像变化，有学者认为SCC对于各种原因引起的兴奋性神经毒性损伤具有选择易感性，一种或多种不同的病理机制可以导致相似的可逆性局灶性的SCC损伤。

MRI是诊断RESLES的首选检查。SCC局限性的椭圆形或条状的病变是特征性的影像学表现。若出现整个胼胝体压部受累的条状病变，称为"回旋镖征"。病灶于T_1呈等信号或低信号，T_2-FLAIR和DWI上均为高信号，ADC值降低，增强扫描无明显强化。病变可不局限在SCC，其他部位如膝部、体部也可同时出现，甚至累及胼胝体外。有研究表明，胼胝体外病变的出现往往提示预后不良。

RESLES的临床症状缺乏特异性，多呈脑炎或脑病表现，最常见的症状包括发热、头痛、精神异常、意识状态改变和癫痫发作，此外，局灶性神经功能缺失及视觉相关症状也有较多报道。国外学者于2011年提出了RESLES诊断标准为：患者有神经功能缺损；头部MRI可见SCC病变，且病变在随访过程中完全消失或显著改善；伴或不伴胼胝体外病变。同时需结合临床及影像学特点与其他累及SCC的疾病如胼胝体变性、多发性硬化、胼胝体梗死、中枢神经系统淋巴瘤、Susac综合征等相鉴别。

本例患者以单纯头痛为单一临床表现，诊断缺乏特异性。入院后完善腰椎穿刺提示颅内压偏高，MRV提示直窦血流信号不均匀，但胼胝体非直窦引流区，且相对于静脉窦血栓而言，本例患者临床表现轻，结合胼胝体病灶特殊影像，排除静脉窦血栓诊断，考虑颅压高可能与患者当时情绪紧张相关。完善代谢、营养、免疫等相关化验明确病因，均未发现确切异常，结合患者感冒1周后出现头痛症状，考虑上呼吸道病毒感染诱发可能性大。经积极对症治疗后患者临床预后佳，影像学上SCC病变完全消失，故RESLES诊断明确。由于RESLES影像学表现与SCC脑梗死相似，但治疗却完全不同，胼胝体梗死的治疗主要为缺血性脑卒中的相关治疗，需要长期抗血小板聚集等，而RESLES主要是对症治疗。若不能正确识别，易导致误诊误治。

病例点评

临床工作中，如患者出现头痛、精神异常、意识状态改变或癫痫发作等临床症状，需考虑到RESLES，有条件者要积极进行头颅MRI检查，并积极完善感染、代谢等筛查，查找RESLES病因。临床医师应充分认识本病，尽早为患者明确诊断，可以避免误诊误治，有助于患者早期康复。

参考文献

[1] 涂琪，吴成斯．成人可逆性胼胝体压部病变综合征临床分析[J].中国现代神经疾病杂志，2021，（8）：686–690.

[2] 杨擎，余永强．伴可逆性胼胝体压部损伤的临床轻度脑炎/脑病的MRI研究进展[J].国际医学放射学杂志，2019，42（3）：299–302.

[3] 方玮，章殷希，丁美萍．可逆性胼胝体压部病变综合征[J].中华神经科杂志，2016，49（3）：258–260.

[4] 邓明明，邓方，黄聪．成人可逆性胼胝体压部病变综合征的MR、DWI分析及鉴

NOTES

别诊断 [J]. 中国 CT 和 MRI 杂志，2020，18（9）：7-10.

[5] 余鎏，赵泉，李建斌，等. 成人可逆性胼胝体压部病变综合征临床与 MRI 表现 [J]. 分子影像学杂志，2021，44（1）：107-111.

[6] GARCIA-MONCO J C, CORTINA I E, FERREIRA E,et al. Reversible splenial lesion syndrome (RESLES): what's in a name? [J]. J Neuroimaging, 2011, 21 (2) : e1-14.

（刘星亮　范　磊　杨宇英）

第七章
神经系统其他疾病

病例 34　可逆性胼胝体压部综合征

📋 病历摘要

基本信息

患者，男，32 岁，主因"突发头晕、步态不稳、言语不利 1 周"来我院就诊。

现病史：1 周前患者无明显诱因出现头晕、步态不稳，反应迟钝，言语不流利，表达困难，伴肢体发僵，无视物旋转，无发热，无头痛、恶心、呕吐，无肢体抽搐，无大小便失禁，在当地医院检查头颅 MRI 示胼胝体压部异常信号。发病以来，精神状态差，饮食较差，睡眠状况正常，小便正常，大便正常，体力下降，体重无变化。

既往史： 无特殊。

个人史： 出生于原籍，常住本地，否认疫区居住史，否认粉尘、放射性物质接触史，否认毒品接触史，否认性病及冶游史，大量饮酒 1 年，每天饮白酒约 500 g，抽烟 10 年，每天 30 支左右。

婚育史： 20 岁结婚，配偶健康。1 年前夫妻离异。有 1 子 1 女。

家族史： 父母体健，1 弟体健，子女体健，否认遗传病。

体格检查

一般查体： 体温 36.4 ℃，脉搏 78 次/分，呼吸 18 次/分，血压 110/60 mmHg。发育正常，营养稍差。心、肺、腹查体均无异常。

神经系统查体： 神志清，言语不利，近记忆力、计算力、理解判断力减退，查体欠合作。双侧瞳孔等大等圆，对光反射灵敏。鼻唇沟双侧对称，伸舌居中。四肢肌力 4 级，肌张力增高，双侧共济运动检查不合作，闭目难立征检查不合作。病理征双侧（－）。颈软，Kernig 征（－），Brudzinski 征（－）。

辅助检查

实验室检查： 血常规示红细胞计数 2.71×10^{12}/L，血红蛋白 96 g/L，血细胞比容 0.283，红细胞平均体积 104.40 fL，平均血红蛋白含量 35.40 pg。叶酸 4.20 ng/mL。血脂示低密度脂蛋白胆固醇 3.62 mmol/L。心肌酶谱示乳酸脱氢酶 289 U/L，α-羟丁酸脱氢

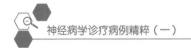

酶 227 U/L。肝功能示总蛋白 52.6 g/L，白蛋白 33.0 g/L，球蛋白
19.6 g/L，谷丙转氨酶 222 U/L，谷草转氨酶 194 U/L，碱性磷酸酶
156 U/L，谷氨酰胺转移酶 893 U/L。肾功能示尿素 2.50 mmol/L，肌酐
38.0 μmol/L。电解质示钾 2.90 mmol/L。乙肝 5 项、免疫 3 项示乙肝表
面抗体阳性（＋），余全阴性（－）。甲状腺功能示 FT_3 3.41 pmol/L。尿
常规、甲胎蛋白正常。维生素 B_{12} 718.40 pg/mL，正常。

影像学检查：

入院前 1 天头颅 MRI 平扫（图 34-1）：DWI 弥散高 B 值序
列扩散受限（图 34-1A 红箭头所示），胼胝体压部稍长 T_1、长 T_2
信号。经治疗 10 天后复查头颅 MRI（图 34-2），明显好转。

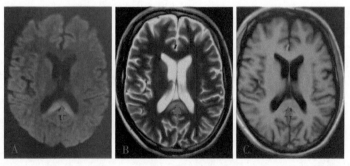

A. DWI：胼胝体压部高信号；B. T_2WI：胼胝体压部长 T_2 信号；C. T_1WI：胼胝
体压部长 T_1 信号。

图 34-1 入院前 1 天头颅 MRI 平扫

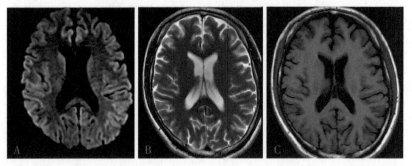

A. DWI：胼胝体压部高信号消失；B. T_2WI：胼胝体压部长 T_2 信号消失；C.
T_1WI：胼胝体压部长 T_1 信号消失。

图 34-2 治疗 10 天后复查头颅 MRI

诊断

　　① RESLES；②肝功能不全；③叶酸缺乏；④巨幼细胞性贫血。

鉴别诊断

　　RESLES 是一组由多病因引起的以可逆性胼胝体压部病变为特征的综合征。临床上出现胼胝体功能受损症状。影像学特征性表现为头颅 MRI 可见胼胝体压部受累，DWI 示高信号。头颅 MRI 病灶可逆，可完全消失。

　　长期饮酒者注意与其他慢性酒精中毒性脑病鉴别，包括韦尼克脑病、柯萨可夫综合征、慢性酒精中毒性痴呆、酒精性震颤 - 谵妄、酒精性癫痫、酒精性精神和行为障碍等。① MRI 是慢性酒精中毒性脑病较为理想的影像学检查方法，对该病的敏感性约为 50%，特异性约为 90%。慢性酒精中毒性脑病患者的 MRI 平扫可发现 T_2WI 序列双侧丘脑和脑干有对称性异常信号，其典型的改变为第三脑室和导水管周围有对称性长 T_2 信号，而且乳头体萎缩，此影像被认为是慢性酒精中毒性脑病的特征性神经影像学异常。乳头体容积明显缩小是维生素 B_1 缺乏的特殊标志。②韦尼克脑病在 MRI 的异常信号灶常表现为双侧对称性等 T_1、长 T_2 信号，最常见于第三、四脑室周围，导水管周围，以及乳头体、四叠体、丘脑。③原发性胼胝体变性是慢性酒精中毒或营养不良患者易患的罕见疾病，急性期头部 CT 示胼胝体低密度改变，可强化，后期表现为胼胝体萎缩，可伴有额颞叶皮质萎缩；MRI 表现为长 T_1、长 T_2 信号，FLAIR 出现中央低信号核、周围高信号环，急性期征象为胼胝体增大尤其是膝部膨胀性改变，特征性表现为胼胝体中层变性类似"夹心饼干征"改变，DTI 可出现胼胝体局部（膝部）病变高信号。亚急性期胼胝体可正常或轻度肿胀、萎缩，慢性期胼胝体萎缩。广泛皮层性脑萎缩在 MRI 上表现为与年龄不符的广泛皮层萎缩，皮质变薄，脑沟、脑回增宽，部分伴有白质脱髓鞘，或与其他类型脑损害并存。

RESLES 的影像学改变还应注意与下列疾病鉴别：MS、PRES、ADEM、视网膜耳蜗脑血管病变（Susac 综合征）等。

治疗

患者入院后给予肌内注射维生素 B_1（100 mg，肌内注射，2 次/天）、维生素 B_{12}（0.5 mg，肌内注射，2 次/天），并给予补充叶酸（5 mg，口服，3 次/天）、保肝（甘草酸苷注射液 80 mg，静脉滴注，1 次/天）等治疗，患者病情稳定好转，症状逐步减轻。

出院时患者神志清，精神好，可独自行走。神经系统检查：神志清，言语欠清，智能正常。伸舌居中。四肢肌力 5− 级，肌张力稍高。

随访

1 个月后随访，患者神志清，精神好，生活基本自理，已戒酒，双手稍笨拙。查体：神志清，言语欠流利，智能正常，四肢肌力 5− 级，肌张力稍高。

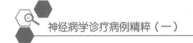

病例分析

RESLES 是一组以可逆性胼胝体压部病变为特征的综合征，也可累及脑室周围白质、皮质下白质和基底神经节。2011 年

Garcia-Monco 等提出 RESLES 的概念。其临床特点为某些疾病病程中出现急性脑炎或脑病的症状，临床表现为发热、头痛、呕吐、意识障碍等，头部 MRI 可见胼胝体压部受累，DWI 示高信号，头部 MRI 病灶可逆，可完全消失。RESLES 病例中儿童较多，成人少见，亚洲国家多发，本质是胼胝体压部可逆的细胞毒性水肿。预后较好，一般去除病因（如低血糖）及对症支持治疗后症状及病变会完全消失，少数需应用激素治疗。

　　RESLES 已经被报道继发于各种疾病，包括感染、自身免疫疾病、营养不良及维生素 B_{12} 缺乏症、癫痫及抗癫痫药戒断、低血糖或高钠血症、伴 SCC 可逆性病变的轻度脑炎 / 脑病（mild encephalitis / encephalopathy with a reversible splenial lesion，MERS）、饮酒、神经精神性狼疮、高原脑水肿等。GarciaMonco 等总结报道了 1966—2007 年间的 113 例 RESLES 患者的病因，包括癫痫及其相关因素（43.3%）、感染因素（33.6%）、代谢因素（5.3%）、高山病（7.1%）及其他各种少见病因（10.7%）。S- 腺苷蛋氨酸（S-adenosylmethionine，SAM）是体内最重要的甲基供体，参与体内诸多物质（神经递质、髓磷脂、蛋白质、DNA、RNA 等）的甲基化过程，其形成有赖于蛋氨酸循环，而叶酸和维生素 B_{12} 参与体内蛋氨酸循环。当叶酸与维生素 B_{12} 缺乏时，SAM 生成受阻，引起代谢障碍，导致神经髓鞘形成障碍和脱失等病变，可引起同型半胱氨酸积聚，刺激 N- 甲基 -D- 天门冬氨酸（N-methyl-D-aspartate，NMDA）受体产生细胞毒性作用，造成细胞凋亡。RESLES 是由多种原因引起的，包括炎性细胞浸润、体液失衡、血管加压素功能障碍、免疫系统激活或氧化应激和髓鞘内水肿等，最终导致细胞毒性水肿。酒精可与磷脂结合产生细胞毒性作

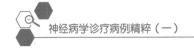
用，大量饮酒时胼胝体中富含的髓鞘磷脂与酒精发生作用，产生脑白质脱髓鞘改变。酗酒的其余危害包括肝肾功能损害、营养代谢障碍，亦影响蛋白质、叶酸、维生素 B_{12} 等的生成及代谢。

胼胝体的功能主要是连接两侧运动、语言、视听及感觉区，汇集、整合两侧大脑半球的认知信息，胼胝体病变可出现运动、感觉及精神活动异常。SCC 为本病的主要损害部位，可能的原因：①血液供应，胼胝体大部分血液供应主要由前循环提供，血液供应丰富，而 SCC 由椎基底动脉系统供血，易发生细胞毒性水肿。②结构，胼胝体是大脑中最大的联络纤维之一，与周围组织相比，纤维的方向较一致、紧密。SCC 的髓鞘含水分较多，电解质紊乱的自我保护功能较弱，所以 SCC 可能比其他部位更易发生细胞毒性水肿。RESLES 患者可能出现发热、呕吐、腹泻等非特异性症状，神经系统可出现谵妄（54%）、意识障碍（35%）、癫痫（33%），还可表现为幻觉、头晕、共济失调、视觉障碍、精神行为等，其中意识障碍是最常见的中枢神经系统症状，但出现发热、恶心、呕吐、头痛、腹泻和腹痛等内科症状时，应警惕 RESLES 的可能。大多数患者的临床症状在 1 个月内完全消失。

RESLES 的诊断主要取决于头部 MRI 的演变。急性期病变区域通常为椭圆形，边界清晰，无明显的水肿和占位效应。在 MRI 上，病变的 T_1WI 为均匀低信号，T_2WI 和 FLAIR 为高信号，DWI 为高信号，ADC 为低信号，增强 MRI 通常没有增强效应，高度提示细胞毒性水肿。随访 MRI 示发病后一般在 1 个月内（平均 16.5 天）病变完全消失或病变大小和信号强度明显减小。Garcia-Monco 诊断标准：①中枢神经系统症状；②颅脑 MRI 证实 SCC 病变为主，伴或不伴胼胝体以外的脑白质病变；③病变迅速消失或明显进展；④病变持续存在者排除诊断。

RESLES 治疗无特殊性。国内外报道的病例中，治疗方案各不相同，有只针对患者原发病的对症治疗，也有应用抗病毒药物、免疫抑制剂（糖皮质激素、静脉注射人免疫球蛋白）等针对脑炎及脑病患者的特异性治疗，也有部分患者没有应用针对脑炎脑病的治疗。以上方案均取得良好预后，临床症状均在 1 个月内缓解。

本例患者为青年男性，长期大量饮酒史 1 年，突发头晕、步态不稳、反应迟钝、构音障碍、表达困难、肌张力增高、共济失调。头颅 MRI 可见 SCC 稍长 T_1、长 T_2 信号，DWI 弥散高 B 值序列扩散受限。血清叶酸水平较低。给予补充维生素 B_1、维生素 B_{12}（肌内注射）及叶酸，加上支持对症治疗后症状迅速改善，复查头颅 MRI 病灶消失，支持该诊断。

病例点评

本例患者急性起病，有长期大量饮酒史，表现为快速进展性认知障碍、语言障碍、共济失调，锥体系及锥体外系均受累。头颅 MRI 可见 SCC 异常信号，合并巨幼细胞性贫血、叶酸缺乏。给予补充维生素 B_1、维生素 B_{12} 及叶酸等，之后症状迅速改善。复查头颅 MRI 示 SCC 病灶消失，符合 Garcia-Monco 诊断标准。患者维生素 B_{12} 检测正常，叶酸偏低，提示叶酸缺乏可能在该病发展中起到重要作用。

原发性胼胝体变性患者多由于长期大量饮酒导致维生素 B_{12}、叶酸缺乏引起胼胝体膝部病变。部分 RESLES 为患者长期饮酒导

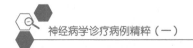
NOTES

致胼胝体压部损伤。二者均损伤胼胝体，但其是否为同一种疾病的不同表现尚需进一步研究明确。韦尼克脑病多为维生素 B_1 缺乏导致，对称性地累及乳头体、丘脑、第三脑室、中脑导水管周围灰质、延髓和第四脑室等部位。对长期大量饮酒人群，这三种疾病均有可能出现，均由于 B 族维生素、叶酸缺乏等引起，而维生素 B_1 易溶于水，微溶于乙醇；维生素 B_{12} 易溶于水、乙醇；叶酸微溶于水，不溶于乙醇。长期大量饮酒，可引起萎缩性胃炎及小肠、肝脏损伤，影响 B 族维生素（维生素 B_1 在小肠、维生素 B_{12} 在十二指肠和空肠上段）及叶酸（在小肠上部）吸收，且该类人群饮酒时常吃菜较少，劣质白酒多为乙醇勾兑，非粮食酿造，更容易造成 B 族维生素、叶酸等的缺乏。对该类人群应加强叶酸、维生素 B_1、维生素 B_{12} 等的检测及补充，以防出现慢性酒精中毒性脑病。

参考文献

[1] GARCIA-MONCO J C, CORTINA I E, FERREIRA E, et al. Reversible splenial lesion syndrome (RESLES): what's in a name? [J]. Journal of neuroimaging: official journal of the American Society of Neuroimaging，2011,21(2)：e1-e14.

[2] TETSUKA S , HASHIMOTO R . Alcohol-related central nervous system disorders associated with vitamin B deficiency[J]. SN Comprehensive Clinical Medicine, 2021, 3(2).

[3] LI C, WU X, QI H, et al. Reversible splenial lesion syndrome associated with lobar pneumonia: Case report and review of literature[J]. Medicine, 2016, 95(39)：e4798.

[4] SHANKAR B, NARAYANAN R, MURALITHARAN P, et al. Evaluation of mild encephalitis / encephalopathy with a reversible splenial lesion (MERS) by diffusion-weighted and diffusion tensor imaging [J]. BMJ Case Rep，2014, bcr2014204078.

[5] ZHANG S, MA Y, FENG J. Clinicoradiological spectrum of reversible splenial lesion syndrome (RESLES) in adults: a retrospective study of a rare entity[J]. Medicine, 2015, 94(6): e512.

[6] 张秋灵，刘瑶，蒋敏，等 . 成人可逆性胼胝体压部病变综合征：3 例报告及文献回顾 [J]. 安徽医药，2019，23（12）：2411-2416.

（杨越峰　魏春华　石军峰）

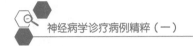

病例 35　非特异性炎症致眶尖综合征

病历摘要

基本信息

患者，女，68岁，主因"发作性右眼视力下降3月余"来我院就诊。

现病史：患者于3个月前（2021年8月25日）无明显诱因出现右眼视物不清，无光感，右眼睑下垂伴右眼流泪，伴阵发性头痛，程度不重，时有右眼眶疼痛。曾于2021年8月26日在我院眼科就诊，行眼底检查结果正常。颅脑MRI检查示左侧丘脑及右侧放射冠区急性梗死灶。诊断：①右眼视力下降原因待查，视神经炎待查；②脑梗死。给予地塞米松抗炎、氯吡格雷抗血小板聚集、瑞舒伐他汀钙片稳定斑块及其他对症支持治疗，患者右眼视力好转，于2021年9月9日出院，出院后未遵医嘱，停用泼尼松。2021年9月13日患者出现右眼视力下降，伴右眼及枕部疼痛，再次返院治疗，给予地塞米松等药物，右眼视力好转，为求明确诊断，患者出院后自行前往外院就诊，于外院行颅脑增强MRI，提示右侧眶尖区内直肌弥漫性增大伴有异常强化，眶下裂、翼腭窝、圆孔及卵圆孔有异常强化影，考虑炎性病变。给予口服泼尼松抗炎、甲钴胺营养神经等药物口服，右眼视力逐渐恢复正常，遂停药。2021年11月患者再次出现右眼视力下降，伴阵发性头痛，每次疼痛持续几分钟好转，伴双眼眼眶疼痛，时有恶心、呕吐。

既往史：有高血压病史 10 余年，最高血压 170/80 mmHg，平时口服利血平治疗，血压控制一般。10 年前因左眼患巩膜炎致左眼失明。

个人史、婚姻史、月经生育史、家族史：无明显异常。

体格检查

一般查体：体温 36.8 ℃，脉搏 66 次/分，呼吸 17 次/分，血压 102/59 mmHg，发育正常，营养良好。心、肺、腹查体基本正常。

神经系统查体：神志清，精神正常，言语流利，时间、人物和地点定向力正常，左眼失明，右眼仅有光感，左侧眼睑正常，右侧眼睑轻度下垂，左瞳孔直径为 3 mm，右瞳孔直径为 4 mm，双眼直接、间接对光反射消失，额纹和鼻唇沟两侧对称，伸舌居中，脑膜刺激征（－），四肢肌力、肌张力正常，腱反射正常，病理反射（－），浅感觉正常。

辅助检查

血尿粪常规、红细胞沉降率、C 反应蛋白均在正常范围。血生化全套均在正常范围。甲状腺功能正常。风湿抗体、抗核抗体、抗线粒体抗体、血管炎谱阴性。乙肝 6 项、梅毒血清学抗体、艾滋病病毒抗体阴性。腰椎穿刺，脑脊液压力为 100 mmH$_2$O，脑脊液标本红细胞和白细胞计数均为 0，蛋白质 48 mg/dL，糖 80 mg/dL，氯化物 100 mg/dL，常规细菌及真菌的涂片和培养（－）。乳胶凝集试验（－）。抗酸染色（－），墨汁染色（－）。血液和脑脊液病毒抗体检测均阴性，脑脊液寡克隆带阴性，IgG 24 小时合成率正常。血液和脑脊液副肿瘤抗体阴性。脑干听觉诱发电位、体感诱发电位检查结果正常，视觉诱发电位结果示右侧 P100 波形未引出，左侧 P100 波形分化尚可，潜伏期正常。

颅脑 MRI：左侧丘脑及右侧放射冠区急性梗死灶（图 35-1，图 35-2），建议治疗后复查；多发脑梗死、缺血灶、软化灶；脑萎缩；空泡蝶鞍；鼻窦炎；颅底凹陷。

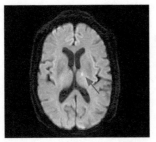　　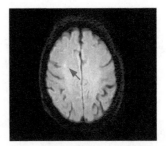

图 35-1　左侧丘脑急性梗死灶　　　　图 35-2　右侧放射冠区急性梗死灶

头颈部 CTA：头颈部动脉硬化表现；降主动脉、主动脉弓局限性钙化灶；双侧锁骨下动脉起始段局限性钙化斑块，管腔轻度狭窄；双侧颈总动脉远端多发局限性混合斑块形成，管腔轻度狭窄；双侧颈内动脉 C1 起始段走行迂曲；双侧椎动脉起始段显示迂曲；双侧椎动脉 V2 段局限性非钙化斑块形成，管腔轻度狭窄（图 35-3）。

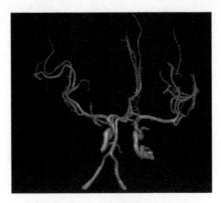

图 35-3　头颈部 CTA

颅脑增强 MRI 检查：右侧眶尖区内直肌弥漫性增大伴有异常强化（图 35-4），外间隙、眶下裂、翼腭窝、圆孔及卵圆孔有异常强化影，考虑炎性病变可能性大，右侧视神经眶内段后部及管内段异常强化。

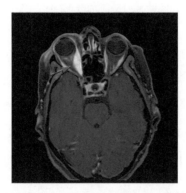

图 35-4　右侧眶尖区内直肌弥漫性增大伴有异常强化

诊断

眶尖综合征（非特异性炎症）。

治疗

入院后给予地塞米松 15 mg 抗炎，后减量为 10 mg，给予甲钴胺营养神经，胞磷胆碱钠、吡拉西坦改善脑代谢，川芎嗪改善脑循环及其他对症支持治疗，患者出院后视力基本恢复正常，继续口服泼尼松 40 mg/d，每周减 5 mg，直至停药。

随访

出院 3 个月，患者右眼视力基本恢复正常，门诊复查眼眶部增强 MRI 示原强化病灶消失。

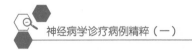

病例分析

　　眶尖综合征是指累及视神经（Ⅱ）、动眼神经（Ⅲ）、滑车神经（Ⅳ）、外展神经（Ⅵ）、三叉神经（Ⅴ）颅神经的一系列病因所导致的临床综合征。眶尖是眼眶锥形向后的尖端，有视神经管通过，视神经管眶口通眶腔，颅口通颅中窝，里面有视神经、视神经被膜、眼动脉等，其外下方紧邻眶上裂。动眼神经、滑车神经、三叉神经眼神经支（泪腺神经、额神经、鼻睫状神经）、外展神经、脑膜中动脉眶支、泪腺动脉脑膜返支及眼上静脉由此处入眶。视神经管、眶上裂为沟通眼眶和颅中窝的交通要道，管内、裂内有诸多重要的神经、血管通行。无论是眶尖的还是颅中窝的病变，无论是视神经管还是眶上裂的肿瘤、炎症、脓肿、外伤骨折与血肿，都可累及这些神经、血管，导致复杂的临床表现，称为眶尖综合征。

　　临床表现：眶尖综合征的主要临床表现有颅神经Ⅱ、Ⅲ、Ⅳ、V_1、Ⅵ的损伤同时伴视功能障碍。①由于Ⅲ、Ⅳ、Ⅵ颅神经麻痹致眼球固定于正前方，上睑下垂，眼球突出，复视，瞳孔散大，对光反射迟钝、消失。②由于颅神经Ⅴ麻痹致额部、上眼睑、鼻背部感觉迟钝、消失，角膜反射消失。③颅神经Ⅱ受累者出现视力障碍及视神经萎缩，严重者可导致光感消失。视网膜静脉怒张，血回流障碍，出血；视盘水肿、充血。④眼眶炎性假瘤等其他原因引起的眶尖综合征眼眶静脉回流障碍较轻。眶尖区的非特异性炎症可以出现Tolosa-Hunt综合征，伴或不伴有视神经的病变。

　　病因：眶尖综合征的病因大致可分为非特异性炎症、感染、肿瘤、外伤、医源性疾病、血管性疾病等。有些病因如不及早发现可能危及生命。眶尖区的非特异性炎症可引起 Tolosa-Hunt 综合征，伴或不伴有视神经的病变，常表现为症状突然出现并持续数日。相关疾病还包括 Wegener 肉芽肿、系统性红斑狼疮、变态反应性肉芽肿性脉管炎、肉样瘤病和巨细胞动脉炎等。本例患者病前有头痛、眼肌麻痹等症状，血常规、脑脊液及 MRA 检查均未见异常，经激素及免疫抑制剂治疗病情明显好转，头颅 MRI 检查结果示病灶消失，故提示本例患者可能由一种免疫介导的非特异性炎症引发疾病。临床上应系统详细地询问病史，充分分析可能的致病原因，这对疾病的治疗及预后尤为重要。激素治疗一般至少需要 3 个月，否则易复发。如果减药过程中病情反复则应加用免疫抑制剂治疗。应用激素治疗时应注意是否同时存在淋巴瘤，淋巴瘤对激素早期的治疗反应也较佳，但长时间应用激素后效果欠佳。

　　诊断依据：眶尖综合征的临床诊断，主要依据病史、临床症状、体征，以及各种辅助检查如 B 超、CT、MRI 和病理活检等。本病主要的辅助检查：①血液检查，血常规、红细胞沉降率、风湿免疫全套等可提示有无感染及特异性炎症，怀疑肿瘤者可抽血查肿瘤相关指标；②脑脊液，如有头痛、发热、脑膜刺激征等颅内感染征象时可行脑脊液常规、生化、细胞学检查等了解有无颅内感染肿瘤；③神经影像学检查，增强 MRI 对眶尖病变的诊断有重要意义，还可排除骨折异物残留等其他原因，对于怀疑血管性疾病者可以考虑行头部 MRA 和全脑 DSA；④胸部 CT 及 B 超、PET/CT 等提示有无其他部位肿瘤所致的副肿瘤综合征波及眶尖；⑤病理检查，可请眼科及耳鼻喉科等科室医师会诊，通过采取病

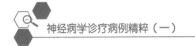

NOTES

理标本获取病变性质，但是手术风险较高。应向所有患者系统详细地询问病史、查体，并选择相应的辅助检查，以鉴别各种可能的致病原因。

病例点评

本例患者表现出典型的眶尖综合征临床表现，比如头痛、眼肌麻痹、眼睑下垂、视力下降等，同时相关的实验室检查、影像学检查结果，以及治疗转归，符合非特异性炎症致眶尖综合征。

眶尖综合征的首发症状、病情进展、严重程度可因人而异，可能与病因、累及神经的顺序和程度有关。眶尖综合征会引起眼肌麻痹、眼球突出、眼部感觉障碍和视力障碍，严重影响人们的生活质量和身体健康。因此加强对眶尖综合征的研究具有重要意义。

眶尖本身及周边结构如眼眶、鼻窦、海绵窦、脑膜及邻近颅内组织的病变等均可导致眶尖综合征，其主要病因在临床上大致可分为：①非特异性炎症，包括 Tolosa-Hunt 综合征、Wegener 肉芽肿、变应性肉芽肿性脉管炎、系统性红斑狼疮、巨细胞动脉炎和肉样瘤病等；②感染，包括鼻旁窦、眶周、中枢神经系统炎症波及眶尖；③肿瘤，包括原发于眶尖、眶内的肿瘤、鼻旁窦肿物和中枢神经系统占位都可以波及眶尖；④外伤/医源性疾病，包括眼球穿孔伤和钝挫伤，通过眶壁四周传导的外力易致眶尖区骨折及神经、血管损伤，鼻窦和眼眶周围的手术在手术过程中直接或间接损伤眶尖结构和视神经的血供；⑤血管性疾病，包括海绵窦段颈动脉瘤、颈动脉 - 海绵窦漏等。

眶尖综合征的治疗主要为病因治疗，应详细询问患者的病史，在给予营养神经药物促进神经修复的同时，尽快明确病因，并根据病因选择相应治疗。①非特异性炎症：选用激素，如疗效欠佳或病情反复，可考虑加用免疫抑制剂治疗；②感染：应经验性地选用相应抗生素治疗，并可联用激素促进炎症吸收、消除水肿，鼻窦部位炎症如疗效差，可行引流处理；③肿瘤：如确定肿瘤，应尽早转相关科室进行手术或放化疗；④外伤：行相应处理减轻局部损伤；⑤血管性病变：根据病情需要，必要时可行手术治疗。

眶尖综合征的预后与病因、是否及时就诊、早期诊断和早期治疗相关。起病后如果及时就诊、早期诊断，病变则相对较轻，受累的神经尚处于可逆性阶段，比较容易修复，当早期治疗解除病因后，神经功能恢复比较好，预后相对较好；如果不能早期诊断，病情相对较重，受累的神经出现不可逆的改变，即使解除病因，神经损伤也难以修复，预后也就相对较差。因此临床医师须提高对眶尖综合征的识别能力，如遇到 II、III、IV、V_1、VI 颅神经同时受累的典型的眶尖综合征患者，必须及时采取针对性检查进一步明确病因；甚至对不典型的患者（视神经伴有 III、IV、V_1、VI 4 对颅神经中任意神经损害），虽然有时辅助检查也未发现异常，也要警惕眶尖综合征，加强随访，争取及早诊断及治疗，改善预后。

参考文献

[1] 杨仕林，王枫，尤志菲，等 . 眼带状疱疹继发眶尖综合征一例 [J]. 中华神经科杂志，2017，50（9）：686–688.

[2] 胡琳哲，吴杰，卓明星，等.肺癌转移致眶尖综合征一例报道 [J]. 中华神经医学杂志，2019，18（2）：181-183.

[3] 赵畅，王宗贵，赵胤，等.鼻唇带状疱疹致眶尖综合征一例 [J]. 中华耳鼻咽喉头颈外科杂志，2019，54（1）：50-51.

[4] 张婧，王廉，姜利斌.非特异性炎症致眶尖综合征患者的临床特征分析 [J]. 眼科，2021，30（1）：56-61.

[5] 李洋，魏智彬，丁雨菡，等.木筷眶－颅穿通伤致眶尖综合征法医学鉴定 1 例 [J]. 法医学杂志，2019，35（4）：500-502.

[6] 卓明星，吴杰，隋冉冉，等.侵袭性真菌性鼻－鼻窦炎引起海绵窦－眶尖综合征二例 [J]. 中华神经科杂志，2018，51（3）：202-205.

[7] 李柳，王永波，钱筱英.眶内异物继发眶尖综合征 1 例报告并文献回顾 [J]. 当代医学，2022，28（03）：108-111.

（潘倩倩　赵相标）

病例 36 嗜酸性粒细胞肉芽肿性血管炎

📋 病历摘要

基本信息

患者，女，37 岁，因"右下肢麻木 20 天，加重伴肿痛 1 周"入院。

现病史： 患者于 2020 年 3 月 15 日左右出现右足背外侧麻木，夜间平卧时明显，开始未重视，后逐渐向上发展，约 3 天后出现右侧膝关节以下麻木，同事发觉其步态异常，自己仍未重视。2020 年 3 月 31 日出现右下肢牵拉样疼痛，平卧及行走时明显。2020 年 4 月 2 日患者感疼痛明显加重，夜间疼醒，影响睡眠，右侧膝关节以下水肿，并感左大脚趾麻木。于 2020 年 4 月 5 日收住院。病程中，患者偶有咳嗽、喘息，活动时明显，无意识障碍，无视物成双和视物模糊，无饮水呛咳和吞咽困难，未见明显肌肉萎缩，饮食尚可，睡眠欠佳，二便正常。近期体重无明显减轻。

既往史和个人史： 2019 年 11 月因反复咳嗽、气喘在外院呼吸科住院治疗，无发热，无咳痰，自觉乏力，爬楼梯等活动状态下更明显，诊断为肺部病变、咳嗽变异性哮喘。当时查血常规提示嗜酸性粒细胞高，IgE 3840 IU/mL，给予激素治疗后肺部病变好转，但哮喘仍反复发作，长期予布地奈德+特布他林雾化吸入治疗。7 年前有甲状腺结节手术史，有剖宫产手术史。近期无感冒、腹泻等病史。追溯病史，半年前就有类似气喘表现，因症状轻微，未予重视。否认酗酒、特殊药物及毒物服用和接触史。

家族史：否认家族史。

体格检查

一般查体：两肺呼吸音稍粗，未闻及明显干湿啰音，心律齐，各瓣膜听诊未闻及病理性杂音；腹软，无压痛、反跳痛，右侧膝关节以下水肿（图 36-1），右足底皮温增高。

神经系统查体：神志清，言语流利，双侧瞳孔等大等圆，直径为 3.0 mm，对光反射灵敏，双眼眼球运动正常，双侧额纹、鼻唇沟对称，伸舌居中，双上肢及左下肢肌力 5 级，右下肢近端肌力 4+ 级，远端肌力 4 级，右侧膝反射较左侧减弱，右跟腱反射未引出，余肢体腱反射正常，四肢肌张力正常，双侧病理征（－）。右小腿外侧、足背、足底痛觉异常，余肢体浅感觉正常，右下肢远端振动觉减弱，运动觉、位置觉消失，余肢体深感觉正常（图 36-2）。

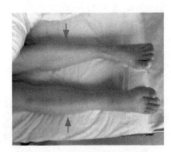

图 36-1　右侧小腿、足背肿胀

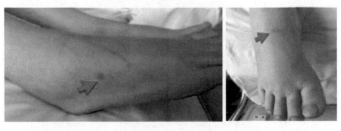

图 36-2　右足散在皮肤红疹，痒而不痛

辅助检查

实验室检查：IgE ＞ 2500 IU/mL；淋巴细胞亚群 CD3 84%、CD4 46%、CD8 38%；血气分析示氧分压 64.1 mmHg；24 小时尿蛋白组合示尿肌酐 2701 μmol/L；类风湿因子 45.4 IU/mL，抗链球菌溶血素 "O"、C 反应蛋白、红细胞沉降率、抗 CCP 抗体正常；D- 二聚体 1070 μg/L；免疫全套示 IgG 19.75 g/L，轻链 kappa 定量 4.53 g/L，轻链 lambda 3.01 g/L，IgM、IgA 及补体 C3、C4 正常。自身抗体谱正常。ANCA 定量（PR3-ANCA、MPO-ANCA）阴性。尿便常规、肝肾功能、血脂、电解质、凝血功能、心酶谱、空腹血糖、糖化血红蛋白、肿瘤普查、甲状腺功能、贫血 3 项、BNP 正常。骨髓检查示粒系增生活跃，嗜酸性粒细胞易见。嗜酸性粒细胞计数变化图见表 36-1。

表 36-1　嗜酸性粒细胞计数变化

时间	嗜酸性粒细胞（%）	嗜酸性粒细胞计数
2019-09-07	18.5	1.04×10^9/L
2019-10-31	15.3	1.30×10^9/L
2019-12-20	18.6	1.79×10^9/L
2020-02-03	28.4	2.39×10^9/L
2020-04-03	17.8	1.12×10^9/L
2020-04-06	20.5	1.29×10^9/L

影像学检查：2020 年 4 月 7 日 CT 示两肺散在炎症（磨玻璃影）。

2020 年 4 月 8 日双小腿 MRI：右小腿皮下、肌间隙广泛水肿，左小腿皮下少许渗出。盆腔 MRI：子宫术后所见，骶管囊肿。腰椎 MRI：腰 3～腰 4、腰 4～腰 5、腰 5～骶 1 椎间盘突出（中央型）。下肢大血管超声正常。泌尿系 B 超：右肾错构瘤可能。上腹部 B 超正常。心脏超声未见明显异常。

其他检查： 2020 年 4 月 3 日肌电图示右侧腓总神经运动传导异常，右侧腓肠神经感觉传导轻度异常。肺功能检查正常，呼出气一氧化氮（FeNO）测定报告为 118 ppb。病理学检查：真皮上部、中部水肿，小血管扩张，周围嗜酸性粒细胞浸润（图 36-3）。心电图未见明显异常。

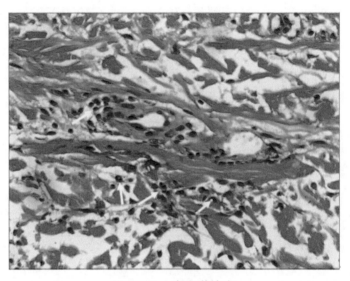

图 36-3　病理学检查

诊断

嗜酸性粒细胞肉芽肿性血管炎。

治疗

患者 2020 年 4 月 7 日下午出现严重哮喘发作，使用激素 1 周后哮喘、皮疹、下肢水肿均好转，但周围神经病变未缓解，右足跖屈不能，足底痛觉异常，给予每天 1 次口服泼尼松 50 mg 联合环磷酰胺的治疗方案。

病例分析

　　嗜酸性肉芽肿性多血管炎（eosinophilic granulomatosis with polyangiitis，EGPA）是一种可累及全身多个系统的、少见的自身免疫性疾病，主要表现为外周血及组织中嗜酸性粒细胞增多、浸润累及中小血管的坏死性肉芽肿性炎症，属于 ANCA 相关性系统性血管炎。文献报道，近 50% 的患者 ANCA 检测阳性。1951 年由 Churg 和 Strauss 发现并报道，曾称为 Churg-Strauss 综合征（Churg-Strauss syndrome，CSS）或变应性肉芽肿性血管炎（allergic granulomatosis with polyangiitis，AGPA）。2012 年根据其临床及实验室检查特点将其更名为 EGPA。国外报道的总患病率为（10.7～13.0）/百万，年发病率为（0.5～6.8）/百万。

　　由于嗜酸性粒细胞在 EGPA 的发生、发展中扮演了重要的角色，所以与其他两种 ANCA 相关性血管炎相比，EGPA 的疾病谱更为复杂。EGPA 患者的神经损伤可能是血管炎和（或）嗜酸性粒细胞浸润导致的。活化的嗜酸性粒细胞可以通过多种途径影响神经功能。一方面，嗜酸性粒细胞分泌的颗粒蛋白具有直接的神经毒作用，并且在调节周围神经可塑性中起重要作用；另一方面，嗜酸性粒细胞可通过与神经细胞接触诱导神经轴突回缩。除了直接损伤神经组织，嗜酸性粒细胞浸润血管壁导致的神经缺血也是 EGPA 神经病变的重要机制。回顾性研究纳入 1995 年 1 月—2014 年 4 月总共 71 例患者，61 例患者随访 1 年以上，其中 46 例（75%）出现周围神经病变，感觉障碍或神经病理性疼痛 44 例

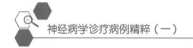

（95.6%），主要在肢体远端，呈不对称分布，下肢较上肢更为常见；运动神经病变 24 例（52.5%），足下垂 22 例（92%），肌肉无力 18 例（75%）。腓总神经（67%）、腓肠神经（65%）是最常见的受累神经。

EGPA 的诊断：目前 EGPA 的诊断标准主要参考 1990 年美国风湿病学会提出的分类标准，包括临床表现、实验室检查、影像学检查及病理活检等。

6 条分类标准：

（1）哮喘样症状（或喘息发作）。

（2）外周血嗜酸粒性细胞增多（ ≥ 10% 或绝对值 ≥ $1.5 \times 10^9/L$ ）。

（3）单发或多发性神经病变。

（4）非固定性肺浸润影。

（5）鼻窦病变。

（6）活检提示血管外嗜酸性粒细胞浸润。

符合 4 条或以上者可诊断 EGPA。

EGPA 的鉴别诊断：嗜酸性粒细胞增多患者应与嗜酸性粒细胞增多相关性疾病进行鉴别。

（1）遗传性（家族性）高嗜酸性粒细胞增多症。

（2）继发性（反应性）高嗜酸性粒细胞增多症。

（3）原发性（克隆性）高嗜酸性粒细胞增多症。

（4）特发性高嗜酸性粒细胞增多症等。

EGPA 的治疗：EGPA 治疗应根据是否存在影响预后的因素而决定。

目前评估预后的标准主要参考 2011 年修订的 5 因子评分评

价体系。具体如下。

（1）胃肠道受累；

（2）心脏受累；

（3）肾功能不全（血肌酐＞150 μmol/L）；

（4）年龄＞65岁；

（5）缺乏耳鼻喉部位受累的证据。

每项计1分，总分5分。分数越高，预后越差。

治疗：

（1）激素：对于无危及生命及无严重器官受累表现的EGPA患者，可考虑单用激素治疗。诱导治疗阶段建议激素（如泼尼松）的起始剂量为1 mg/（kg·d），4～6周逐渐减量［理想状态为3个月后减至0.3 mg/（kg·d），6个月后减至0.15 mg/（kg·d）］至最小有效剂量，若有可能，直至停用。

（2）激素联合免疫抑制剂治疗：对危及生命和（或）5因子评分≥1分或有严重器官受累的患者［如严重心脏、胃肠道、中枢神经、外周神经、眼部病变及肺泡出血和（或）肾小球肾炎等］应采用激素联合免疫抑制剂（如环磷酰胺）进行诱导缓解治疗。

（3）靶向治疗药物：美泊利单抗。

（4）其他及吸入性药物治疗：针对哮喘样症状使用布地奈德/福莫特罗等。

（5）其他治疗：血浆置换；静脉注射人免疫球蛋白；α-干扰素；周围神经受累或运动功能障碍的患者应常规接受物理治疗。

预后：EGPA的预后好坏取决于是否得到早期诊断和及时治

疗。早诊断、早治疗可改善预后，提高患者的生存质量。应用激素或必要时联用免疫抑制剂，可明显改善 EGPA 患者的预后。

EGPA 的首位死亡原因是心力衰竭或心肌梗死，其次是肾衰竭和中枢神经系统病变。哮喘频繁发作及全身血管炎进展迅速者预后不佳。年龄＞ 65 岁是高病死率的因素之一，心肌受累可能降低生存率。p-ANCA 阳性及周围神经病变可能是疾病复发的危险因素。

病例点评

本例为 EGPA 合并周围神经损害。EGPA 的临床表现缺乏特异性，不同症状在疾病的不同阶段可单独或同时出现，早期易累及呼吸系统，肺部影像学多表现为非特异性肺内浸润改变，易被误诊为支气管哮喘。随着病情进展，神经、皮肤、肾脏、心脏、消化等多系统均可受累，其中 65%～95% 的患者出现神经系统损害，以周围神经损害为主。当患者以单一系统症状为主诉就诊时需提高警惕，注意既往病史、是否有其他系统受累的表现，以早期鉴别此类疾病，尽早治疗，避免延误病情，影响患者预后。

参考文献

[1] 嗜酸性肉芽肿性多血管炎诊治规范多学科专家共识编写组. 嗜酸性肉芽肿性多血管炎诊治规范多学科专家共识 [J]. 中华结核和呼吸杂志，2018，41（7）：514-521.

[2] KANNO K, MINAMI-HORI M, HONMA M, et al. Histopathological findings and increased D-Dimer are predictive factors of systemic thromboses in eosinophilic granulomatosis with Polyangiitis[J]. American Journal of Dermatopathology, 2018,

40(12):879-883.

[3] 赵海燕，刘向一，孙阿萍，等. 变应性肉芽肿性血管炎 14 例临床表现及周围神经损害 [J]. 中风与神经疾病杂志，2018，35（1）：14-17.

[4] 张梦圆，林江涛. 嗜酸性肉芽肿性多血管炎 30 例临床分析 [J]. 中华医学杂志，2019，99（16）：1216-1220.

（汪　晗　周　永　董政协　朱向阳）

病例 37　Cogan 综合征

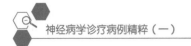
病历摘要

基本信息

患者，男，31 岁，军人，因"双眼视物不清两年半，双耳听力下降、间断发热两年"入院。

现病史：患者于 2 年半前无明显诱因出现双眼视物不清、双眼球发红、畏光、流泪，某医院诊断为急性角膜炎，给予对症治疗后好转。半年后患者突然出现耳鸣、双耳听力下降、眩晕，约 1 周后听力完全丧失，在某医院诊断为突发性耳聋，给予营养神经等对症治疗后病情无好转，后转至某医院。在此期间患者出现反复发热，多于每天 14：00 至下一天 02：00 发热，体温 37.8～38.7 ℃，伴盗汗、四肢及关节疼痛，活动时明显，间断头痛，有时伴恶心、呕吐，起床时头晕、眼花，精神不振、睡眠多。随后患者转至某医院，诊断为葡萄膜大脑炎（小柳 – 原田综合征），给予对症治疗后病情无明显好转。患者又转至某医院，诊断为双眼视盘水肿、变态反应性疾病、神经性耳聋，给予口服泼尼松片 80 mg/d，后逐渐减量，疗程 8 个月，服药期间体温 37.5 ℃左右，全身疼痛及双眼症状好转；慢慢停用激素改口服中药治疗，症状控制相对平稳。20 天前患者停服中药后再次出现发热、全身疼痛、精神不振。自发病以来，神志清，精神差，饮食一般，夜眠欠佳，大小便正常，体重下降。

既往史：患白癜风 8 年；否认高血压、心脏病、糖尿病等病史；否认肝炎、结核等传染病病史；否认献血、输血史；否认药物及食物过敏史；否认外伤、手术史；预防接种随社会进行。

个人史：否认疫水、疫区接触史，否认有毒、有害物质接触史；右利手，性格温和，有时少量吸烟及饮酒，余无其他不良嗜好，否认冶游史。

婚育史：26 岁结婚，妻子体健，夫妻关系和睦，育 1 子。

家族史：父母体健，1 弟健康，1 子 4 岁，既往诊断为脑瘫，至今不能说话，快步行走不稳。否认有家族遗传性及传染性疾病史。

体格检查

一般查体：体温 36.3 ℃，脉搏 80 次 / 分，呼吸 20 次 / 分，血压 100/70 mmHg。发育正常，营养中等。口唇无发绀，全身皮肤黏膜无黄染及皮疹，颜面、双手、双足等部位可见色素脱失斑（图 37-1，图 37-2）；心、肺、腹查体未见明显异常。

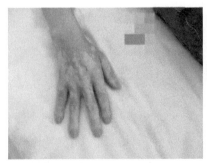
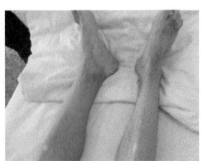

图 37-1　右手色素脱失斑　　　图 37-2　小腿及足部色素脱失斑

神经系统查体：神志清，言语清晰，双眼视力粗测正常，双侧角膜边缘环形混浊（图 37-3），双侧瞳孔直径为 2.5 mm，对光反射均灵敏，双侧眼底视乳头潮红，边界消失，生理凹陷消失，双耳听力丧失，双侧鼻唇沟对称，伸舌居中，双侧肢体肌张力、肌力均正常，四肢共济运动正常，双侧病理征阳性，脑膜刺激征阴性。

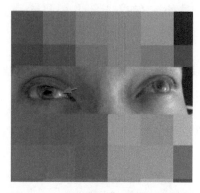

图 37-3　双侧角膜边缘环形混浊

辅助检查

实验室检查：血常规示白细胞计数 10×10^9/L，红细胞计数 3.87×10^{12}/L，淋巴细胞百分数 19.54%，中性粒细胞百分数 73.14%，血小板计数 445×10^9/L；尿便常规、心肌酶谱、血脂、血糖、同型半胱氨酸、甲状腺功能 3 项、免疫 8 项、肝肾功能和电解质均正常，C 反应蛋白 104 mg/L，红细胞沉降率 96.00 mm/h。

影像学检查：腹部彩超示脾大。胸片提示两肺及心、膈未见明显异常。颈部血管、胸腹部大血管、肾动脉超声示双侧颈动脉内膜增厚，双侧肾动脉狭窄（小于 60%），腹主动脉未见明显异常。颅脑 CT 示左额叶低密度影（图 37-4）。颅脑 MRA 示双侧大脑中动脉 M1 段狭窄，左侧分支稀疏（图 37-5）。

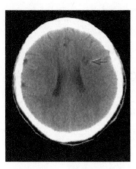

图 37-4　颅脑 CT：
左额叶低密度影

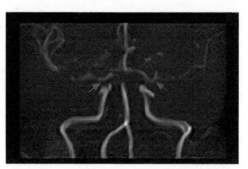

图 37-5　颅脑 MRA：双侧大脑中动脉
M1 段狭窄，左侧分支稀疏

诊断

本例患者诊断为 Cogan 综合征。诊断主要依据角膜炎、听觉障碍、多发性血管炎、血清梅毒反应阴性，排除其他疾病。

鉴别诊断

需要与小柳 – 原田综合征、Susac 综合征、Wegener 肉芽肿、结节性多动脉炎、Takayasu 动脉炎及多种系统性疾病进行鉴别。

小柳 – 原田综合征：又称葡萄膜大脑炎，它表现为葡萄膜脑炎，而非角膜炎，可伴有脑膜炎、视力下降（可能失明）、感音神经性听力损失、白癜风、白发和脱发。Cogan 综合征患者有时会出现脑膜炎，但不会出现白发和脱发。

Susac 综合征：是由视网膜、耳蜗和脑小动脉病变引起的。其表现为视力丧失、耳聋和中枢神经损害，而非角膜炎。胼胝体梗死灶呈"空洞样"，具有特征性。

Wegener 肉芽肿：经常影响眼睛和耳朵。患者常出现咽喉和鼻部出血性病变、小血管改变、肾小球肾炎、肺浸润及存在 ANCA。

结节性多动脉炎：患者往往有炎症性眼睛受累，Cogan 综合

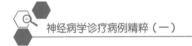

征与本病的区别在于 80% 的患者存在 ANCA 阳性，血管炎仅限于小血管。

Takayasu 动脉炎：是一种影响年轻女性的病因不明的血管炎，可累及视力，但角膜和巩膜受累罕见。

治疗

入院后当天下午发热，体温 38.4 ℃，四肢及关节疼痛、精神差，出现活动后头晕，双眼视物不清，夜间行走困难。给予口服泼尼松片 55 mg/d，并给予静脉注射人免疫球蛋白 25 g/d，应用 5 天停用，后继续口服泼尼松片。患者体温降至正常，关节疼痛较前减轻，并给予防治并发症等治疗，症状好转后出院。

随访

出院后口服泼尼松片逐渐减量并用小剂量维持，本例患者于 2 年后因消化道出血死亡。

病例分析

Cogan 综合征（Cogan syndrome，CS）是一种累及眼、听觉 – 前庭系统的综合征。主要表现为基质性角膜炎、前庭功能障碍、突发听力下降及系统性血管炎等。1934 年 Morgan 和 Baumgartner 首先报道本病。1945 年美国眼科学家 Cogan 详细描述了 4 例听觉 – 前庭障碍伴发非梅毒性基质性角膜炎的病例，此后即命名为 Cogan 综合征。其主要特征为：①非梅毒性基质性角膜炎，可以反复发作，表现为眼部充血、疼痛、畏光、视物模糊，裂隙灯检查的典型表现为斑片状颗粒状角膜浸润。早期类似病毒性角膜炎或衣原体感染性角膜炎，因此早期容易误诊。②眩晕等前庭神经症状，表现为突发眩晕、恶心、呕吐、耳鸣等梅尼埃病样发作。③严重双侧神经性耳聋，听力随着病情的缓解和加剧呈波动性，如果未及时应用激素将迅速发展为全聋，且听力下降不可逆。可双耳或单耳聋，其中双耳聋占 62%～67%。④系统性血管炎表现，如充血性心力衰竭、胃肠道出血等。⑤其他系统症状。神经系统症状如脑卒中、头痛、昏迷、惊厥、精神症状；呼吸系统症状如胸痛、呼吸困难、咯血、胸膜炎；消化系统症状如腹痛、胃溃疡或结肠溃疡伴出血、消化不良、腹泻、肝脾大；骨骼肌肉系统症状如肌肉痛、关节痛、关节炎、肢体活动受限；皮肤病变如皮疹、皮下结节；泌尿生殖系统症状如肾动脉破裂、肾动脉狭窄、蛋白尿、血尿。发病年龄为 5～63 岁，平均年龄 22 岁，以青壮年最多见，无性别差异。本病相当罕见，多数是个案报道。CS 确切病因不清，目前公认为自身免疫病，属于自身免疫性内耳病（immune- mediated inner ear disease，IMIED）中的一种。由于CS 罕见，发病时症状无特异性，眼部症状和耳部症状出现的时间间隔数周、数月甚至数年，给早期诊断带来困难。

本病的治疗效果取决于疾病进展速度，并发症越多，死亡风险越高，目前尚无特效治疗方法。皮质类固醇是一线用药，在病程早期使用，有助于听力恢复。应用皮质类固醇滴眼液或局部应用阿托品可能对基质性角膜炎有效，但前庭受累的程度取决于早期全身皮质类固醇 1～2 mg/（kg·d）泼尼松的治疗效果。如 2 周内无好转，立即停止皮质类固醇治疗；如果症状好转，必须在 2～6 个月逐渐减量。病情严重或治疗无效的患者可加用免疫抑制剂，如硫唑嘌呤、环磷酰胺、甲氨蝶呤或 TNF-α 抑制剂等。

NOTES

病例点评

本例患者以眼部症状起病，表现为双眼红肿、视物不清、畏光、流泪，继而出现内耳症状，双耳听力下降，之后又出现发热、关节疼痛、头晕等症状，临床表现典型。由于本病较罕见，发病时症状无特异性，眼部症状和耳部症状出现的时间间隔半年，给早期诊断带来困难。本病患者发病时为青壮年，需要及时治疗以挽救听力和视力。耳鼻咽喉科、眼科、内科、儿科医师应熟悉本病，以尽早明确诊断、规范治疗。

参考文献

[1] COGAN D G. Syndrome of nonsyphilitic interstitial keratitis and vestibuloauditory symptoms[J]. Arch Ophthalmol, 1945, 33(2): 144–149.

[2] 王轶，段晓明，曹克利. Cogan综合征[J].听力学及言语疾病杂志，2005，13（4）：294–295.

[3] GRECO A,GALLO A, FUSCONI M, et al.Cogan's syndrome: an autoimmune inner ear disease[J]. Autoimmunity Reviews,2013,12(3):396–400.

[4] GAUBITZ M, LÜBBEN B, SEIDEL M, et al. Cogan's syndrome: organ-specific autoimmune disease or systemic vasculitis? A report of two cases and review of the literature[J]. Clin Exp Rheumatol, 2001, 19(4): 463–469.

[5] KESSEL A, VADASZ Z, TOUBI E. Cogan syndrome-pathogenesis, clinical variants and treatment approaches[J]. Autoimmun Rev, 2014, 13(4–5): 351–354.

[6] DURTETTE C, HACHULLA E, RESCHE-RIGON M, et al. Cogan syndrome: Characteristics, outcome and treatment in a French nationwide retrospective study and literature review [J]. Autoimmun Rev, 2017, 16(12): 1219–1223.

（银　臻　朱新臣　刘　斌）

第八章
内科疾病的神经系统并发症

病例 38　糖尿病非酮症偏侧舞蹈症

📋 病历摘要

基本信息

患者，男性，62岁，主因"发作性右上肢不自主运动20余天，加重7天"入院。

现病史： 20天前出现右上肢不自主运动，表现为从右手小指开始至整个手部及右前臂不受控制地任意方向舞动，幅度逐渐增大，表现为不规则、快速、不自主的舞蹈样动作，持续数十秒后自行好转，当时未重视。次日上述症状再发，持续数分钟，未予诊治。7 天前上述症状较前加重，性质同前，表现为发作持续时间延长，发作间歇期明显缩短，每天发作数十次，无明显诱发及缓解因素。现为求诊治来我院，门诊以"右上肢不自主运动待查"收住入院。

既往史：有原发性高血压 3 级（很高危）病史 20 余年，现口服吲达帕胺，血压控制在 130/80 mmHg 左右；有 2 型糖尿病病史 2 年，未正规监测及控制血糖；否认肝炎、结核等传染病病史，否认心脏病等病史；20 年前行左腹股沟疝手术，给予输血治疗；否认外伤史，预防接种史不详；否认药物、食物过敏史。

个人史、家族史：无特殊。

生育史：育 1 子 1 女，均体健。

体格检查

一般查体：体温 36.3 ℃，脉搏 70 次 / 分，呼吸 18 次 / 分，血压 140 / 90 mmHg。

神经系统查体：神清，精神差，言语清晰，问答切题，双眼球活动自如，双侧瞳孔等大等圆，直径约为 3 mm，对光反射灵敏。颈软，心肺腹未见明显异常，四肢肌力 4 级、肌张力正常，双侧病理征未引出。右上肢可见发作性不自主运动，呈快速变换的右上肢屈曲、内收、外展、旋转等动作。

辅助检查

实验室检查：测随机血糖 33.1 mmol/L，空腹血糖 19.06 mmol/L，糖化血红蛋白 14.3%。尿常规示尿葡萄糖（4+），尿酮体（-），血常规、肝肾功能、心肌酶、电解质、血脂、凝血功能、血播

（乙型肝炎病毒表面抗原、丙型肝炎病毒抗体、梅毒螺旋体抗体、艾滋病抗体）、乙肝系列、甲状腺功能 7 项、风湿系列、自身抗体回报未见明显异常。

影像学检查： 心脏超声、胸部 CT 未见明显异常。颈部血管超声示双侧颈总动脉内 – 中膜增厚伴右侧斑块形成，双侧颈内动脉起始处内 – 中膜增厚，右侧颈外动脉内 – 中膜增厚。头颅 CT 示左侧基底节区有片状稍高密度影（图 38-1），考虑糖尿病非酮症偏侧舞蹈症。

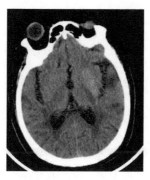

图 38-1　CT 示左侧基底节区片状稍高密度影

其他检查： 动态脑电图、心电图未见明显异常。

诊断

①右上肢不自主运动待诊，糖尿病非酮症偏侧舞蹈症、锥体外系综合征、Jackson 癫痫待查；②2 型糖尿病；③原发性高血压 3 级（很高危）；④颈动脉硬化。

鉴别诊断

Jackson 癫痫：表现为肢体抽搐自手指 – 腕部 – 前臂 – 肘 – 肩 – 口角 – 面部逐渐发展，一般发作历时较短，不超过 1 分钟，发作起始及结束均较突然。部分患者头颅影像学检查可见发作病灶，

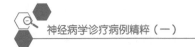

脑电图可见癫痫波，可以借此鉴别。

肝豆状核变性：主要表现为肢体舞蹈样及手足徐动样动作，80% 的患者出现肝脏受损的征象，表现为非特异性慢性肝病症状；95%～98% 的患者双眼可见 K–F 环，是本病最重要的体征。

帕金森病：主要表现为静止性的震颤，紧张或激动时加重，睡眠中消失，典型表现为拇指、示指呈"搓丸"样动作，多伴有运动迟缓、姿势障碍。

治疗方案

入院后给予胰岛素 0.1 U/（kg·h）持续泵入，血糖下降至 13.9 mmol/L 时开始输入 5% 的葡萄糖溶液 250 mL+4 U 胰岛素持续滴注，每 4～6 小时复查血糖，使血糖水平基本稳定在 12.0 mmol/L 左右。维持到第 2 天将降糖药物调整为二甲双胍缓释片 0.5 mg，2 次/天，阿卡波糖 50 mg，3 次/天，口服，联合三餐前门冬胰岛素 6 U 皮下注射及晚睡前地特胰岛素 8 U 皮下注射控制血糖。监测血糖空腹维持在 7.0 mmol/L 左右，餐后 2 小时维持在 13.0 mmol/L 左右，患者不自主运动较前明显好转。2 天后患者饮食控制不佳，同时监测三餐后 2 小时血糖在 16.0 mmol/L 左右，不自主运动明显再次加重，继续嘱其严格控制血糖，调整胰岛素剂量。当地特胰岛素 14 U 睡前皮下注射维持基础血糖，三餐前门冬胰岛素 10 U 皮下注射控制餐后血糖 3 天后，肢体不自主运动完全消失。此时空腹血糖维持在 6.0 mmol/L 左右，餐后 2 小时血糖维持在 8.5 mmol/L 左右。期间正常低盐低脂糖尿病饮食，给予降压、抗血小板聚集、稳定斑块、改善循环等治疗，未给予调节肌张力、抗震颤相关药物治疗。故最终诊断考虑糖尿病非酮症偏侧舞蹈症。

随访

出院后 1 个月，患者通过控制饮食、加强锻炼、继续口服住院期间药物治疗，监测血糖在正常范围内，未再发生不自主运动。出院后 3 个月，患者未再发生不自主运动，门诊复查随机血糖 7.2 mmol/L，糖化血红蛋白 5.6%。

病例分析

糖尿病非酮症偏侧舞蹈症（hemichorea associated with non-ketotic hyperglycaemia，HC–NH）是由 Bedwell 在 1960 年首次提出。Mayo 一项研究表明在所有舞蹈症中 HC–NH 仅占 1%，提示本病属于少见病或罕见病。

HC–NH 的发病机制尚不明确。可能机制：①基底节血运障碍。糖尿病患者易并发脑动脉硬化，致脑部血供减少，基底节由于解剖特点血供减少尤为明显，易致腔隙性脑梗死，使正常活动受到损害。高糖、高渗状态破坏血脑屏障，纹状体神经元短暂缺血致功能障碍，纹状体小动脉内、中、外膜增厚致管腔狭窄、闭塞，新生血管形成，伴片状缺血坏死、淋巴细胞及巨噬细胞浸润，形成糖尿病性纹状体血管病变，构成 HC–NH 发生的结构基础。②能量供应减少。由于血供减少，而且糖尿病患者高血糖状态下胰岛素绝对或相对不足，不能有效利用葡萄糖供能，脑细胞三羧酸循环被抑制，能量代谢以无氧代谢为主，γ- 氨基丁酸通过琥珀酸半醛通路代谢成琥珀酸，为脑细胞能量的主要来源，但是该途径仅可提供基底节所需能量的 10%～40%。③化学递质失

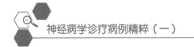

衡。HC-NH 为基底节病变所致，基底节是大脑皮质下的一组灰质核团，由尾状核、豆状核、黑质、丘脑底核等组成，这些核团相互联系，构成直接、间接神经环路调节运动。正常运动的实现有赖于直接、间接环路间的平衡。当二者平衡被破坏，随即出现各种运动异常。各种化学递质对两条环路的平衡起着重要的调节作用，以 γ- 氨基丁酸、乙酰胆碱、多巴胺的影响最大。其中 γ- 氨基丁酸、乙酰胆碱对运动起抑制作用，而多巴胺则起易化作用。糖尿病患者能量供应的主要来源是 γ- 氨基丁酸，通过琥珀酸半醛通路代谢途径获得能量，酮症患者可由乙酰胆碱提供合成 γ- 氨基丁酸的原料，非酮症患者的 γ- 氨基丁酸无法重新合成，很快被耗竭。此途径消耗大量乙酸，而乙酸盐是合成乙酰胆碱的主要原料，故基底节中的 γ- 氨基丁酸和乙酰胆碱水平降低。而糖尿病患者基底节多巴胺的水平是增高的，γ- 氨基丁酸、乙酰胆碱和多巴胺平衡被破坏，最终导致运动易化。④酸中毒。由于患者脑细胞以无氧代谢为主，致大量酸性产物堆积，基底节细胞功能受影响。⑤血浆渗透压改变迅速。HC-NH 患者发病前血糖经常出现急剧波动，使血浆渗透压随之改变。有的患者血糖急剧增高，也有的患者于血糖降低甚至低血糖时发作，提示血浆渗透压的迅速改变可能与 HC-NH 的发生有关。⑥免疫反应。高血糖致高渗状态，血脑屏障通透性增加，可通过血脑屏障的各种抗体如谷氨酸脱羧酶 65 抗体等通过血脑屏障增加，易致脑内免疫反应，基底节神经元易感，纹状体功能异常。⑦雌激素减少。雌激素有拮抗多巴胺神经元的功能，同时可降低多巴胺受体的密度。老年女性雌激素显著减少，基底节区的多巴胺受体增多，致老年女性糖尿病患者易发病。HC-NH 具有特征性的影像学改变，表现为舞蹈侧

对侧纹状体 T_1WI 高信号，CT 常表现为高密度影，但两者大小可能不同，有些仅表现为 T_1WI 高信号而 CT 未见异常。T_1WI 高信号的确切机制目前仍不清楚。Shan 认为可能是微出血和可逆性钙沉积或钙内流所致，目前大多数学者认为纹状体 T_1WI 高信号主要与肥胖型星形胶质细胞内顺磁性物质锰的聚集及蛋白水化层的形成有关。由于高糖、高渗，血脑屏障被破坏，纹状体短暂缺血、缺氧，氧化应激反应增强致大量肥胖型星形胶质细胞反应性增多。一方面，肥胖型星形胶质细胞线粒体内锰超氧化物歧化酶和谷氨酰胺合成酶在高血糖诱导下表达增强、积聚；另一方面，肥胖型星形胶质细胞胞质富含蛋白，吸引水分子形成蛋白质水化层。顺磁性物质锰的积聚及蛋白质水化层均可使 T_1 弛豫时间缩短。

HC-NH 典型的三联征由患肢对侧纹状体特殊性高密度灶、糖尿病高血糖、突发肢体舞蹈样症状构成，非酮症高血糖引起的偏侧舞蹈症作为 2 型糖尿病的一种不寻常表现，通常提示糖代谢状态异常明显，对患者危害较大。

本病需要鉴别的疾病：脑血管病、帕金森病、甲状腺疾病、药物性舞蹈症、肿瘤、风湿热、抗磷脂综合征、系统性红斑狼疮、肝豆状核变性、低血糖症、正性红细胞增多症等。

本病预后良好，对因治疗很关键，根据患者情况，采取个体化治疗措施积极控制血糖后，多数患者症状可好转。若症状较重，可加用多巴胺受体拮抗剂改善症状。

📋 病例点评

本例患者突发偏侧肢体舞蹈样动作，既往有 2 型糖尿病病史，且平时未控制血糖。入院后监测随机血糖 33.1 mmol/L，空腹血糖 19.06 mmol/L，糖化血红蛋白 14.3%，均严重偏高。头颅 CT 可见左侧基底节区片状稍高密度影，考虑 HC-NH。脑电图未见明显异常。未给予调节肌张力、抗震颤相关药物治疗，积极控制血糖后症状明显好转，最终症状消失。以上均支持 HC-NH 的诊断。此病由于临床少见，医师的认识不足，极易误诊、漏诊。通过对本病例的报道希望增加临床医师对本病的认识，及早诊断、治疗，减少误诊率。

参考文献

[1] SHAN D E, HO D M, CHANG C, et al. Hemichorea-hemiballism:an exlpanation for MR signal changes[J]. AJNR Am J Neuroradio, 1998, 19(5): 863-870.

[2] COSENTION C,TORNES L, NUÑEZ Y, et al. Hemichorea/Hemiballism associated with hyperglycemia: reportof 20 cases[J]. J Tremor Other Hyperkinet Mov(N Y), 2016, 6: 402.

[3] QI X,YAN Y Y, GAO Y, et al.Hemichorea associated with non-ketotic hyperglycaemia: a case report[J]. J Diabetes Res Clin Pract, 2012, 95(1): el-e3.

（李晨曦　贺亚龙　范百亚）

病例 39　感染性心内膜炎合并神经系统并发症

病历摘要

基本信息

患者，男，25 岁，已婚，工人，因"头痛、头晕 1 天，加重伴右侧肢体无力 9 小时"入院。

现病史：患者于 2020 年 12 月 25 日上午 10：00 突然出现后颈部疼痛，伴头晕、头昏沉感，伴恶心，无呕吐，至当地医院就诊。就诊过程中出现多次恶心、呕吐，非喷射性，查头颅 CT 未见出血。当日 19：00 左右患者出现发热，体温 38.5 ℃，家属发现其出现意识障碍，呼之不应，不能言语，右侧上下肢不能活动，因症状持续，于 2020 年 12 月 26 日转院进一步诊治。

既往史：平素体健，家属诉起病前 2 个月患者有乏力、出汗增多等症状。

体格检查

一般及神经系统查体：昏睡，双侧瞳孔等大等圆，直径约为 3 mm，对光反射灵敏，双眼向右侧凝视，双侧额纹对称，鼻唇沟对称，四肢查体不合作，右侧肢体无活动，左侧肢体有活动，右侧肢体肌张力低，双侧病理征（＋），颈强直。

辅助检查

实验室检查： 血尿常规检验均在正常范围，血液及肝肾功能化验均在正常范围。腰椎穿刺测压 270 mmH$_2$O ↑，脑脊液细胞数 500×10^6/L（多核 80%，单核 20%），蛋白质 2229 mg/L，葡萄糖 3.43 mmol/L（同步血糖 6.2 mmol/L），氯离子 124.2 mmol/L。感染性标志物、肿瘤筛查、自身抗体、免疫全套、结核感染 T 细胞检测、抗磷脂抗体正常。血液宏基因组二代测序检出链球菌、金黄色葡萄球菌。

影像学检查： 2020 年 12 月 26 日头颅 CT 示环池、桥前池、外侧裂高密度影，诊断蛛网膜下腔出血。全脑血管造影术示右侧小脑上动脉起始部夹层动脉瘤（5.79 mm×3.5 mm，图 39-1）。颅内动脉瘤栓塞术后复查头颅 MRI，提示颅内动脉瘤栓塞术后改变。脑干、小脑蚓部、左侧海马区皮层、右侧枕叶异常信号，感染可能（图 39-2 至图 39-4）。心脏超声提示感染性心内膜炎、主动脉瓣赘生物形成、瓣膜穿孔不除外、主动脉脱垂伴重度关闭不全、三尖瓣轻度关闭不全、左心室增大、少量心包积液。

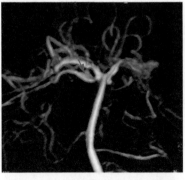

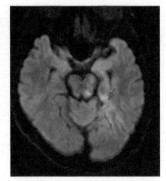

图 39-1　右侧小脑上动脉起始部夹层动脉瘤

图 39-2　头颅 MRI 示脑干、小脑、左侧海马皮层 DWI 高信号

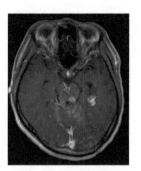

图 39-3　头颅 MRI 示脑干、小脑、左侧海马皮层增强后见环行、片状强化

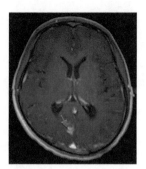

图 39-4　头颅 MRI 示右侧枕叶增强后见环行、片状强化

诊断

感染性心内膜炎合并神经系统并发症。

鉴别诊断

脑梗死：急性起病，伴有局灶性神经功能缺损症状，符合血管分布，有脑血管病危险因素，结合本例患者 MRI 及 DSA 检查，不考虑脑梗死。

颅内静脉系统血栓形成：表现为头痛伴有恶心、呕吐等颅内高压症状，严重时可伴有神经功能缺损，MRV 及 DSA 有静脉窦血栓形成影像表现，本例患者不考虑颅内静脉系统血栓形成。

自身免疫性脑炎：以癫痫、意识障碍、精神行为异常为临床表现，急性或者亚急性起病，自身免疫性脑炎抗体结果阳性，MRI 提示边缘系统单侧或者双侧 T_2-FLAIR 信号异常，本例患者可排除。

治疗

入院后因当地医院头颅 CT 未见出血，结合患者发热伴有颈部强直、神经功能缺损症状，诊断中枢神经系统感染，行腰椎穿

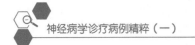

刺术，见三管均匀一致的血性脑脊液。复查头颅 CT 提示蛛网膜下腔出血。后行颅内动脉瘤栓塞术，但患者仍有持续低热，神经功能缺损症状较前无改善。完善头颅 MRI，提示后循环多发异常信号，伴有环形、片状强化，感染性病灶可能。完善心脏彩超提示感染性心内膜炎，血液宏基因组二代测序提示链球菌、金黄色葡萄球菌。给予积极抗感染、营养神经、脑保护、脱水降颅压等治疗，神经功能缺损症状逐渐较前好转，后续至心脏外科行手术治疗。

病例分析

感染性心内膜炎（infective endocarditis，IE）是由病原微生物经血行途径引起的心内膜、心瓣膜或邻近大动脉内膜的感染并伴赘生物形成（赘生物为大小不等、形状不一的血小板和纤维素团块，其内含大量微生物和少量炎性细胞）。

神经系统并发症是左心 IE 最常见的心脏外并发症，占 20%～40%。因其增加患者的死亡率和致残率，可导致预后不良。赘生物引起的细菌栓塞被认为是引起 IE 神经系统并发症的主要原因，可能会导致缺血性脑卒中、脑脓肿及脑膜炎。感染性动脉瘤常继发于 IE，是由菌栓引起的局部血管扩张。IE 患者感染性动脉瘤的发生率为 3%～ 15%，通常是无症状性的，除非破裂引起脑实质内、脑室内或者蛛网膜下腔出血。根据文献报道，感染性动脉瘤好发于前循环（79.2%），最常累及的动脉是大脑中动脉（56.9%），其次是大脑后动脉（13.1%）。DSA 仍然是诊断感染性动脉瘤的金标准，典型的影像学特征包括位于非主干血管、瘤颈不明确、梭形（水滴样）、多发及在短期随访期间动脉瘤形态发生改变或者出现新发动脉瘤等。本例患者以蛛网膜下腔出血为首发表现，需要注意细菌性动脉瘤可能。

　　诊断推荐使用改良的 Duke 诊断标准。主要标准：①血培养阳性；②心内膜感染证据。次要标准：①易发因素；②体温＞38 ℃；③血管表现：包括重要动脉栓塞、脓毒性肺梗死、霉菌性动脉瘤、颅内出血、结膜出血或 Janeway 损害；④免疫学表现，包括肾小球肾炎、Osler 结节、Roth 斑或类风湿因子阳性；⑤微生物学证据，血培养阳性但不符合主要标准或缺乏 IE 病原体感染的血清学证据。本例患者 DSA 提示右侧小脑上动脉起始部夹层动脉瘤，头颅 MRI 提示脑干、小脑蚓部、左侧海马区皮层多发异常信号，伴有环形、片状强化，伴有持续低热，需注意感染性病变可能；本例患者多次血培养均呈阴性，但血液宏基因二代测序提示链球菌、金黄色葡萄球菌，此为 IE 典型致病微生物，结合心脏彩超及其他临床症状，诊断为 IE。

病例点评

　　本例患者以蛛网膜下腔出血为首发表现，IE 的诊断可参考改良 Duke 标准，辅助诊断方法如血液培养、PCR、组织病理学、影像学检查等。本例患者入科后完善头颅 MRI、心脏超声、血液宏基因二代测序等辅助检查，故诊断为 IE。

　　IE 相关的颅内动脉瘤破裂、蛛网膜下腔出血及颅内多发异常信号较为少见。对于 IE，临床表现差异很大，最常见的表现是发热，多伴寒战、食欲减退和消瘦等，其次为心脏杂音，其他表现包括血管和免疫学异常，脑、肺或脾栓塞等。老年患者及免疫抑制状态患者的临床表现常不典型，发热的发生率较低。在临床上可能以非心脏症状为首发症状，如神经系统症状。缺血性脑卒中是 IE 最常见的神经系统并发症，其他的还有脑脓肿和脑膜炎、感染性动脉瘤、脑出血和蛛网膜下腔出血等，也可能以其他系统出现不明来源的栓塞为首发症状。在临床中要注意 IE 相关体征，对于新出现的反流性心脏杂音，以及不明原因的脓毒症、发热，更要怀疑 IE。

IE 治愈的关键在于清除赘生物中的病原微生物，外科手术主要适用于左心瓣膜 IE。大约一半的 IE 患者由于存在严重并发症需手术治疗。目前专家共识的手术指征：①心力衰竭；②严重瓣膜功能不全；③人工瓣膜出现瓣周脓肿或瘘管；④再次出现系统栓塞；⑤大的、易脱落的赘生物；⑥抗生素治疗超过 5～7 天仍有持续的败血症。最终是否手术、何时手术应由专家讨论决定。IE 患者的院内死亡率为 9.6%～26%，影响预后的主要因素为患者的临床基础状态、是否存在并发症及感染的微生物种类。临床中，对于高危患者，更要早发现、早治疗，以期改善预后。

参考文献

[1] 中华医学会心血管病学分会，中华心血管病杂志编辑委员会. 成人感染性心内膜炎预防、诊断和治疗专家共识 [J]. 中华心血管病杂志，2014，42（10）：806-816.

[2] ALAWIEH A, CHAUDRY M I, TURNER R D, et al. Infectious intracranial aneurysms: a systematic review of epidemiology, management, and outcomes[J]. Journal of Neurointerventional Surgery, 2018, 10(7): 708-716.

[3] LI J S, SEXTON D J, MICK N, et al. Proposed modifications to the Duke criteria for the diagnosis of infective endocarditis [J]. Clin Infect Dis, 2000, 30(4): 633–638.

[4] 陈禹志. 感染性心内膜炎 –2016 年 AATS 专家共识与 2015 年 ESC 指南对比阅读 [J]. 吉林医学，2018，39（7）：1353–1356.

（沈海林　戴　杰　周　永　朱向阳）

病例 40　带状疱疹致运动神经麻痹

病历摘要

基本信息

患者，男，66岁，农民，因"右手无力、疼痛、麻木20余天"来我院就诊。

现病史：患者于20天前无明显诱因出现右手无力、疼痛、麻木，右手不能握拳，右手中指、环指及小指疼痛明显，伴右肩部疼痛，右上肢抬举有力，余肢体无明显异常，在当地卫生室就诊，给予静脉滴注青霉素等药物治疗20天，症状无明显缓解。入院20天前右肩部、右上肢出现散在、不规则片状红斑，其上见密集的针尖状大暗红色丘疹、疱疹、水疱，部分破溃，院外输液治疗。现疱疹处已结痂，仍时有疼痛。患者发病前无上呼吸道感染病史。

既往史：高血压病史10年余，收缩压最高180 mmHg，平时口服降压药物治疗（患者不能描述药物名称），血压控制在130/80 mmHg左右。2型糖尿病病史半年余，口服二甲双胍每次1片，3次/天，格列美脲每天1片治疗，未规律监测血糖。无药物、食物过敏史等。

个人史、婚姻史、家族史：无特殊。

体格检查

一般查体：体温36.2 ℃，脉搏73次/分，呼吸18次/分，血压 186/107 mmHg，右上肢、右手及右肩部可见散在疱疹，已结痂（图 40-1 至图 40-4），浅表淋巴结未触及肿大，余一般查体未见明显异常。

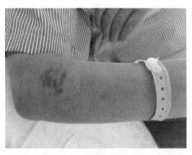

图 40-1 患者右上肢肘部外侧带状疱疹

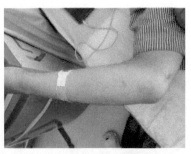

图 40-2 患者右上肢肘部内侧带状疱疹

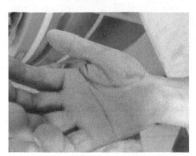

图 40-3 患者右手手掌部及腕部带状疱疹

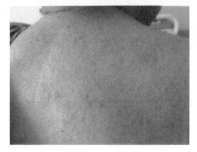

图 40-4 患者右肩部带状疱疹

神经系统查体：右侧肩、肘关节活动正常。右侧拇指外展肌力 4 级，屈指肌力 4 级，伸指肌力 4 级，屈腕肌力 4 级，伸腕肌力 4 级，分指肌力 3 级，夹纸试验（＋），右上肢近端肌力 5 级，其余肌力均正常对称。右手掌及手背针刺觉减退。余查体阴性。

辅助检查

实验室检查：血常规、尿液分析、肝功能检查、肾功能检查、血脂分析、空腹血糖测定、离子分析、甲状腺功能检查、心肌标志物结果正常。糖化血红蛋白 6.7%。

影像学检查：颅脑 MRI 示脑内少许缺血灶；右侧额部局限性隆起；鼻窦炎；脑动脉硬化表现；左侧颈内动脉 C4 段及左侧椎动脉 V4 段局限性略扩张；右侧颈内动脉 C4、C5、C6 段，左侧大脑后动脉 P1、P3 段及左侧椎动脉 V4 段局限性血流信号减低，考虑多发狭窄。颈椎 MRI 示颈椎退行性变；颈 3～颈 4、颈 4～颈 5、颈 5～颈 6、颈 6～颈 7 椎间盘突出并椎管略狭窄（图 40-5）。

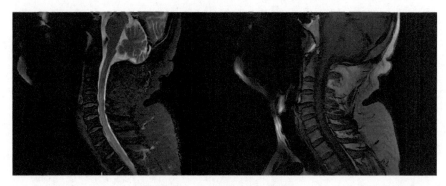

图 40-5 颈椎 MRI 检查

肌电图检查：①运动神经传导，右正中、右桡神经复合肌肉动作电位波幅较对侧稍低，余未见明显异常。②感觉神经传导，右尺神经感觉神经动作电位波幅明显降低，感觉神经传导速度减慢，右正中神经感觉神经、右桡神经感觉神经动作电位波幅降低，余未见明显异常。提示：①右正中、右桡神经受损；②右尺末梢神经受损。

诊断

带状疱疹致周围神经病。

诊断依据：患者 20 天前右手无力、疼痛、麻木，随后出现带状疱疹典型皮损，肌电图检查符合右侧正中神经、桡神经及尺神经末梢受损，患者所表现出的运动神经麻痹与带状疱疹皮损的节段相对应，符合目前诊断。

治疗

入院后给予甲钴胺营养神经、阿昔洛韦抗病毒并结合康复治疗 10 天，患者皮疹逐渐消退，右手手指活动无明显改善。出院后 2 个月随访，患者右手五指伸展正常，握拳时环指及小指力弱。

病例分析

带状疱疹（herpeszoster）由潜伏在脊髓后根神经节或颅神经节内的水痘 - 带状疱疹病毒（varicella-zoster virus，VZV）再激活所致。VZV 属于人类疱疹病毒 α 科，命名为人类疱疹病毒 3 型，是一种 DNA 病毒，呈砖形，有立体对称的衣壳，只有一种血清型。VZV 对体外环境的抵抗力较弱，在干燥的痂内很快失去活性。人是 VZV 的唯一宿主，VZV 可经飞沫和（或）接触传播，病毒经呼吸道黏膜进入血液形成病毒血症，发生水痘或呈隐性感染。残余的 VZV 可沿感觉神经轴突逆行或经感染的 T 细胞与神经元细胞融合，转移到脊髓后根神经节或颅神经节内并潜伏。某些诱因（如创伤、疲劳、恶性肿瘤、病后虚弱、使用免疫抑制剂等）导致患者机体抵抗力下降时，潜伏的病毒被激活，大量复制，沿感觉神经轴索下行，到达该神经所支配区域的皮肤内复制，产生水疱，同时受累神经发生炎症、坏死，产生神经痛。发疹前常有一些乏力、低热、食欲缺乏等全身表现，以及患处皮肤自觉灼热感或神经痛。发疹时患处皮肤首先出现潮红斑，随后出现呈簇状分布而不融合的丘疹，继而迅速变为水疱，水疱周围有红晕，常伴显著的神经痛。皮损常沿某一周围神经区域分布，一般多发生在身体的一侧，不超过正中线。水疱随后会干涸、结痂脱落，可能会遗留色素沉着。一般皮损持续 2～3 周，老年人为 3～4 周。带状疱疹常见并发症：带状疱疹后神经痛；溃疡性角膜炎或角膜穿孔，视力下降甚至失明，继发性青光眼；面瘫；听力障碍、耳痛和外耳道疱疹；排便、排尿困难；重度免疫功能缺陷患者皮疹可泛发全身；约 10% 的皮肤播散性带状疱疹患者有内脏受累。特殊临床类型：①眼带状疱疹，多见于老年人，表现为单侧眼睑肿胀、结膜充血，疼痛常较为剧烈，常伴同侧头部疼痛，可累及角膜形成溃疡性角膜炎；②耳带状疱疹，为病毒侵犯面神经及听神经所致，表现为外耳道疱疹及外耳道疼痛，膝状神经节受累同时侵犯面神经可出现面瘫、耳痛及外耳道疱疹三联征，称为 Ramsay-Hunt 综合征；③顿挫型带状疱疹仅出现红斑、丘疹而不发生水疱；④无疹性带状疱疹仅有皮区疼痛而无皮疹；⑤侵犯中枢神经系统大脑实质和脑膜时，发生病毒性脑炎和脑膜炎；⑥侵犯内脏神经纤维时，引起急性胃肠炎、膀胱炎，表现为腹部绞痛、排尿困难、尿潴留等；⑦播散性带状疱疹，多见于恶性肿瘤患者或年老体弱者，病毒经血液播散导致广泛性水痘样疹并侵犯肺和脑等器官，可致死亡；⑧其他尚有大疱性、出血性、坏疽性等表现的带状疱疹。根据典型临床表现即可确诊，也可通过收集疱液，用 PCR 检测法、病毒培养确诊。

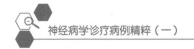 **病例点评**

　　带状疱疹常表现为感染部位的皮肤黏膜疱疹、神经痛或感觉障碍。肢体运动麻痹是带状疱疹较为少见的神经系统并发症，它

表现为与皮损节段相对应的肌节出现运动麻痹。本例患者运动麻痹的神经节段与皮疹是一致的。带状疱疹继发肢体运动麻痹的机制目前尚不十分清楚，考虑为带状疱疹病毒的再激活，其不仅可引起后根神经节的剧烈炎性反应及相应的神经损伤，还可以累及脊髓前角细胞和（或）运动前根，同时不排除皮损局部炎症反应的影响。由于肢体疼痛症状可能掩盖患者的肢体乏力症状，所以带状疱疹继发肢体运动麻痹的发生比例可能被低估。对于存在带状疱疹同时表现为相应节段运动神经麻痹的患者，应该考虑到带状疱疹致运动麻痹的可能。

参考文献

[1] STRATMAN E. Visceral zoster as the presenting feature of disseminated herpes zoster[J]. J Am Acad Dermatol, 2002, 46(5): 771–774.

[2] GERSHON A A, GERSHON M D, BREUER J, et al. Advances in the understanding of the pathogenesis and epidemiology of herpes zoster[J]. J Clin Virol, 2010, 48(Suppl 1): S2–S7.

[3] 杨仕林，董强，韩翔. 带状疱疹继发节段性肢体运动麻痹的临床特点及预后 [J]. 中华神经科杂志，2019，52（11）：904–911.

（徐　玲　赵相标）

病例 41　表现为下肢无力的主动脉壁间血肿

病历摘要

基本信息

患者，男，80 岁，因"急起双下肢麻木无力 6 小时余"入院。

现病史：患者于 6 小时前无明显诱因出现双下肢麻木无力，以足底至膝关节以上麻木为主，不能行走，伴恶心、呕吐 3 次。随后患者出现胸背部疼痛，呈持续性，小便失禁，无意识丧失，无头痛、头晕，无视物不清，遂由"120"救护车送入我院，急诊行头颅 CT 未见出血灶，拟"急性脑血管病"收入院。

既往史及个人史：高血压病史 10 余年，血压控制差；2 型糖尿病病史数年，口服二甲双胍，血糖未监测；冠状动脉粥样硬化性心脏病病史 5 年，行 PCI 术后 1 年；2008 年因直肠肿瘤行手术治疗，直肠造瘘术后。否认肝炎、结核等病史，否认外伤史，否认输血史，否认食物、药物过敏史。偶尔饮酒。

体格检查

一般查体：血压为右侧 220/120 mmHg，左侧 190/100 mmHg；左侧脉搏较右侧脉搏明显减弱，左侧足背动脉较右侧减弱。

神经系统查体：神志清，对答切题，双侧瞳孔等大等圆，直径约为 2.5 mm，对光反射灵敏，无凝视；鼻唇沟对称，伸舌居中；双上肢肌力、肌张力正常，双下肢肌张力减退，双下肢近端肌力 2 级，远端肌力 0 级，下肢膝反射、踝反射减弱，双下肢自腹股沟以下温痛觉均消失，深感觉轻度异常，双侧 Babinski 征和 Chaddock 征（＋＋），脑膜刺激征（－）。

辅助检查

　　实验室检查：血常规、生化、血凝试验、心肌酶谱检查均正常。BNP 424 pg/mL，D- 二聚体 344 ng/mL。

　　影像学检查：急诊头颅 CT 提示脑多发腔隙灶、脑萎缩。急诊头颅 MRI＋MRA 提示未见急性梗死病灶。急诊胸、腹主动脉 CTA（图 41-1）提示胸主动脉局部壁间血肿及穿通性溃疡形成。

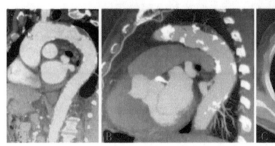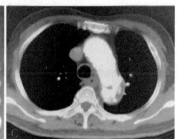

主动脉弓局限性凸起、钙化斑局部稍内移，冠状动脉钙化，心影增大。胸、腹主动脉粥样硬化，局部壁间血肿及穿通性溃疡形成。

图 41-1　急诊胸、腹主动脉 CTA

诊断

　　①双下肢无力待查，脊髓病变：脊髓炎、脊髓缺血或占位、脊髓变性待查；②主动脉壁间血肿及穿通性溃疡形成；③高血压 3 级（很高危）；④2 型糖尿病；⑤冠状动脉粥样硬化性心脏病；⑥冠状动脉支架植入后状态；⑦直肠癌术后直肠腹壁造瘘状态。

治疗

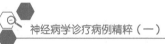
入院当晚，在心电监护下，给予硝酸酯类、β 受体阻滞剂控制血压及心率，给予吗啡控制胸痛症状。

次日上午，患者诉胸痛及下肢麻木症状不能缓解。查体主要变化：感觉异常平面上升到剑突下，腹壁反射减弱，提睾反射消失。复查动态心电图未见明显变化，肌钙蛋白正常，肌红蛋白轻度升高，急查胸椎 MRI（图 41-2）并请多学科会诊。

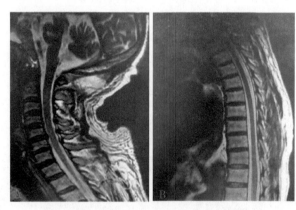

图 41-2 胸椎 MRI 提示胸椎退行性变

进一步多学科会诊。心内科医师意见，患者入院后胸背部剧烈疼痛，心肌酶谱显示肌红蛋白动态观察有上升，但肌钙蛋白正常，心电图无动态变化，急性冠状动脉综合征不能完全解释患者的症状。胸外科医师意见，主动脉弓壁间血肿可以给予介入治疗，降低夹层破裂、猝死的风险，但术后双下肢麻木、瘫痪是否能改善尚不明确。肿瘤科医师意见，患者既往有直肠癌病史，不能完全排除脊髓或者脊柱转移可能，但急查胸髓 MRI 未见明显异常，肿瘤转移可能性不大。影像科、骨科医师意见，患者发病后一直有胸背部疼痛难忍的症状，主动脉弓 CTA 显示主动脉弓壁间血肿及穿通性溃疡，不排除主动脉弓壁间血肿或栓塞累及脊髓血管的可能。患者无外伤，MRI 提示髓内及蛛网膜下腔无明显异常，不考虑髓内或脊髓外出血或压迫的可能。

病例分析

多学科会诊总结存在的问题，进行双下肢麻木无力定位及病因分析，以及讨论下一步治疗方案。

双下肢麻木无力神经系统定位如下。

（1）双下肢无力、小便困难、从下往上发展的肢体麻木（向心性）、腱反射减弱、病理征阳性等，提示脊髓损害。

（2）温痛觉减退平面位于剑突下，腹壁反射减弱，提睾反射消失，无 Horner 综合征等，提示病变上界为胸 6 水平。

（3）双下肢瘫痪（锥体束）、浅感觉减退（脊丘束）、深感觉轻度受损（脊髓后柱），提示脊髓近横贯性损害。

（4）类似根性神经痛（吗啡止痛）、从下往上发展的肢体麻木（感觉平面向心性）、小便障碍出现早，提示髓外病变、脊髓梗死可能。

脊髓损害按起病形式分析病因：即刻起病多见于血管性疾病或外伤，如脊髓血管病。数天、数周、数月起病见于感染、变性、遗传病、肿瘤，如脊髓炎、脊髓亚急性联合变性、脊髓空洞、髓内肿瘤运动神经元病等。发作性疾病常见于癫痫、偏头痛、离子通道疾病或血管性疾病，如神经源性跛行、血管源性跛行。病程呈现复发 – 缓解常见于免疫性疾病，如脊髓血管畸形、多发性硬化等。综上，从起病形式分析本病为缺血性脊髓血管病的可能性大。

脊髓缺血血管定位。本例疾病的三大特点：①迅速出现的截瘫或四肢瘫；②感觉障碍部位，在颈髓下颈段及胸髓中胸段以下出现分离性感觉障碍，即传导束型痛觉及温度觉丧失，而深感觉部分存在；③早期即出现的膀胱直肠功能障碍，早期为尿潴留，后期为尿失禁。

综合上述病因分析及临床特点考虑诊断为脊髓前动脉综合征。脊髓前动脉综合征（anterior spinal atreria syndrome，ASAS）是脊髓前动脉供血障碍导致的脊髓缺血性梗死，该病相当罕见，占所有脊髓病的 5%～8%。该疾病查体特点：神经功能损伤表现为在脊髓梗死水平以下，存在双侧运动功能丧失/功能障碍，疼痛和温度觉丧失，本体觉、振动觉、精细触摸觉和位置觉得到保留。如果侧角受到影响，那么患者可能会出现自主神经功能障碍，如肠/膀胱功能障碍。由于 ASAS 的病情进展比较快，后期的症状和体征（包括痉挛、反射亢进、神经源性膀胱和性功能障碍等）通常也在就诊时已经表现出来，MRI 在急性期的诊断作用比较受限，检查结果在 24 小时内可能是阴性的，但通常在发病后进行的 MRI 检查是为了确诊 ASAS，因本患者恐惧，家属拒绝复查MRI。本例患者临床特征基本符合 ASAS 的临床表现。

急性主动脉综合征是临床症状相似、发病急、威胁生命的一组主动脉疾病，发病机制不同，但可合并存在或相互演变。

主动脉夹层（aortic dissection，AD）：主动脉内膜出现破口，血液流入中膜层而引起，导致内膜与中、外膜分离并形成真腔和假腔。

主动脉壁内血肿（aorta intramural hematoma，IMH）：主动脉中膜层产生血肿，且没有可见到的内膜破口及假腔形成；临床上等同于主动脉夹层，其不稳定期比夹层更凶险；反复发作性胸痛则预示着 IMH 进展为 AD 或即将破裂。

主动脉穿通性溃疡（penetration aortic ulcer，PAU）：为主动脉的粥样硬化斑块发生溃疡，穿透内弹力膜进入到中膜层所致。

目前 IMH 的发病机制仍不十分明了，多数学者认为主动脉中层内滋养血管破裂出血形成 IMH，血肿可呈局限性或沿着主动脉外膜下的中膜外层扩展形成广泛血肿，其基本病理学改变是主动脉壁内出血形成环形或者新月形主动脉增厚。与主动脉夹层不同，其特征是缺乏可发现的内膜撕裂（但可能存在微小裂口），无真、假腔，血肿不与主动脉腔相通。在影像学检查上，增厚的主动脉壁呈新月形或环形，厚度＞ 5 mm。主动脉壁间血肿易破裂、易进展。

IMH 分型：目前把主动脉夹层的 Stanford 分型运用于 IMH。对于非复杂性 B 型 IMH，美国、日本与欧洲指南均推荐药物保守治疗（Ⅰ类推荐，C 级证据）。对于复杂性 B 型 IMH，美国、日本均建议采用外科手术治疗（Ⅱ a 类推荐，C 级证据），而欧洲推荐 TEVAR 治疗即腔内治疗（Ⅱ a 类推荐，C 级证据）。

以下情况应及早介入或手术治疗（Ⅱ a 类推荐，C 级证据）。A 型 IMH：病死率与夹层相似，紧急开放的外科手术可以降低死亡率，并提高 5 年生存率。B 型 IMH 存在不稳定因素：合并 PAU（70% 的溃疡状突起会在 6 个月内进展为主动脉夹层或破裂）；持续或复发疼痛（包括血压控制不理想）；胸腔或心包积液增加；有破裂倾向；受累主动脉最大管径≥ 50 mm；主动脉壁内血肿厚度≥ 11 mm。本例患者血肿厚度为 16.4 mm（图 41-3）。

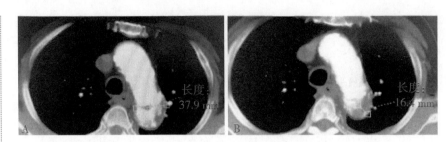

受累主动脉最大管径为 37.9 mm，主动脉壁内血肿厚度为 16.4 mm。

图 41-3　主动脉 CTA

📋 病例点评

主动脉壁间血肿、穿通性溃疡是特殊的主动脉病变，其临床表现多样，预后具有多样性。不稳定性主动脉壁间血肿或伴随穿通性溃疡应及时手术治疗，其中 Stanford A 型首选外科开放手术治疗，Stanford B 型首选腔内治疗。然而，腔内治疗也有发生医源性夹层、主动脉破裂、瘫痪及因为内漏而需要再次介入治疗等风险，所以诊疗方案应遵循个体化的原则。

参考文献

[1] STETTLER S, EL-KOUSSY M, RITTER B, et al. Non-traumatic spinal cord ischaemia in childhood – clinical manifestation, neuroimaging and outcome[J]. Eur J Paediatr Neurol, 2013,17(2): 176-184.

[2] KISTER I, JOHNSON E, RAZ E, et al. Specific MRI findings help distinguish acute transverse myelitis of Neuromyelitis Optica from spinal cord infarction[J]. Mult Scler Relat Disord, 2016, 9: 62-67.

[3] NIENABER C A. Das akute aortensyndrom [Acute aortic syndrome][J]. Dtsch Med Wochenschr, 2016,141(11):752-756.

[4] KITAI T, KAJI S, YAMAMURO A, et al. Detection of intimal defect by 64-row multidetector computed tomography in patients with acute aortic intramural hematoma[J]. Circulation, 2011,124(11 Suppl):S174-S178.

[5] PELZEL J M, BRAVERMAN A C, HIRSCH A T, et al. International heterogeneity in diagnostic frequency and clinical outcomes of ascending aortic intramural hematoma[J]. J Am Soc Echocardiogr, 2007, 20(11): 1260-1268.

[6] VALENTE T, ROSSI G, LASSANDRO F, et al. MDCT evaluation of acute aortic syndrome (AAS)[J]. Br J Radiol, 2016, 89(1061): 20150825.

[7] UZUKA T, ITO T, HAGIWARA T, et al. A treatment strategy for early thrombosed Stanford type A acute aortic dissection[J]. Gen Thorac Cardiovasc Surg, 2013, 61(2):84-88.

[8] PATEL H J, WILLIAMS D M, UPCHURCH G R J R, et al. The challenge of associated intramural hematoma with endovascular repair for penetrating ulcers of the descending thoracic aorta[J]. J Vasc Surg, 2010,51(4):829-835.

[9] WIEDEMANN D, MAHR S, VADEHRA A, et al. Thoracic endovascular aortic repair in 300 patients: long-term results[J]. Ann Thorac Surg, 2013,95(5):1577-1583.

（刘震乾　刘海艳）

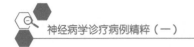

病例 42　表现为神经功能缺损的甲状腺功能亢进危象

病历摘要

基本信息

患者，男，65岁，主因"言语不能、右侧肢体无力16小时"就诊。

现病史：患者于2018年5月27日凌晨起病，表现为言语不清，右侧肢体活动不灵，右上肢不能挪动及抬举，右下肢站立、行走不能，伴饮水呛咳、吞咽困难，当天症状加重，表现为言语不能、反应迟钝，测体温39℃；病程中无意识丧失、肢体抽搐，无二便失禁，无言行异常，无腹泻，无口唇发绀，无胸闷、胸痛、呼吸困难，未诉头痛、头昏。

既往史：高血压5年，最高240/120 mmHg，服用尼群地平片、美托洛尔片控制血压；脑血管疾病史，2013年因前交通动脉瘤、蛛网膜下腔出血行经皮股动脉穿刺动脉瘤填塞术，术中置入弹簧圈8枚，术后未规律服药，遗留有右侧肢体无力及右侧偏身麻木症状，右上肢可抬举，不能持物，右下肢可站立，拄拐行走拖步；否认毒物接触史，否认糖尿病、心脏病、肝炎、结核、伤寒、外伤、甲状腺功能亢进病史及食物、药物过敏史。

个人史：出生并成长于当地，文化程度初中，退休人员；吸烟30年，每天40支，已戒烟5年，饮酒40年，平均500 g/d，已戒酒 5 年。

家族史：父母已故，无家族类似遗传病病史。

体格检查

一般查体：体温 39.0 ℃，脉搏 174 次/分，呼吸 31 次/分，血压 197/105 mmHg，急性病容，表情淡漠，查体欠合作，皮肤黏膜无异常，未触及明显肿大的淋巴结，头颅无畸形，肺部未闻及干湿啰音，心脏听诊未闻及病理性杂音，腹平软，无压痛、反跳痛，脊柱、四肢未见明显异常。

神经系统查体：意识模糊，完全性混合性失语，瞳孔等大等圆，直径为 2.5 mm，对光反射灵敏，无明显眼震、凝视，颈项强直颏胸距 3 横指，双侧 Kernig 征（＋），鼻唇沟对称，伸舌欠合作。肌力：左侧粗测 5 级，右上肢 0 级，下肢 2 级。可见骨骼肌震颤，双侧病理征未引出，四肢肌张力铅管样增高，Glasgow 评分 10 分，NIHSS 评分 18 分，Essen 评分 4 分。

辅助检查

实验室检查：血常规示白细胞计数在 $14.8 \times 10^9 \sim 20.2 \times 10^9$/L 波动，谷丙转氨酶 65～49 U/L，入院肌酐 153 μmol/L，血钾 2.6～4.2 mmol/L，钠 159 mmol/L，血糖 15.1～20.2 mmol/L，肌红蛋白＞3890 ng/mL，肌钙蛋白 Ⅰ 1.49～3.71 μg/L，C 反应蛋白 48.5 mg/L，同型半胱氨酸 99 μmol/L，pH 7.29～7.47，乳酸 4.4～5.0 mmol/L。脑脊液常规示无色清亮，白细胞计数 0，红细胞计数 1×10^6/L，蛋白阴性。脑脊液生化，蛋白质 0.53 g/L，葡萄糖 11.7 mmol/L（同步血糖 20 mmol/L），氯 149 mmol/L，其余指标在正常范围。隐球菌、结核菌、特殊细菌涂片均呈阴性。脑

脊液培养及血培养均未检出致病菌。入院次日甲状腺功能检查示促甲状腺激素（thyrotropin，TSH）0.038 mIU/L，血清总 T_3（TT_3）14.07 nmol/L， 总 T_4（TT_4）830.7 nmol/L，FT_3 35.18 pmol/L，FT_4 127.8 pmol/L。

影像学检查： 头颅 CT 示脑血管术后征象（前交通动脉瘤术后，见图 42-1），左额颞叶大片软化灶形成（图 42-2）。

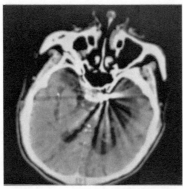
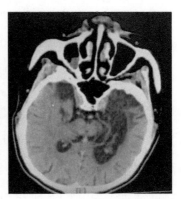

图 42-1　头颅 CT 示脑血管　　　图 42-2　头颅 CT 示左额
　　术后征象　　　　　　　　　颞叶大片软化灶形成

诊断

①甲状腺功能亢进危象；②大面积脑梗死、病毒性脑膜脑炎待查；③多脏器功能衰竭；④心律失常，室上性心动过速；⑤电解质代谢紊乱，低钾、高钠、高氯；⑥左侧大脑中动脉闭塞待查；⑦2型糖尿病待查；⑧肺部感染待查；⑨肝功能异常；⑩肾功能异常；⑪脑血管病后遗症。

诊断依据： 患者为老年男性，急性脑卒中样起病，既往无甲状腺功能亢进病史，但入院后生命体征变化及高代谢导致短时间内多个脏器功能衰竭，以脑血管病不能完全解释，结合甲状腺功能亢进危象的临床表现特点，考虑甲状腺功能亢进危象诊断。

鉴别诊断

败血症：甲状腺功能亢进危象高热、脉率快，一般降温及抗感染治疗效果不佳。

冠心病心律失常：甲状腺功能亢进危象患者按照一般心律失常治疗效果不佳，而用 β 受体阻滞剂效果较好。

急性胃肠炎：甲状腺功能亢进危象患者的腹泻便次增多，以溏便或稀便为主，腹痛不明显，大便常规无异常表现。

肝性脑病：有昏迷或躁动不安伴肝功能异常及黄疸的甲状腺功能亢进危象患者，昏迷程度难以用肝脏损害程度与血氨水平解释。

治疗

入院后体温＞ 39.0 ℃，心率波动在 158～170 次/分，血压波动在（160~176）/（85~110）mmHg。完善腰椎穿刺，脑脊液压力 130 mmH$_2$O，同步血糖 20 mmol/L。腰椎穿刺时发现患者四肢震颤较前加重，肌张力高，给予生理盐水补液，鼻饲温水，肠内营养支持治疗，三代头孢抗感染治疗，同时降低心率。入院次日患者甲状腺功能检查回报，给予积极控制心率、营养支持治疗，经家属同意后加用甲泼尼龙注射液 80 mg 静脉滴注治疗。2018 年 5 月 28 日 20：30 患者意识障碍加深，呈浅昏迷状态，血糖 20 mmol/L，给予胰岛素注射液 6 U 静脉滴注降血糖，1 小时 1 次检测血糖变化。体温 39.5 ℃，冰毯物理降温。2018 年 5 月 28 日 23：35 患者呈点头样呼吸，血氧饱和度波动在 50%～70%，给予气管插管，血氧饱和度上升至 70%～80%。2018 年 5 月 28 日 23：45 至 2018 年 5 月 29 日 00：15 血压测不出，无自主呼吸。

经抢救 40 分钟，患者呼吸及心率未恢复，家属要求放弃抢救，宣布临床死亡。

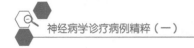

病例分析

甲状腺功能亢进危象是指危及生命的甲状腺功能亢进状态，简称甲亢危象，是在甲亢病情尚未控制时，由于一些诱因使原有症状突然加剧的一组综合征。发病率占甲亢患者的 1%～2%，多发生于中老年人，女性多于男性，而且多发生于未经治疗或治疗不正规、病程较长的重型患者，近半数甲亢危象患者在发生危象前未经抗甲状腺药物治疗。甲亢危象是一种罕见的危及生命的紧急情况，因为不典型的表现导致诊断困难，早期诊断是治疗成功的关键。感染是最常见的合并症，其次是心血管和胃肠疾病。住院死亡率为 87.5%。但缺乏客观的诊断工具，及时诊断仍然具有挑战性。由于缺乏前瞻性和随机研究，最佳治疗方案也不明确。仍需要对这些临床症状进行更多的研究，尽管进行了积极的医疗干预，但这些症状可能是致命的。

病因和发病机制：①血液循环中甲状腺激素水平骤然增加，手术时挤压甲状腺或 ^{131}I 治疗甲亢时引起放射损伤性甲状腺炎，使甲状腺激素向血液循环中"倾倒"，甲状腺激素水平突然增加；②机体对甲状腺激素耐受性降低；③交感神经及肾上腺髓质活力增加；④肾上腺皮质功能衰竭。

甲亢危象常见诱因：①甲状腺术前准备不充分，机体仍在高代谢状态下进行手术是最常见的原因。②精神刺激、过劳、感染、手术、创伤、分娩、心肌梗死、肺梗死、未控制的糖尿病、严重的药物反应（如青霉素、链霉素所致过敏性休克，洋地黄中毒及胰岛素所致的低血糖），输液反应也可诱发危象。③I^{131}治疗诱发甲亢危象常见于甲状腺肿较显著及病情较重者。放射性甲状腺炎导致激素释放入血。④严重甲亢，药物未奏效而病情进展。⑤病情未控制而随意停药。

临床表现：原有甲亢症状急剧加重，或者症状存在多日并未诊断，来诊时已进展至危象阶段。临床表现主要为明显的高代谢症状和过量的肾上腺素能反应，典型的甲亢危象包括：①高热，体温＞39 ℃，一般解热措施无效。②皮肤症状，皮肤湿润、发红、潮热多汗，重者大汗淋漓，伴发热。晚期循环衰竭，皮肤苍白、末梢发绀、湿冷。③心血管表现，心率＞120次/分，心搏强而有力，部分有心律失常，重者可发生心力衰竭。血压起初正常，脉压偏大，后期血压下降，脉压缩小，甚至休克。④消化系统严重功能紊乱，恶心、呕吐、食欲缺乏、水泻等，可出现黄疸。⑤精神神经障碍，焦虑、烦躁、惊恐不宁、精神变态、谵妄、昏迷。

危象前期或危象先兆：①体温在38～39 ℃；②心率在120～159次/分，可有心律失常；③食欲缺乏、恶心、腹泻、乏力；④多汗；⑤焦虑、烦躁不安、危机预感。

不典型甲亢，尤其是原有全身多器官功能衰竭、恶病质的患者，危象发生时无典型表现，只以某一系统表现较突出。①心血管症状突出包括房颤等严重心律失常或心力衰竭；②消化系统症状；③体温过低，皮肤干燥无汗；④精神神经障碍包括精神淡漠、木僵、极度萎弱、嗜睡、反应迟钝、昏迷。

实验室及其他检查：①一般检查，A.白细胞一般无变化，感染时升高。B.电解质，半数以上患者血钠中度降低，有时血镁、

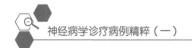

血磷降低。C.肝功能，可有转氨酶、γ-谷酰转肽酶、胆红素升高。D.心电图，大部分患者有心电图异常。②甲状腺功能检查：A.血清 T_3、T_4 增高，不一定高于一般甲亢患者，由于甲状腺激素和甲状腺激素结合球蛋白、甲状腺激素结合前球蛋白结合减少，血清总 T_3、T_4 反而比原来减少，FT_3、FT_4 显著增多。B.基础代谢率多在 60% 以上。

临床诊断思维：①诊断，病史、诱因；基础代谢率极高；游离 T_3 和游离 T_4 的升高比一般甲亢更突出。诊断主要强调临床表现，临床突出特征是高热和心率显著加速。②有以下情况应该考虑甲亢危象。A.谵妄、极度烦躁、昏睡、昏迷。B.高热伴大汗，一般解热措施难以奏效。C.心率超过 120 次/分。D.呕吐、腹泻，大便检查无炎症表现。如果无明确的甲亢病史，仅有上述症状而疑诊本病时，应快速取血测定激素水平，不要等待具备全部临床症状时才诊断甲亢危象。危重指标：①超高热；②惊厥、昏迷；③严重心律失常、心力衰竭；④休克；⑤体温不升、极度衰弱。

治疗原则：早期诊断，临床高度疑似本病及在危象先兆时应按甲亢危象处理。①抑制甲状腺激素合成；②减少甲状腺激素的释放；③拮抗甲状腺激素的作用；④消除诱因及应用支持疗法。

一般治疗：①全身支持疗法，补液（2000～3000 mL）；足够的能量，吸氧，以减轻组织缺氧；注意调节电解质和酸碱平衡。心力衰竭时除应用强心剂外，掌握恰当的补液速度和补钠量，并可应用无创辅助通气减轻心脏负荷。②积极治疗诱发因素：积极抗感染，预防二重感染。③镇静退热：物理降温，退热剂（避免用乙酰水杨酸类药物）降温，人工冬眠降温。④激素治疗：应用肾上腺皮质激素氢化可的松，好转后减量至停用。

降低血循环中甲状腺激素的浓度：①抑制甲状腺激素合成，首选丙硫氧嘧啶；②抑制甲状腺激素向血中释放可用碘剂，如果对碘剂过敏，可改用碳酸锂；③降低周围组织对甲状腺激素的反应，降低儿茶酚胺的效应，如普萘洛尔、肾上腺能 β 受体阻断剂（严重心力衰竭，房室传导阻滞及哮喘者慎用）。

特殊情况的处理：血中 T_3、T_4 水平升高较突出者若上述常规治疗效果不满意，可用血浆置换、血液透析、腹膜透析。

监测生命体征，加强护理：保持呼吸道通畅，防止出现压疮、避免继发感染。

本例患者在入院后短短 30 个小时内的临床表现：高热＞39 ℃，药物及物理降温体温下降不明显；心率快，心率始终波动在 158～174 次/分；消化道症状，包括恶心、呕吐，几乎未进食；中枢神经系统缺损症状，意识障碍、语言障碍、偏侧肢体活动障碍、肌束震颤；甲状腺功能，典型甲亢表现，TSH 下降，T_3、T_4、FT_3、FT_4 升高；死亡率高，虽然经过积极治疗，但患者病情在短时间内加重，死亡。

病例点评

甲亢危象起病急、发展快、死亡率高。当临床疑有危象时可在抽血送检甲状腺激素（T_3、T_4）后立即按甲亢危象治疗原则处理。发生甲亢危象时应采用综合用药，碘、硫氧嘧啶、肾上腺皮质激素等药物的作用是协同的。这些药物联合用时可在 24～48 小时内使甲亢高水平的 T_3、T_4 降到正常范围。积极防治并发症，包括心力衰竭、休克、肝及肾功能不全。多数心脏方面的症状和体征

NOTES

与肾上腺素能兴奋性增高有关，故甲亢危象的心力衰竭常与持续心动过速有关，此情况下可使用普萘洛尔，使用前先采取常规方法纠正心力衰竭。

参考文献

[1] BANERJEE A, BALA R, AGGARWAL R. Atypical presentation of thyroid storm: a diagnostic dilemma[J]. BMJ Case Rep, 2019, 12(8): e231090.

[2] SHAHID M, KIRAN Z, SARFRAZ A, et al. Presentations and outcomes of thyroid storm[J]. J Coll Physicians Surg Pak, 2020, 30(3): 330-331.

[3] ISHII M. Endocrine emergencies with neurologic manifestations[J]. Continuum (Minneap Minn), 2017,23(3):778-801.

[4] MCDERMOTT M T. Hyperthyroidism[J]. Ann Intern Med, 2020, 172(7): ITC49-ITC64.

[5] BURMEISTER L A. Coma in thyroid storm: review of aggregated english-language case reports[J]. J Endocr Soc, 2019, 3(7): 1261-1274.

[6] MIGNECO A, OJETTI V, TESTA A, et al. Management of thyrotoxic crisis[J]. Eur Rev Med Pharmacol Sci, 2005,9(1): 69-74.

[7] SATOH T, ISOZAKI O, SUZUKI A, et al. 2016 guidelines for the management of thyroid storm from the Japan thyroid association and Japan endocrine society (first edition)[J]. Endocr J, 2016, 63(12): 1025-1064.

（刘　佳）